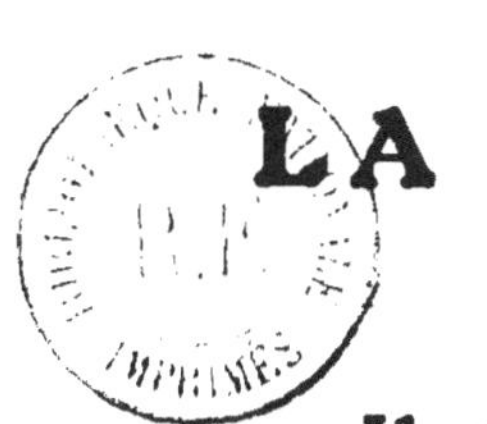

LA BEAUTÉ

—

Hygiène féminine

Docteur MESTADIER

Médecin - Spécialiste

LA BEAUTÉ

Hygiène féminine

**Moyens pratiques d'acquérir, de conserver
et d'augmenter la beauté.**

*Ouvrage comprenant plus de 450 formules et mis
au courant des méthodes modernes.*

PARIS

LIBRAIRIE G. FICKER, 8, rue de Savoie
et au *Miroir de la Beauté*, 96, rue de Cléry, PARIS.

AVANT-PROPOS

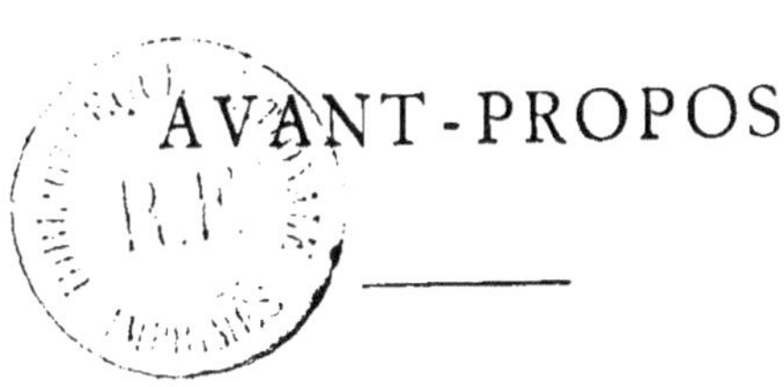

Nous avons été surpris, en lisant les livres et les journaux consacrés à l'Art d'être jolie, de la puérilité des conseils que l'on donne sur la Beauté.

Les causeries, la glane de certains périodiques où d'ingénieuses correspondantes dévoilent à la curiosité crédule des lectrices, de merveilleux secrets d'embellissement, nous ont démontré qu'il y avait là une lacune à combler par un livre sérieux, vraiment médical, ne renfermant que des formules efficaces, raisonnées, confirmées par l'expérience.

En effet, la femme soucieuse de sa beauté n'a autour d'elle aucun guide instruit pour l'éclairer.

Son médecin, habile à soigner les grandes maladies, ignore tout des pratiques de la Beauté.

Demandez-lui comment éclaircir le teint, comment combattre les rides, comment avoir l'œil vif, la chevelure ensoleillée, les doigts d'albâtre, le charme enjôleur de la Parisienne ?...

Il cachera sous une indifférence ironique son igno-

rance à ce sujet. Et pourtant, la beauté chez la femme est aussi précieuse que la santé !

Plaire, être belle, c'est là son but, son idéal, sa raison d'être ! Qui donc la renseignera sur les multiples secrets nécessaires à sa culture physique et à son plein épanouissement ?

Il existe bien des livres de beauté, signés de comtesses, baronnes, marquises plus ou moins authentiques.

La plupart sont malheureusement incomplets ou ne renferment que des formules inefficaces, vieillottes, sinon dangereuses.

D'autres sont à la remorque de produits de parfumerie ou d'instituts de beauté, intéressés et peu intéressants, et ne peuvent être pris au sérieux.

Nous pensons donc faire œuvre utile, en indiquant ici les préceptes et formules de beauté tirés de notre pratique et de notre expérience.

Bien que les soins d'embellissement aient été jusqu'à présent abandonnés aux mains de charlatans, garçons de bains, masseurs ou professeurs de toute sorte, nous estimons qu'il n'est pas contraire à la dignité médicale de s'occuper sérieusement de cette question esthétique.

Tout ce qui touche à la beauté regarde l'hygiène ; le médecin seul peut utilement discerner, parmi les nombreuses préparations pharmaceutiques prônées

par les journaux, celles qu'il convient d'employer ;
lui seul peut rechercher et combattre les causes qui
influent sur la beauté.

C'est à ce titre, que nous donnons ici, les conseils
et formules inspirés par le désir de mettre en relief,
d'accord avec l'hygiène, ce qui contribue à augmenter le charme et la séduction de la femme moderne.

Dr D. MESTADIER (1).

(1) La correspondance et demandes de renseignements destinées au Dr Mestadier doivent être adressées au « Miroir de
la Beauté », 96, rue de Cléry, Paris, qui fera parvenir.

CHAPITRE PREMIER

I. — **L'Obésité**

L'embonpoint, à son début, donne à la femme,
un charme et un aspect des plus agréables. Le corps,
arrivé à un degré de développement satisfaisant,
paraît plus modelé dans ses contours, plus harmonieux dans ses lignes et laisse, au regard, une
impression de santé parfaite. Cet aspect constitue
un élément important de la beauté féminine.

Mais, hélas, l'embonpoint ne se maintient pas toujours dans les limites de la sagesse et de la raison ; il tend à dépasser les bornes et s'épanouit en des replis adipeux, du plus disgracieux effet. C'est un glouton qui veut tout envahir, et, fier de son importance, il se gonfle, se matelasse d'une couche de graisse de plus en plus forte, pour tomber dans la vulgaire obésité.

Alors, au lieu de ces contours gracieux, qui faisaient ressortir la beauté plastique de la femme bien faite, on voit saillir, sous les vêtements, des hanches énormes, des épaules larges et des seins cherchant à dépasser les limites du corsage et du bon goût ! La démarche devient lourde et pénible ; l'essoufflement survient à la suite du moindre effort, le visage se congestionne facilement ; les traits se déforment, s'épaississent, et les bourrelets de graisse, détruisant les lignes du corps, lui donnent un volume et un empâtement des plus disgracieux.

Je n'insisterai pas sur la description facile de l'aspect physique d'un obèse. Chacun de nous a pu en rencontrer des exemples attristants et plaindre, de tout son cœur, les infortunés affligés d'une polysarcie exagérée. Ne cite-t-on pas des cas de sujets obèses, dont le poids allait jusqu'à 420, 530, 600 et même 800 livres !...

Ce sont là, il est vrai, des monstruosités; mais il est commun de rencontrer des personnes atteignant 80 ou 100 kilos et pouvant être franchement qualifiées d'obèses.

Le poids, en effet, n'est pas le seul facteur essentiel de ce qu'on appelle obésité. Il existe des sujets

— les athlètes par exemple — d'un poids très lourd et qui restent harmonieusement proportionnés ; et à côté de cela, des femmes petites, ne dépassant pas 75 kilos, présentent l'aspect extérieur et disgracieux de l'obésité. C'est là, une affaire de justes proportions.

Au surplus, la polysarcie n'est pas seulement une ennemie de la beauté ; elle constitue, même chez les sujets légèrement obèses, une affection nuisant à la santé générale.

Le cœur, le foie, les reins, s'entourent d'une couche de graisse qui entrave leurs fonctions et leurs mouvements physiologiques. Aussi, l'obésité prononcée s'accompagne-t-elle d'essoufflement, de congestion du visage, de troubles digestifs marqués. La lithiase biliaire, le diabète et les troubles cardio-rénaux sont des plus fréquents et les échanges respiratoires se font avec une difficulté d'autant plus grande qu'ils ne sont pas compensés par une circulation thoracique suffisamment active.

On a même prétendu que l'obésité déterminait un affaiblissement intellectuel et physique très évidents, bien que certains érudits et profonds philosophes aient été extrêmement gras. Il faut reconnaître que l'obèse, en général, est apathique, égoïste même, indifférent à tout effort cérébral ou physique.

D'où vient donc cette graisse capable de tant de méfaits ?

Elle provient de plusieurs causes éloignées ou immédiates.

On sait que la femme est plus sujette que l'homme

à la polysarcie, peut-être en raison de ce fait, qu'elle mène une existence beaucoup plus sédentaire. Il n'est pas douteux que les professions exigeant une immobilité permanente et le défaut d'exercices physiques, prédisposent à l'obésité.

L'abolition de la vie sexuelle de la femme, son retour d'âge, favorise, la plupart du temps, l'évolution de la polysarcie. N'oublions pas, non plus, que la grossesse, et surtout la première grossesse, est souvent le point de l'obésité précoce. Il semble, dans ces cas, que la suppression momentanée ou définitive des règles, amène une diminution ou l'arrêt de la fonction des ovaires ; et l'on sait que ces glandes président à l'action des échanges nutritifs ; quand elles fonctionnent moins, les oxydations de l'organisme sont ralenties.

L'opothérapie vient, du reste, corroborer cette assertion et la castration en fournit des preuves nombreuses.

L'hérédité joue un rôle important dans l'étiologie de cette affection. Cette prédisposition à l'obésité est journellement observée, et il n'est que trop fréquent de voir des parents obèses, goutteux, arthritiques, donner naissance à des enfants qui seront eux-mêmes obèses, goutteux ou arthritiques. Il y a là une transmission héréditaire d'origine arthritique, commune du reste à toutes les maladies dépendant de l'arthritisme.

On n'a pas assez insisté, à mon avis, dans les causes prédisposant à l'obésité, sur le rôle essentiel du système nerveux, régulateur des échanges nutritifs. Il est commun de rencontrer des personnes, vivant dans de bonnes conditions hygiéniques et s'alimentant de façon très suffisante, rester, quoiqu'elles fassent, d'une maigreur incompréhensible. Un grand nombre d'obèses se nourrissant légèrement peuvent, inversement, n'éprouver aucune perte de poids, du fait de leurs privations alimentaires. Le ralentissement de la nutrition, dans ces cas, dépend d'un trouble de l'appareil nerveux, régulateur des combustions organiques.

Chez l'individu maigre, l'excitation fonctionnelle des centres supérieurs est trop active. Les graisses sont brûlées avant même d'être assimilées. Chez les personnes grasses, au contraire, l'apathie nerveuse crée une luxuriance de graisses, d'autant plus abondante qu'elle n'est pas oxydée. Cela est si vrai, qu'on voit fréquemment des dépôts, de véritables matelas adipeux, se localiser dans les parties du corps ayant subi un trouble ou une altération quelconque des filets nerveux ; par exemple, à la suite de névralgies, de paralysies, d'arthrites, de traumatismes.

La cause de ce trouble nerveux nous échappe quelquefois, mais en agissant sur le système nerveux général, par l'hydrothérapie et surtout par l'électricité statique ou de haute fréquence, on arrive souvent à rétablir l'équilibre et l'intégrité des fonctions centrales.

Un mauvais régime alimentaire peut être aussi mis en cause et l'obésité provient souvent des matières grasses ingérées et qui, chez les obèses, sont absorbées en nature, sans subir de transmutations nutritives, après avoir été simplement émulsionnées par la bile. Les albuminoïdes, les sucres, les féculents et les aliments hydrocarbonés ont le même inconvénient.

On engraisse donc, soit parce que l'on absorbe trop de graisses, soit parce que la bile et le suc pancréatique, les digérant mal, en font une émulsion défectueuse.

Bon nombre d'individus peuvent cependant faire, impunément, usage d'aliments gras, tout en restant maigres ; mais chez ces derniers, les combustions organiques se font normalement et les graisses sont facilement oxydées. Les gros mangeurs, les gros buveurs, sont généralement obèses ; il en est de même des dyspeptiques, petits mangeurs, dont l'estomac fonctionne mal.

On croit, assez généralement, que les liquides font engraisser, et nombre d'auteurs ont essayé d'obtenir une diminution de poids par la suppression presque absolue des boissons.

Beaucoup de régimes sont, comme nous le verrons, basés sur ces indications sévères de diète hydrique. Que faut-il en penser ? Il est certain que la suppression des liquides fait toujours perdre quelques kilogrammes de poids, mais cette diminution n'apparaît qu'au début du régime, ne dépasse pas une dizaine de kilos et bientôt s'arrête. L'homme, en effet, possède dans son organisme une certaine quantité d'eau qui fait partie intégrante des tissus, des humeurs et peut, sans inconvénient, varier dans de faibles proportions. Les variations de cette eau expliquent les variations de poids d'un jour à l'autre, qui peuvent atteindre 200 à 500 grammes. Quand les boissons n'apportent pas, au corps humain, une quantité d'eau suffisante pour compenser les éliminations normales, il perd du poids. Mais, je le répète, l'amaigrissement ainsi obtenu n'est pas progressif ; très vite l'organisme réduit. ses éliminations et les met en rapport avec les absorptions liquides. L'individu n'a pas maigri réellement, il n'a fait que perdre, aux dépens de ses tissus, — et de sa santé, — un peu d'eau, regagnée aussitôt qu'il se remet à boire.

Le régime sec agirait plutôt, selon moi, en restreignant, d'une façon involontaire, la quantité d'aliments ingérés. Quand on boit moins, on mange moins.

Il semblerait donc, que le régime sec pourrait à lui seul faire maigrir ; malheureusement il est insuffisant et offre de graves inconvénients.

Il faut de toute nécessité que les obèses, qui fabriquent beaucoup de chlorures, puissent éliminer les déchets de leur organisme et pour cela que leurs reins fonctionnent d'une façon parfaite. Aussi, a-t-on noté des accidents cardiaques, de l'œdème, de l'albuminurie, de la lithiase et des coliques néphrétiques chez les personnes soumises au régime sec.

Pour ma part, j'estime que les boissons abondantes sont absolument nécessaires aux obèses, en vertu de leur action diluante et diurétique. La ration d'eau bue *pendant* le repas, favorise certainement l'engraissement ; mais les boissons, prises *en dehors des repas*, exercent, au contraire, une action désassimilatrice qui se traduit par l'élimination d'une plus grande quantité d'urée,

En buvant à jeun, on élimine plus vite les liquides et on lave mieux les reins qu'en buvant aux repas.

Les boissons alcooliques, la bière surtout, seront interdites à tous les obèses.

C'est sur la réduction des aliments, sur la suppression ou la diminution des liquides, que sont basés les *régimes alimentaires* institués pour les obèses et qui varient selon la façon dont leurs auteurs envisagent l'étiologie de cette affection.

La plupart ne sont que des régimes d'inanition difficiles à suivre. Aussi, après avoir résumé les plus célèbres d'entre eux, soumettrai-je à mes lectrices un type de régime efficace et facile, basé sur nos connaissances modernes.

Le Régime d'Ebstein semble assez bizarre. Il réduit la proportion des albuminoïdes et des hydrocarbures et augmente beaucoup la ration de la graisse. C'est ainsi, que le matin, il conseille du thé, pain et beurre. — A midi : de la moelle de bœuf, 120 grammes de viande grasse avec sauce, légumes. — Le soir : œufs, jambon ou rôti gras, tartines de beurre, fromage et fruits. — Comme boissons : deux ou trois verres de vin blanc léger à chaque repas.

Ce régime est, à mon avis, plus que paradoxal et d'une efficacité douteuse, puisqu'il est démontré, par la pratique et les expériences d'Hoffmann, que les aliments gras favorisent la production de la graisse dans l'organisme.

Œrtel porte tous ses efforts dans la suppression ou la diminution exagérée des boissons et du pain,

— Aux repas de midi et du soir, composés de 120 grammes de viande maigre rôtie, de légumes, de 25 grammes de pain, de salade, de fruits, il conseille de ne pas boire ou de se contenter d'une gorgée de vin léger. Tout au plus, permet il dans l'après-midi une tasse de thé léger sans sucre.

C'est en un mot le régime sec dans toute la sévérité du terme.

En dehors des difficultés de suivre à la lettre un régime aussi pénible, se pose la question de la santé, pour un sujet soumis à un tel régime.

Il n'est pas sans inconvénients, chez un obèse dont les organes secréteurs fonctionnent déjà si mal, d'empêcher l'élimination de l'urée. Aussi ce régime a-t-il été accusé de favoriser des dyspepsies, de l'albuminurie et des néphrites graves.

Plus rationnels sont les régimes préconisés par Dujardin-Beaumetz et Albert Robin.

Dujardin-Beaumetz permet au malade de boire aux repas : 300 grammes de vin léger coupé d'eau, tout en interdisant naturellement les boissons alcooliques et sucrées. — Il réduit le pain, les féculents au strict minimum et recommande, au premier déjeûner du matin : 25 grammes de pain, 50 grammes de viande froide ou jambon, 200 grammes de thé léger sans sucre. — A midi et à 7 heures du soir : 50 grammes de croûte de pain, 100 grammes de viande maigre, 100 grammes de légumes verts, fruits à discrétion.

Albert Robin, de son côté, multiplie le nombre des repas en diminuant leur abondance. Il recommande, à 8 heures du matin : un œuf à la coque,

20 grammes de viande *froide* maigre, 10 grammes seulement de croûte de pain, une tasse de thé léger chaud sans sucre. — A 10 heures du matin : 2 œufs à la coque, 5 grammes de pain et 150 grammes d'eau minérale. — A midi : viande froide maigre à volonté avec du cresson, salé ou additionné de citron, 30 grammes de croûte de pain, 100 grammes de salade cuite sans beurre, fruits crus, un ou deux verres d'eau rougie. — A 4 heures : thé léger chaud sans sucre. — A 7 heures du soir : œuf à la coque, 80 grammes de viande chaude ou poisson chaud sans sauce, 10 grammes de croûte de pain, tasse de thé léger chaud sans sucre.

Ces régimes, on le voit, sont assez dissemblables puisque certains auteurs suppriment les boissons, d'autres les tolèrent, d'autres enfin préconisent ou interdisent les graisses.

En étudiant ces régimes, en les combinant et en ne prenant de chacun d'eux que ce qui est rationnel, on arrive à recommander un régime type, facile à suivre, basé sur les causes déterminantes de la maladie.

Puisqu'il est démontré que les substances grasses ingérées favorisent la production de la polysarcie, on cherchera, avant tout, à interdire les aliments susceptibles de faire engraisser. Le pain frais, les potages, les sauces, les aliments gras, les farineux, les sucreries, les pâtisseries, les laitages, le beurre, les boissons alcoolisées, le cidre, la bière, le vin et les liqueurs seront éloignés de l'alimentation habituelle de l'obèse.

Comme régime :

A 8 heures du matin. — Une tasse de café noir ou mieux de thé léger sans sucre. — Promenade d'une heure, si possible.

A 10 heures du matin. — Un verre d'eau d'Evian pour favoriser l'élimination des urines, un œuf à la coque avec une ou deux languettes de pain grillé sans beurre.

A midi. — Jambon, poisson ou viande maigre, sans sauce, environ 60 grammes, pain grillé (40 grammes), légumes verts tels que haricots verts, choux, asperges, endives, chicorée, épinards, tomates, salades cuites, fruits crus, œufs à la neige, une tasse de maté. — Très peu de sel dans les aliments.

A 4 heures. — Tasse de thé ou de maté ou lait (100 grammes).

A 7 heures. — Bouillon de viande ou de légumes, viande froide maigre en petite quantité, salade additionnée de citron avec peu d'huile, petits pois, légume vert. Tasse de maté. — Peu de sel.

Au coucher. — Un verre d'eau froide.

A part la restriction des liquides pendant les repas, ce régime est assez facile à suivre, et on s'y accoutume rapidement. Il ne débilite pas et permet d'absorber, en dehors des repas, la quantité d'eau nécessaire au lavage des tissus et à l'élimination des chlorures et de l'urée.

On remarquera que je conseille l'emploi d'une infusion de maté à chacun des deux principaux repas. Ce maté, préparé exactement comme le thé ordinaire, sera pris sans lait et presque sans sucre. Il possède le grand avantage, lorsqu'il est absorbé au commencement du repas, de calmer la sensation de la faim et diminue légèrement l'appétit, tout en soutenant énergiquement l'organisme.

J'attire l'attention de mes lectrices sur une particularité du régime alimentaire ignorée du public et qui offre quelque importance.

Il s'agit de l'influence du sel sur la chloruration et l'hydratation des tissus.

Les tissus de l'obèse offrent une grande affinité à l'égard du sel. Dans une cure d'obésité, il suffit d'ajouter quelques grammes de sel de cuisine au régime prescrit pour empêcher l'amaigrissement.

Il faut donc que le sel soit diminué autant que possible, dans la cuisine et la préparation des aliments destinés aux obèses.

Il ne suffit pas de prescrire un régime alimentaire sévère pour empêcher l'accumulation de la graisse, il faut encore en activer la combustion et l'élimination par des exercices physiques.

Mais ici, nous tournons dans un cercle vicieux. L'exercice augmente l'appétit et la soif et, comme nous l'avons vu précédemment, nous rationnons notre malade ! D'un autre côté, c'est presque un non sens de dire à un obèse : remuez-vous, faites de l'exercice, montez les escaliers, marchez beaucoup ! Pour ce dernier, la marche, l'exercice sont des supplices ; le moindre mouvement est pénible, l'essoufflement survient à la suite du moindre effort et les exercices physiques, excellents par eux-mêmes, deviennent difficiles à mettre en pratique dans la majorité des cas.

Aussi, l'intervention merveilleuse des *bains de lu-mière,* en apportant aux obèses le moyen d'obtenir, sans efforts et sans dangers, la combustion de leur tissu adipeux est-elle venue résoudre cette difficulté. Nous avons, pour notre part, une telle confiance dans ces moyens simples et nous les appliquons avec de si brillants résultats, que nous nous étonnons de les voir mentionner très superficiellement dans tous les ouvrages sur l'obésité.

Nous possédons, dans les bains de lumière, une méthode inoffensive, efficace, applicable à tous les cas ; méthode basée sur des considérations ration-nelles et scientifiques.

Un appareil à bains de lumière se compose d'une grande caisse hexagonale ou polygonale à 6 ou 8 pans. Chacun d'eux est garni à l'intérieur d'une ou de deux rangées de lampes à incandescence. Le ma-lade est placé à l'intérieur ; seule, la tête émerge en dehors, grâce à une ouverture mobile qui vient affleurer le cou d'une façon hermétique. Un thermo-mètre placé dans le couvercle permet au médecin de vérifier la température interne du bain ; tempé-rature qu'il peut modifier à son gré, en allumant ou en éteignant un certain nombre de lampes.

Ces bains de lumière agissent à la fois par leurs radiations lumineuses et leurs radiations caloriques. Il se produit, par ce fait, plusieurs actions consécu-tives : dilatation des vaisseaux sanguins de la peau avec constriction des vaisseaux profonds ; plus tard, renversement de ces effets ; d'où un flux et reflux de sang, analogue à une chasse d'eau ; accélération des échanges nutritifs. On obtient la destruction de

la graisse inutile, sans perte des albuminoïdes nécessaires aux tissus. Il y a donc amaigrissement sans
affaiblissement.

Pour être efficace, le bain de lumière n'a pas
besoin d'être porté à une température excessive.
A 47° ou 50° la transpiration devient abondante et
s'il faut, dans certains cas, avoisiner 80° — ce que
l'on peut faire sans inconvénient — on se contente
la plupart du temps d'une température de 50 degrés.
Du reste, dès que la transpiration devient profuse,
on arrête le bain et le malade subit une friction,
une lotion ou une douche fraîches.

On obtient de la sorte une diminution de poids
assez considérable. Après un seul bain de lumière
d'un quart d'heure de durée, certains auteurs : Win-
ternitz, Eiffer, Gauthier, Régnier ont noté une diminution de 300 grammes à 1000 grammes ; plusieurs
fois j'ai pu constater chez des femmes obèses confiées à mes soins et après un seul bain de 45 degrés,
des amaigrissements de 700, 800 grammes ; deux
de mes clientes atteignirent même 1 kilogramme de
perte dans le poids de leur corps.

J'insiste sur l'efficacité irréfutable des bains de
lumière comme traitement principal de l'obésité féminine ; parce que mes confrères ne font pas assez
souvent appel aux ressources de l'héliothérapie.

De temps en temps, ils songent à essayer les propriétés thérapeutiques et sédatives de la lumière en
faveur de leurs rhumatisants, mais se croient à peu
près désarmés vis-à-vis de l'obésité précoce, ce qui
est une profonde erreur. Il est bon que les intéressées
sachent ce qu'elles peuvent attendre des bains de

lumière. Ceux-ci présentent sur les bains de vapeur l'avantage d'être facilement supportés par les personnes les plus craintives. Aucune congestion, aucun inconvénient, aucune fatigue à redouter quel que soit l'état du cœur et des autres organes.

Il n'est même pas indispensable de suivre, en même temps, un régime spécial. La plupart du temps je donne à mes clientes quelques indications concernant les aliments franchement mauvais, mais jamais je n'ai été obligé de les soumettre à ces régimes débilitants qui désespèrent les plus courageuses.

Le bien-être et le résultat appréciable qu'on constate après chaque bain de lumière, font de cette méthode thérapeutique le plus efficace des procédés que nous ayons, pour lutter contre l'envahissement progressif de l'adiposité générale.

Elle peut suffire à elle seule comme traitement de l'obésité, mais il ne m'est pas possible de passer sous silence la partie médicamenteuse de la cure et de dire ce que je pense, sans aucun parti pris, des nombreux médicaments que l'on a préconisé contre cette disgracieuse affection.

De ce nombre, la *thyroïdine* tant prônée et tant usitée à tort et à travers, n'a de véritables inconvénients que si elle est administrée de façon irrationnelle et hors de la surveillance du médecin.

L'amaigrissement obtenu par cette médication est certain et assez prononcé : de 50 à 100 grammes par jour. Mais ce qu'il faut bien savoir c'est que les effets du médicament sont limités à la durée de son absorption. Pour obtenir des effets durables, il

faudrait maintenir les malades sous l'influence per-
sévérante de ce traitement ; ce qui ne serait pas sans
dangers.

De plus, tous les obèses ne sont pas justiciables
de la médication thyroïdienne et beaucoup ne tirent
aucun bénéfice de son emploi. Les obèses à nutrition
exagérée, les gros mangeurs, les sanguins n'y trouveront qu'un faible avantage. Seuls, les obèses à
teint pâle, à nutrition ralentie, à face bouffie, et
ceux chez lesquels l'obésité est manifestement liée
à une insuffisance thyroïdienne en seront favorable-
ment influencés. Mais, je le répète, l'emploi de la
thyroïdine doit être surveillé de près et la nécessité
s'impose, pour ces médicaments souvent falsifiés, de
faire choix d'une bonne marque.

Par excès de précaution et en même temps pour
éviter une accoutumance désagréable, je recommande à mes malades de ne pas se thyroïdiser au
delà d'une semaine. Passé ce délai, on fera usage
du sel de Carlsbad pendant huit jours et on alternera
ainsi, de semaine en semaine, ces deux médications.
La dose sera d'une demi-tablette au début, dose
équivalant à 0,10 centigrammes de thyroïdine. Au
bout de quelques jours, on pourra prendre une ta-
blette entière, soit 0,20 centigrammes, puis progressivement deux tablettes, jamais davantage.

Pour ma part, j'estime que la médication thyroïdienne doit être exclusivement réservée aux formes
d'obésité liées à une insuffisance manifeste de la
glande thyroïde.

Dans ce cas même et quelles que soient la prudence et la sagesse du malade qui fait usage de la

thyroïdine, ses effets doivent être surveillés de très près par le médecin. Lui seul, sera capable de déceler la dépression du cœur consécutive à son emploi et la combattre efficacement à l'aide de spartéine ou de théobromine.

L'extrait de corps thyroïde, la thyroïdine, peuvent être donnés sous forme de pilules, de glandes fraîches, de tablettes, d'injections sous-cutanées, etc...

Voici une formule de pilules thyroïdiennes assez efficaces :

N° 1. — Pilules contre l'Obésité :

Extrait thyroïde......................	o gr. 03
Salicylate de soude..................	o gr. 02
Théobromine	o gr. 02
Podophyllin	o gr. 001
Extrait de Cascara Sagrada........	o gr. 001

Pour une pilule. A prendre le matin à jeun, d'abord 6, puis au bout de quelque temps, 8 et 10 pilules. Suspendre tous les dix jours l'administration de ces pilules, pour les reprendre après 8 jours de repos.

Voici encore une formule de pilules préconisées par le professeur Robin, qui les associe au régime reproduit plus haut sous son nom :

N° 2. — Autres Pilules contre l'Obésité (Robin) :

Iodure de potassium..................	o gr. 05
Carbonate de potasse...............	o gr. 05
Corps thyroïde desséché.............	o gr. 02
Ext. hyd. alcool. de fucus vésiculosus..	q. s.

Pour une pilule. Prendre deux de ces pilules par jour, au milieu du déjeuner et du dîner.

Ces pilules de thyroïdine ne sont prescrites par

Robin que pour certains cas spéciaux d'obésité ; il en reconnaît les inconvénients fâcheux sur le cœur et ne les donne que comme adjuvants à un régime alimentaire sévèrement suivi.

Il existe un grand nombre de spécialités à base de thyroïdine répandues dans le commerce, et certains journaux s'efforcent, à grand renfort de réclames, d'en vanter les vertus thérapeutiques.

Je ne saurais, pour ma part, les recommander que dans certains cas *exceptionnels*, chez des obèses étroitement surveillés par un médecin.

L'iode et les iodures sont des médicaments susceptibles de favoriser la dénutrition. On peut prendre la teinture d'iode à la dose de dix gouttes chaque matin, dans du lait froid, et l'iodure de potassium en solution de 10 grammes pour 500 grammes d'eau (une cuillerée à soupe matin et soir). Mais je reprocherai à l'iodure ses effets nocifs sur l'estomac. Un grand nombre de malades ne peuvent supporter une cure prolongée d'iodure, sans être atteints de phénomènes d'iodisme : vertiges, larmoiements, coryza, salivation, insomnie, éruptions cutanées…, et il faut avouer, qu'on obtiendrait bien lentement et bien incomplètement, par l'usage prolongé de l'iodure, une diminution importante du poids du corps.

Le *fucus vesiculosus*, tiré d'algues marines, permet d'obtenir un amaigrissement assez notable, sans nuire à la santé générale. Il contient une petite quantité d'iode, en combinaison organique, et c'est le seul médicament interne que je puisse recommander en toute certitude. On peut prendre 0,15 d'extrait aqueux le matin à jeun et jusqu'à 3 grammes par jour.

D'après des essais que j'ai faits, on obtient un amaigrissement variant entre 1 livre et 1 livre 1/2 par semaine, sans rien changer au régime, sans être incommodé et sans augmentation excessive des sécrétions.

On peut employer l'excellente préparation du Dr Valney, ou se servir d'une des formules suivantes :

N° 3. — **Pilules au fucus vésiculosus** (BRISSEMORET) :

Extrait aq. fucus vésiculosus......... o gr. 10
—   bourdaine .... o gr. 02
Sulfate de potasse.................... o gr. 05

Commencer par trois pilules par jour et à jeun. Au bout de cinq jours, augmenter d'une pilule jusqu'à 12 pilules. Se reposer et prendre alors un cachet de un gramme de scammonée. Huit jours après reprendre le traitement, s'il y a lieu, et de la même façon.

Pour les personnes qui ne peuvent absorber des pilules, on peut formuler ainsi :

N° 4. — **Sirop au fucus vésiculosus** (BRISSEMORET) :

Extrait aqueux de fucus vésiculosus....   5 gr.
Sirop simple.......................... 160 gr.

Une cuillerée à soupe de ce sirop correspond à o gr. 60 d'extrait mou. En prendre progressivement de 1 à 4 cuillerées par jour, de la même façon que pour les pilules ci-dessus et en se purgeant de temps en temps avec un gramme de scammonée.

On peut encore, selon la méthode du Dr Lutaud, associer le fucus vesiculosus à l'iodure de potassium, selon la formule suivante :

N° 5. — Sirop iodo-ioduré (LUTAUD) :

    Iodure de potassium.....................   10 gr.
    Extr. alcoolique de fucus vésiculosus...   5 gr.
    Sp. d'éc. d'oranges amères.............   200 gr.

A prendre une cuillerée à soupe le soir.

Mais je redoute un peu l'usage prolongé de l'iodure de potassium.

Je ne parlerai, que pour les blâmer, des fameuses cures de citron et de vinaigre, mises en pratique par quelques femmes peu soucieuses de leur santé et de l'éclat de leur teint. Ces acides déterminent des lésions de la muqueuse stomacale et ne produisent d'amaigrissement qu'au prix d'une cachexie néfaste.

J'aurais plus de confiance dans l'usage des purgatifs salins, mais je redoute les lésions atrophiques du tube digestif consécutives à leur emploi répété.

J'estime cependant que les laxatifs sont indispensables aux obèses et quelques spécialités sont, à ce propos, présentées sous forme de thé ou de tisane laxatives et diurétiques. Bien que je doute beaucoup de leurs effets amaigrissants, voici une formule de thé se rapprochant beaucoup, comme composition, de tous les thés lancés dans le commerce et prônés

à grands renforts d'annonces par la presse quoti-
dienne :

N° 6 — Thé contre l'Obésité (Cerbelaud) :

Feuilles de romarin....................	2 gr.
— d'hysope	5 gr.
Thé noir.............................	10 gr.
Chiendent coupé.....................	8 gr.
Feuilles de séné.....................	15 gr.
Vigne rouge coupée en morceaux......	60 gr.

Prendre 2 à 4 cuillerées à café en infusion.

Pour résumer, j'estime que les bains de lumière,
joints à un régime alimentaire peu sévère et l'usage
interne d'extrait de fucus, suffiront à procurer aux
obèses, sans inconvénient pour leur santé, l'amaigrissement désiré.

II. — **Obésité locale**

L'accumulation de la graisse, au lieu de se faire d'une façon uniforme dans tous les tissus, peut se localiser à certaines parties du corps. Il n'est pas rare de rencontrer des femmes d'un embonpoint satisfaisant, affligées néanmoins de hanches trop fortes, de replis adipeux du cou, du menton, des seins ou d'un véritable plastron graisseux de l'abdomen. C'est, en effet, sur ces endroits que la graisse fait sa première apparition et qu'on la trouve en plus grande quantité.

On ne connaît pas exactement la raison de cette prédilection. On prétend que la graisse s'accumule dans ces points de l'organisme, par suite du défaut d'oxydation mécanique de ces parties dépourvues de tout mouvement ou contraction musculaires. Mais je ne veux pas me lancer dans des suppositions incertaines.

L'important est de savoir combattre ces panniculites locales par des moyens appropriés et nous sommes heureusement armés pour venir à bout des indurations graisseuses.

Je signalerai à propos de chaque région les soins particuliers qu'elle réclame ; car il est bien évident que l'adiposité des seins, par exemple, ne peut se traiter de la même façon que l'adiposité des hanches, du dos ou de l'abdomen.

En règle générale, *le massage* excelle à faire disparaître ces dépôts graisseux. Encore faut-il que ce massage soit exécuté selon certaines règles de technique que je vais essayer de décrire ici.

Pour faire maigrir par le massage, il est nécessaire d'écraser, en quelque sorte, la masse adipeuse par le procédé du *pétrissage*. Le martelage, l'effleurage, la friction même, produiraient des résultats absolument contraires à ceux que l'on cherche à obtenir. Seul, le pétrissage, manœuvre énergique et parfois pénible, stimule au maximum les échanges organiques, écrase les dépôts et chasse les exsudats.

Pour pétrir, il faut soulever, à l'aide du pouce et des autres doigts, la peau, la graisse et les muscles, les attirer vers soi, tout en les comprimant de la même façon qu'on presse une éponge, leur imprimer même une sorte de torsion, puis ayant attiré ces parties au maximum de la limite de leur déplacement, les laisser revenir en place par leur élasticité propre.

Les petites surfaces se pétrissent seulement entre le pouce et l'index.

Dans cette manœuvre du pétrissage, il faut éviter de fléchir les doigts dont les extrémités s'enfonceraient douloureusement dans les tissus, mais les tenir aussi allongés que possible.

Après le pétrissage, on fait une friction énergique en se servant d'une des fameuses *pommades iodurées* préconisées un peu partout. Ces pommades ont une action réelle sur l'adiposité locale ; quelques-unes d'entre elles, à composition mal comprise, restent inefficaces car il ne faut pas oublier que très peu de corps gras traversent les téguments. Il y a lieu de remarquer cependant, que l'absorption des pommades est considérablement facilitée par l'addition d'une petite proportion d'essence de cédrat et par les préparations à base de fiel. (Savon Amiral.)

Voici quelques formules de pommades iodurées ordinairement employées pour la réduction de l'adiposité partielle du cou, des hanches, du menton et de l'abdomen.

N° 7. — Pommade iodurée contre l'Obésité (Mestadier) :

Iodure de potassium.....................	5 gr.
Savon animal râpé....................	50 gr.
Alcool à 90°........................	250 cmc.
Essence de violette....................	1 gr.
Essence de cédrat.....................	1 gr.

Dissoudre le savon et l'iodure dans l'alcool et n'ajouter les essences que lorsque la dissolution des autres produits est terminée. On doit ainsi obtenir une sorte de pommade ferme, transparente, analogue comme aspect, au baume opodeldoch.

N° 8. — Autre Pommade iodurée (Kisch) :

Vaseline	30 gr.
Iodure de potassium.................	3 gr.
Iode pur..........................	0 gr. 30

N° 9. — Savon mou ioduré (Cerbelaud) :

Iodure de potassium................	7 gr. 50
Hyposulfite de soude................	0 gr. 07
Potasse caustique....................	0 gr. 07
Eau distillée de rose...............	50 gr.
Savon animal râpé..................	90 gr.
Alcool à 95°.......................	450 cmc.
Essence de cédrat..................	2 cmc.

Dissoudre à chaud le savon animal dans l'eau de rose. Dissoudre à part les autres produits dans l'alcool. Dès que le savon est liquéfié, retirer la capsule du feu, ajouter brusquement la totalité des autres produits, en agitant sans cesse, puis filtrer au papier Chardin.

N° 10. — Autre Pommade iodurée (ROBIN) :

Vaseline .... 30 gr.
Extrait de noix vomique.............. 0 gr. 50
Extrait alcool. de fucus vésiculosus...... 2 gr.
Iodure de potassium................... 3 gr.
Iode métallique....................... 0 gr. 30
Essence de verveine................... III gouttes.

Prendre gros comme une noix de ces pommades et frictionner les parties destinées à maigrir.

Après le massage et l'application des pommades précédentes, il sera nécessaire de faire sur les parties soumises au traitement, des lotions toniques et astringentes, qui auront pour résultat de raffermir les tissus et d'empêcher les rides consécutives à l'amaigrissement du derme.

Voici à ce sujet une excellente formule :

N° 11. — Solution astringente et tonique :

Eau distillée........................... 1 litre
Acétate de plomb...................... 50 gr.
Alumine .... 10 gr.

Appliquer sur la peau des compresses de toile légère imbibées de cette solution et recouvrir d'une feuille de gutta-percha. Laisser en place pendant une heure.

Pour les lotions sur le ventre, employer de préférence des compresses trempées dans :

N° 12. — **Vinaigre ioduré contre l'Obésité abdominale :**

Vinaigre scillitique..................... 1 litre
Iodure de potassium.................. 50 gr.

et recouvrir d'une lamelle d'imperméable.

Le massage vibratoire qui se fait à l'aide d'un instrument spécial, animé d'un rapide mouvement de rotation et dont les vibrations se transmettent à distance, donne des résultats plus rapides que le massage ordinaire. Il écrase mieux les indurations graisseuses et c'est à lui que j'ai recours, de préférence, dans ma pratique courante contre l'adiposité locale.

L'électricité sous forme de courants continus à forte intensité, appliqués sur les plastrons graisseux permettra d'obtenir, encore plus rapidement, l'amaigrissement local des parties soumises à son influence et retardera aussi l'apparition des rides. J'indiquerai à propos des soins du cou, du menton, des seins, des hanches, la manière de pratiquer cette électricité pour chaque partie du corps.

Je me contenterai de donner ici des idées générales sur le genre d'électricité à employer.

Le public, égaré par les réclames et les promesses trompeuses de certains commerçants, est assez enclin à croire que, seules, les petites boîtes électriques, qui produisent, en marchant, un frémissement perceptible à l'oreille, peuvent être utilisées avec succès. Il n'en est rien et cette électricité fait plus de bruit que de bonne besogne. De plus, ces appareils sont insuffisants pour l'amaigrissement local et doivent être réservés, comme nous le verrons, pour activer le développement des seins ou la flaccidité du derme.

Mais pour maigrir, pour obtenir une diminution réelle d'une partie du corps, un appareil galvanique important est indispensable. Les tableaux fixes de mon cabinet médical, alimentés par les secteurs de la ville, me permettent facilement d'obtenir les 60, 80 ou 150 milliampères nécessaires à la fonte du tissu adipeux. Il existe, pour le public, des appareils galvaniques portatifs à 24 ou 32 éléments qui, sans atteindre l'intensité obtenue par les secteurs ou les accumulateurs, fournissent cependant une dose électrique suffisante.

Ces appareils ne produisent, en fonctionnant, aucun bruit, aucun frémissement ; ils donnent lieu à un courant ininterrompu et si j'insiste sur ce point, c'est que, souvent, j'ai vu des personnes faire l'achat inutile d'un appareil faradique et en retirer un résultat absolument contraire à celui qu'elles escomptaient.

C'est donc un appareil galvanique *à courants continus* qu'il faut utiliser et un appareil assez sérieux pour pouvoir donner 60 à 80 milliampères. Cet appareil sera muni de deux bornes : l'une positive, marquée du signe + ; l'autre négative, marquée du signe —. Un petit galvanomètre, sorte de boussole placée sur l'appareil, indiquera, par son aiguille, la quantité de milliampères, c'est-à-dire la quantité de courant que nous utilisons. Aux bornes négative et positive de l'appareil, nous relierons, par un fil, deux plaques d'inégales dimensions. Ces

plaques de métal recouvertes — chose importante —
de 8 à 10 épaisseurs de ouate hydrophile bien mouillée, seront placées : l'une sur la partie destinée à .
maigrir, l'autre sur une partie charnue avoisinante
et solidement maintenues au contact de la peau. En
règle générale, on choisit des plaques aussi grandes
que possible et l'on place la plaque négative sur la
partie adipeuse. Le secret de la réussite réside uniquement dans la dimension des plaques employées.
On fait alors passer, pendant 20 minutes, la quantité
maxima de courant que la peau peut endurer, en
évitant toute brusquerie et toute exagération dans
le maniement de l'appareil.

Il est naturellement préférable que les applications
soient faites par un médecin spécialiste ; néanmoins,
je connais des clientes qui, après une seule démonstration, continuent chez elles, avec profit, le traitement commencé chez moi. (Voir plus loin le paragraphe consacré au fonctionnement des appareils
électriques.)

Je signalerai enfin comme moyen efficace de faire
disparaître l'adiposité locale, un nouveau procédé
d'électricité m'ayant donné de brillants résultats. Je
veux parler de l'ionisation ; encore appelée *électrolyse médicamenteuse*. Ce procédé permet de faire
pénétrer, à l'intérieur même des tissus et grâce au
courant électrique, les médicaments appropriés. Pour
l'utiliser contre l'obésité locale, on imbibe la ouate
recouvrant les plaques, d'une solution d'iodure de
potassium à 5 pour 100. L'iodure se décompose sous
l'influence de l'électrolyse et les particules d'iode,

entraînées par le courant, pénètrent intimement dans les parties grasses et en favorisent la désagrégation. La méthode de l'électrolyse médicamenteuse permet donc d'utiliser à la fois les propriétés du courant électrique et la possibilité de faire pénétrer, en un point de l'organisme, le médicament nécessaire à la fonte des tissus. Elle donne entre des mains exercées de merveilleux résultats.

Ce procédé n'exclut pas le massage et les frictions ; il doit même les compléter et c'est souvent, grâce à l'association de ces divers moyens thérapeutiques, qu'on obtient la disparition complète des replis adipeux du cou, du menton, des hanches et de l'abdomen.

Il est, me semble-t-il, inutile de mettre en garde mes lectrices contre l'inefficacité évidente de ces petits rouleaux masseurs, en bois ou en buis, vendus par les coiffeurs et maisons de beauté. Leur action est illusoire. On fait actuellement des appareils de massage vibratoire beaucoup plus pratiques et efficaces qui détrôneront facilement ces jouets enfantins.

Je signalerai, en terminant ce chapitre, un procédé énergique de frictions, nécessitant un certain entraînement et même un certain courage, mis en pratique par quelques coquettes. Il s'agit du brossage du corps à l'aide d'une brosse de chiendent, forme de brosse à tête. Chaque matin, après le tub froid ou la douche, « on brosse » les parties soumises à l'amaigrissement. On frotte d'abord avec douceur, puis plus fortement, de manière à faire affleurer le sang dans les capillaires de la peau.

Le contact de cette friction, assez pénible au début, devient facilement supportable dans la suite. L'épiderme le plus sensible s'habitue aux massages les plus énergiques et les résultats sont suffisamment encourageants pour compenser la brutalité apparente de ce procédé.

Le brossage du corps ne peut, bien entendu, remplacer les autres moyens d'amaigrissement préconisés plus haut ; ce n'est qu'un adjuvant utile au traitement.

CHAPITRE II

La Maigreur

La maigreur. — Causes de la maigreur. — Comment combattre la maigreur. — Alimentation contre la maigreur. —
Médicaments contre la maigreur. — Pilules et cachets contre
la maigreur. — Régime alimentaire type contre la maigreur. — Injections de graisse, de vaseline et de paraffine
stérilisées contre les dépressions de la maigreur.

S'il est relativement aisé de maigrir, le problème
thérapeutique devient plus ardu lorsqu'il s'agit, au
contraire, d'augmenter le poids du corps et de lutter
contre la maigreur. Et par maigreur, nous enten-
dons parler, non pas de la cachexie consécutive aux
maladies chroniques ou infectieuses, mais de la
maigreur constitutionnelle, dépendant de l'état physique habituel du sujet.

Il est bien certain, en effet, que l'émaciation qui
accompagne la fièvre typhoïde, la tuberculose, le
cancer ou les maladies générales, ne peut ici entrer
en ligne de compte. C'est, dans ce cas, moins à la
maigreur elle-même qu'il faut s'adresser, qu'à la
maladie qui l'entretient.

Il n'en est pas ainsi de la maigreur de naissance ;
de cette maigreur constitutionnelle qui reste compatible avec une excellente santé et contre laquelle

échouent misérablement, les thérapeutiques les plus énergiques.

Et pourtant les femmes maigres réclament presque aussi impérieusement que les obèses un remède à leur affection.

Elles peuvent, il est vrai, cacher jusqu'à un certain point, par d'ingénieux artifices, la pauvreté de leurs formes. La mode actuelle du reste se prête admirablement à donner le change aux yeux médisants des amies. Mais au bal, dans le monde, dans l'intimité, rien ne viendra masquer l'aspect squelettique de leur corps et elles montreront, navrées, des bras en flûte, des hanches pointues et une poitrine aussi dépourvue de charmes que celle des pudiques anglaises !

N'y a-t-il pas moyen de remédier à une pareille disette ?...

Voyons d'abord ce qui peut la produire.

Les soucis, les chagrins, le surmenage, en un mot tout ce qui surexcite le système nerveux est une cause de maigreur. Les névropathes sont, en général, maigres ; et seuls le repos, l'exercice, le grand air et les distractions parviendront à enrayer cette déchéance d'origine nerveuse.

L'électricité statique et l'hydrothérapie, en équilibrant les centres nerveux, rendront de grands services.

L'abus de l'alcool, du café, des liqueurs, du citron, des acides est des plus évidentes parmi les causes déterminantes ; l'alimentation insuffisante ou vicieuse cause aussi la maigreur.

Beaucoup de personnes s'alimentent trop rapidement ou insuffisamment. Elles ne prennent pas le temps utile de triturer, de mastiquer leurs aliments et imposent à leur estomac un travail manifeste.

Enfin, en dehors de l'émaciation causée par la présence du ver solitaire — facile à combattre — n'oublions pas qu'il existe une cause de maigreur de nature constitutionnelle. Certains individus bien portants, doués d'un bon appétit, observant scrupuleusement les règles de l'hygiène, restent maigres, quelque effort qu'ils fassent pour engraisser. Comme pour l'obésité, il y a là une cause héréditaire rebelle à toute thérapeutique.

Mais ces cas sont rares et ordinairement, par une cure patiente et intelligemment faite, on parvient à acquérir l'embonpoint désiré.

L'alimentation sera copieuse, abondante. Les aliments seront triturés très lentement, avec soin, et l'on choisira, parmi ces derniers, ceux capables, par leur valeur nutritive, de suppléer à l'insuffisance assimilatrice.

Il est nécessaire d'attirer l'attention sur l'obligation de mastiquer lentement ses aliments. Sans tomber dans l'exagération des théories américaines du Dr Flechter, qui règle la lenteur de la mastication sur les battements d'un métronome, on doit recommander aux personnes maigres de triturer, de mastiquer très lentement et très complètement leurs aliments, afin que les graisses et les substances amylacées, subissant parfaitement l'action de la salive, soient rendues plus facilement assimilables.

C'est là une condition importante de l'hygiène spéciale et de l'alimentation de la maigreur.

L'huile de foie de morue, les sardines à l'huile, les corps gras, le beurre frais, le lait, le cacao, le chocolat, les farines phosphatées, le racahout, les farineux, les bananes, le couscoussou et les féculents seront utilement employés. Les farines d'avoine, de maïs, de blé vert, les aliments gras, les viandes noires seront d'un grand secours et on ne saurait trop recommander comme boisson, de préférence à toute autre, la bière et surtout les extraits de malt.

On parle beaucoup dans la presse, sur la foi d'une réclame habile, d'une herbe merveilleuse produisant l'engraissement artificiel, tel que le rêvent les Turcs et certains peuples de l'Afrique.

Cette herbe n'est autre chose que l'helba, plante de la famille des légumineuses qui porte le nom botanique de Trigonella fœnum grœcum. Elle renferme des graines très huileuses et une poudre jaunâtre, amère, qui sert à confectionner une bouillie épaisse.

En réalité, cette poudre agit plutôt par ses caractères apéritifs que par ses effets nutritifs.

Elle permet aux Tunisiennes d'engloutir une immense quantité de couscoussou, pâtes, semoules et féculents de toute sorte. Il faut aussi remarquer que la nonchalance, la paresse et la vie sédentaire de ces femmes, contribuent pour une large part, à l'engraissement obtenu par ce gavage.

On fait aussi grand cas à Tahiti et dans les îles voisines, des qualités éminemment nutritives, du fameux arbre à pain. La chair grillée de ses fruits (maïoré) possède des vertus reconstituantes si évidentes qu'elle sert d'unique aliment à des familles entières. L'hiver, on la conserve mélangée à du lait de coco, pour en faire un fromage très engraissant et très fermenté.

Cette contrée, du reste, possède d'autres fruits de haute valeur nutritive. Je citerai la noix de coco, la racine de taro, le pia et ces excellentes bananes crues dont les effets reconstituants sont universellement appréciés. L'espèce dite fei, qui se mange cuite, est particulièrement nourrissante.

Chez les Touaregs, on cite les vertus engraissantes du lait de chamelle aigri, l'action du couscoussou et des céréales.

Chez tous ces peuples, il y a lieu de remarquer que la sédentarité est la règle et qu'elle ajoute une action utile à celle de l'alimentation forcée.

En somme, c'est plutôt par le repos et la suralimentation à l'aide de substances reconstituantes, telles que le riz, le manioc, le coco, la banane, le couscoussou, l'avoine et la châtaigne, qu'on obtient l'engraissement rêvé.

J'y joindrai le repos et l'hygiène physique et morale bien comprise et quelques médicaments.

En fait de médicaments, je n'en vois, pour ma part, que deux efficaces : l'huile de foie de morue et les arsenicaux.

L'huile de foie de morue renferme, sous un très petit volume, les éléments les plus riches en principes nutritifs. Elle contient, en effet, de l'iode, du brome, du phosphore, du soufre, de l'oléine et des huiles naturelles de grande valeur reconstituante. Son seul inconvénient est sa difficulté d'absorption.

Beaucoup de personnes qui ne peuvent surmonter le dégoût que leur inspire cette huile pourront se contenter d'émulsions, d'huiles désodorisées et aromatisées, ou de spécialités tirées de ce produit.

L'huile de foie de morue ne sera pas prise à jeun, mais immédiatement après le repas. L'huile absorbée à jeun reste lourde, indigeste, coupe l'appétit. L'huile brune sera préférée aux huiles blondes. Bien souvent, dans ma clientèle, je me suis bien trouvé de remplacer l'huile de foie de morue par une certaine quantité de glycérine, prise à la fin du repas, dans un verre de vin blanc.

L'arsenic, le cacodylate de soude et les différents sels arsénicaux exercent une action réelle sur l'émaciation. L'emploi de ces médicaments, difficiles à manier, exige la surveillance continuelle du médecin. Dans la grande majorité des cas, il sera préférable de les administrer sous forme d'injections souscutanées.

Voici toutefois une excellente formule de pilules ayant l'avantage d'exciter l'appétit et de lutter contre la maigreur :

N° 13. — **Pilules contre la Maigreur** (MESTADIER) :

Cacodylate de soude.................. o gr. o2
Poudre de noix vomique............. o gr. o2
Glycérophosphate de chaux........... o gr. 10
Extrait de Kola.................... o gr. 10

Dose pour une pilule. En prendre une avant le repas du midi et une avant le repas du soir.

Si l'on préfère les cachets, on peut formuler ainsi :

N° 14. — **Cachets contre la Maigreur** (MESTADIER) :

Thiocol .... o gr. 30
Cacodylate de soude................. o gr. 02
Poudre de noix vomique............. o gr. 02
Phosph. de chaux................... o gr. 20

Même manière et même dose que pour les pilules précédentes.

Il ne faut pas croire que ces médicaments suffisent à eux seuls pour lutter contre la maigreur. Il est indispensable de leur adjoindre un régime alimentaire spécial et nous indiquons ici celui que nous préconisons d'habitude et qui nous semble donner les meilleurs résultats.

Premier repas. — A 8 heures du matin : 250 gr. de cacao à l'avoine avec pain, biscuits ou mieux de cacao de bananes.

Deuxième repas, à 10 heures, composé d'un œuf peu cuit, d'une tranche de jambon sur tartine de beurre, tasse de bouillon, bananes cuites ou crues.

A midi, *troisième repas,* composé de : soupe à l'avoine, au riz, à l'orge ; viande rôtie avec sauce, légumes, féculents, couscoussou, bananes ; plat sucré, riz, confitures. Bière épaisse, Après ce repas, un verre de vin blanc renfermant une cuillerée à bouche de glycérine.

A 4 heures, cacao à l'avoine ou chocolat.

A 7 heures du soir, soupe à l'avoine avec jaune d'œuf, viande avec pâtes alimentaires, desserts sucrés. Bière épaisse. Bananes.

En se couchant, un verre de lait.

A première vue, le traitement de la maigreur semble facile à suivre et d'une efficacité certaine. Pour-

quoi cependant, cette cure échoue-t-elle dans quelques cas ? C'est que le traitement n'atteint pas toujours la cause réelle du mal qui semble être, dans
la maigreur constitutionnelle au moins, la suracti-
vité fonctionnelle du système nerveux. En plus du
régime spécial, il faut donc forcer le système nerveux au repos par le séjour prolongé au lit, les
bains tièdes quotidiens d'une demi-heure de durée ;
éviter toute cause d'excitation nerveuse et vivre dans
une hygiène rationnelle.

A ces conditions, l'émaciation la plus invétérée,
de cause constitutionnelle, finira par disparaître pour
donner place à un état d'embonpoint du plus gracieux effet.

Je ne puis quitter ce sujet, sans parler d'un moyen
de remplissage sous-cutané préconisé contre la maigreur partielle, mais dont la réussite est subordon-
née à l'habileté et à la conscience de l'opérateur. Il
s'agit des injections de graisse, vaseline et paraffine
stérilisées.

L'idée de combler, par une substance artificielle,
les dépressions causées par la maigreur et la fonte
du tissu adipeux devait, semble-t-il, attirer la faveur
du corps médical. Et pourtant, très peu de nos confrères, ont porté leurs efforts vers cette méthode
esthétique. Il est vrai que le médecin semble indifférent à tout ce qui touche la beauté féminine, ne
se rendant pas compte que la thérapeutique doit
aussi bien s'adresser aux déformations physiques
apparentes qu'aux affections internes.

Aussi voyons-nous des femmes, en quête d'un

conseil, se précipiter dans les établissements de beauté, pour chercher le remède à leurs petites misères et essayer, sans succès, les applications les plus étranges.

C'est donc, pour combler la lacune creusée par l'indifférence de mes confrères et le silence des livres de médecine, que je soumets ici à mes lectrices, en toute sincérité, mon appréciation sur la question controversée des injections de graisse et de vaseline stérilisées.

Certains professeurs de beauté promettent monts et merveilles de cette méthode ; il est bon que mes lectrices sachent exactement à quoi s'en tenir sur la valeur de ce procédé esthétique, fort à la mode en ce moment.

Quatre substances ont été, tour à tour préconisées comme mastic artificiel, dans le but de remédier aux rides, aux cicatrices, aux déformations apparentes du nez, du visage, des épaules et de la poitrine.

La gélose, la graisse stérilisée, la vaseline et la paraffine ont eu chacune leurs partisans ; mais de nos jours, les deux derniers produits restent seuls utilisés.

Je ne m'arrêterai pas, en effet, à discuter sur la valeur des injections de graisse stérilisée, bien que certains médecins osent encore, malgré ses inconvénients, se servir de ce produit difficile à stériliser et à injecter.

La vaseline et la paraffine restent, à mon avis, les seuls produits dignes d'attirer l'attention et je vais essayer de décrire, aussi clairement que possible, cette méthode de prothèse compliquée, qu'on ne trouve divulguée de façon explicite que dans un livre du Dr Lagarde. — Je le résume ici.

Ce fut le professeur Gernusy, de Vienne, qui, le premier, eut l'idée d'injecter sous la peau, une substance inaltérable, dans le but de faire disparaître les déformations et dépressions de la peau laissées par la maigreur, les rides, les cicatrices, les malformations congénitales ou acquises.

Il se servit à cet effet de vaseline blanche stérilisée, corps inerte, possédant la propriété de demeurer intact, à l'endroit où il a été introduit. Ce produit, très facile à liquéfier par la chaleur, se solidifie de lui-même par simple refroidissement.

Pendant plusieurs années, encouragé par les résultats obtenus, on se servit, à tort et à travers, de vaseline, et bientôt quelques accidents vinrent refrêner l'enthousiasme du début.

La vaseline, en effet, inoffensive par elle-même, détermine, dans certains cas, des embolies immédiates ou tardives. Elle peut se désagréger, se morceller dans les tissus et quelques-unes de ses parcelles, entraînées dans le torrent circulatoire, peuvent venir obstruer la lumière d'un vaisseau et occasionner une embolie mortelle.

Ce danger signalé par plusieurs auteurs, est excessivement rare ; mais d'autres inconvénients peuvent, dans un avenir plus ou moins proche, détruire le bénéfice de la prothèse.

Au bout d'un certain temps, sous l'influence de la température du corps humain, 37°, qui avoisine celle du point de fusion, 38°, de la vaseline injectée, celle-ci se diffuse à distance. Quelquefois même elle se résorbe sur place ; cette infiltration détruit en quelques mois l'avantage de l'injection.

La dépression, la ride, la difformité n'étant plus soutenues par la couche solide de la vaseline, s'affaissent et reparaissent aussi visibles que par le passé.

Dans les endroits où la contraction musculaire est très accusée, où les tissus sont lâches, cette émigration est assez rapide ; les mouvements des muscles favorisant le tassement, l'étalement de la vaseline injectée ; de sorte qu'après une injection de vaseline, on ne peut jamais certifier, d'une façon absolue, que les résultats obtenus seront définitivement acquis.

Pour toutes ces raisons, j'ai toujours rejeté, dans ma pratique, l'emploi de la vaseline et lui ai préféré l'usage de la paraffine. La plupart des auteurs qui s'occupent spécialement de prothèse esthétique, semblent partager ma manière de voir.

La paraffine, extraite des huiles lourdes de pétrole, a les mêmes origines et les mêmes propriétés que la vaseline. Mais elle possède, sur cette dernière, l'immense avantage de se solidifier instantanément et d'une façon complète.

Ne pouvant se désagréger, ni se ramollir à une température inférieure à 50 degrés, la paraffine ne peut, sous l'influence de la température du corps humain, 37 degrés, émigrer, ni s'étaler. Elle forme corps avec le milieu dans lequel on l'a injectée, et conserve indéfiniment la forme que l'opérateur lui a modelée. Elle ne peut donc occasionner d'embolie, et nous permet de garantir les bons résultats, immédiats et futurs, de l'injection.

C'est donc, à mon avis, le meilleur produit que nous ayons en notre possession, pour la prothèse moderne.

Quelle que soit la paraffine employée, celle-ci sera stérilisée d'une façon rigoureuse à l'autoclave, puis placée dans une seringue spéciale, munie d'une aiguille en platine irridié.

Pour être facilement injectable, la paraffine doit être rendue fluide par une chaleur modérée. On ne doit pas dépasser la température de 55 degrés, qui pourrait déterminer des brûlures. Au-dessous de 50 degrés, l'injection est impossible. — Nous verrons, néanmoins, que par compression, on peut utiliser une paraffine froide qui met à l'abri de toutes ces complications.

Une fois la paraffine liquéfiée, on s'empresse de l'injecter sous la peau, dans le tissu cellulaire sous-cutané.

L'opérateur forme, entre les doigts de sa main gauche, un pli de la peau distendant la région qu'il veut soulever. Au fur et à mesure que la substance pénètre sous les tissus, il la dirige, en quelque sorte, avec ses doigts, la modèle et l'empêche de se propager en dehors des limites convenables. Ce modelage est complété par une légère pression, une fois que l'injection est terminée, et un pansement humide en calme l'inflammation.

L'injection est peu douloureuse. Certaines personnes ne ressentent pas plus de sensation que celle qu'on éprouve à la suite d'une simple piqûre d'aiguille. L'anesthésie locale à la cocaïne peut, du reste, être exécutée sans inconvénients.

J'ai dit précédemment que la quantité de substance à injecter devait être très minime. Une goutte, deux gouttes, suffisent pour les rides peu accentuées et toujours, la quantité de paraffine sera inférieure au volume que l'on veut obtenir. Il est préférable de faire une seconde injection, plutôt que de s'exposer à dépasser, par une forte dose, le degré de restauration cherchée.

Le corps fusible ainsi injecté tend à se répandre dans les interstices aponévrotiques ; il remplace en quelque sorte la graisse absente, et comble, comme par enchantement, les dépressions inesthétiques du visage et du corps.

Comme tel, il est indiqué, ainsi que nous le verrons plus loin, dans le traitement des rides, des cicatrices, des salières, des déformations du visage, du nez, du corps entier.

Mais je condamne absolument, les injections de vaseline et paraffine faites dans le but de restaurer la région mammaire. Dans cette partie du corps, elles peuvent être dangereuses et donner lieu à des abcès, fistules, inflammations du plus vilain effet. La glande mammaire ne supporte aucun corps étranger, quelque stérilisé qu'il soit et réagit d'une façon violente.

Je ne comprends donc pas que certains spécialistes osent injecter de fortes doses de graisse, vaseline ou paraffine dans un organe aussi délicat. Pour ma part, j'ai toujours refusé de le faire, car j'estime que les avantages obtenus ne compensent pas les risques courus. D'ailleurs, si les seins sont flétris ou atrophiés, ce ne sont pas les quelques seringues de substance étrangère qu'on pourra leur injecter qui leur redonneront la tonicité et la fermeté idéales ! L'électricité faradique agira plus activement.

Depuis quelques années, j'ai cru devoir adopter la méthode de Lagarde concernant les injections de paraffine, faites à froid et sous pression. La technique est absolument la même que celle signalée plus haut, mais le grand avantage de cette prothèse à froid est de faciliter l'opération et d'éviter toute cause d'insuccès ou d'accidents.

Dans la prothèse à chaud, une minute de retard dans l'opération peut compromettre le succès de l'intervention. La paraffine insuffisamment chaude se solidifie très rapidement et souvent ne peut s'écouler par l'aiguille. Trop chauffée, elle risque de brûler les tissus et de glisser sous les doigts compressifs de l'opérateur.

Avec la paraffine employée à froid et ramollie sous pression mécanique, aucun de ces inconvénients n'est à redouter et sans se presser, on peut injecter, goutte à goutte, la substance, tout en la modelant à son gré. Un jet froid de chlorure d'éthyle solidifie la paraffine, momentanément ramollie, par la compression.

Cette ingénieuse méthode de Lagarde transforme cette opération délicate et difficile en une intervention simple et m'a donné en maintes circonstances d'heureux ésultats.

CHAPITRE III

Le moyen de grandir

Peut-on augmenter la hauteur de la taille humaine. — Appareil utilisé pour l'allongement possible de la grandeur du corps. — Mode d'utilisation de l'appareil. — Rôle adjuvant de l'électricité. — Action des phosphates sur l'ossification du squelette. — Phosphates extraits des céréales. — Poudre reconstituante énergique pour l'ossification.

Est-il possible d'augmenter la hauteur de la taille humaine ?

Si l'on en jugeait par les promesses de certaine publicité commerciale, on pourrait, grâce à l'achat d'un appareil breveté, obtenir un allongement facile et durable de la grandeur du corps. Des personnes, âgées de plus de 30 ans, obtiendraient ainsi une augmentation de 5, 6 et 10 centimètres de hauteur !...

Sans épouser les théories plus ou moins fantaisistes émises par les propagateurs de ces appareils miraculeux, j'estime qu'il est possible d'activer la croissance du squelette par des exercices physiques appropriés.

On sait que la station verticale diminue sensiblement la hauteur de la taille. Le poids de la tête, les efforts des muscles et surtout la position défectueuse prise par certaines personnes rapetissent le corps ;

de plus, dans la station debout, la tête du fémur s'enfonce d'environ 1 centimètre dans la cavité articulaire. Ce qui explique la vérité de cet axiome populaire, « l'homme est plus grand le matin à son réveil que le soir en se couchant ».

L'homme debout ne donne donc pas le maximum de sa taille, car ses vertèbres sont tassées les unes sur les autres, les cartilages intervertébraux aplatis, les muscles affaissés.

Si maintenant, nous faisons une part très large et très méritée aux mauvaises attitudes prises, dans la journée, par les adolescents et les adultes, attitudes qui diminuent la taille de façon sensible, nous comprendrons très bien qu'en corrigeant ces attitudes vicieuses, en fortifiant les muscles dorsaux et le squelette, nous obtiendrons un redressement de la colonne vertébrale et, par là même, une augmentation appréciable de la longueur du corps.

Chez les enfants, chez les adolescents, où les os sont en pleine croissance et chez lesquels l'ossification n'est pas terminée, il est très légitime d'affirmer qu'on peut activer la croissance en aidant en quelque sorte la nature et en fortifiant par surcroît.

Combien de fois n'avons-nous pas vu des enfants, normalement constitués, et qui présentaient, tout d'abord, une taille proportionnée à leur âge, rester stationnaires et grandir insuffisamment !... Alors qu'ils promettaient d'être grands, leur croissance, sans cause appréciable, s'arrête brusquement et reste au-dessous de la normale !

C'est ce que les parents n'ont pas assez surveillé, à cette époque, la progression de leur développement physique, négligeant, comme tous les français, les exercices, la gymnastique et la vie en plein air, indispensables au développement de tout être humain.

Voyez comme les pays qui font entrer en ligne de compte, dans l'éducation de leurs nationaux, les exercices physiques, ont augmenté la moyenne de la taille ! En France, au contraire, celle-ci subit une régression marquée. Le français est petit, par sa faute et par ignorance des principes qui président à l'évolution du corps humain.

Tant que le squelette n'est pas complètement ossifié, c'est-à-dire jusqu'à 26 ou 28 ans, il est possible d'activer la croissance de la taille, à l'aide d'exercices et médication appropriés.

On voit, dans tous les traités d'éducation physique, des figures représentant les mouvements de gymnastique propres à faciliter la beauté du corps humain. Ces exercices, très bons par eux-mêmes, sont insuffisants et, pour ma part, je recommande vivement un double procédé rationnel, consistant dans la traction du rachis et dans l'électrisation des muscles dorso-lombaires.

Tout le monde sait qu'il existe dans les hôpitaux, un appareil d'extension pour le redressement des déviations de la colonne vertébrale, appelé : appareil de Sayre.

Avec cet appareil, on peut corriger les courbures anormales des vertèbres, combattre la scoliose, la voussure du dos et redresser, en un mot, un rachis déformé.

L'appareil que j'utilise pour l'agrandissement de

la taille est basé sur le même principe ; il en diffère par quelques détails d'importance pratique, destinés à le rendre maniable à une seule personne et permet de faire, sans dangers, l'allongement vertébral progressif et nécessaire au développement de la colonne vertébrale.

Il n'a pas la prétention, comme les appareils prônés dans les journaux, de faire grandir en quelques jours, de quinze centimètres la taille d'une personne de 40 ans, mais il aura l'inappréciable avantage de favoriser la croissance de tous les sujets dont l'ossification n'est pas terminée.

Il se compose d'un double collier en cuir garni de tissus épais, s'attachant, d'une part sous la nuque et d'autre part sous la mâchoire inférieure. Les deux branches de ce collier sont reliées à deux cordes de traction passant dans des poulies fixées au plafond d'une chambre ou au chambranle d'une porte.

De ses deux mains restées libres, le patient fait lui-même sa traction en tirant sur ces cordes. La tête entraînée par la poulie et le poids du corps faisant contre-extension, la colonne vertébrale est allongée progressivement jusqu'au maximum possible.

Il n'existe aucun danger, aucune douleur à redouter. Ne voyons-nous pas tous les jours des acrobates, suspendus par la bouche ou la tête, supporter, à leurs pieds, le poids formidable de plusieurs personnes, et ne voyons-nous pas, dans les hôpitaux, les enfants, atteints de déviation de la colonne vertébrale, être suspendus et même tirés dans une position encore plus critique !

D'ailleurs, c'est le patient lui-même qui fait son

allongement vertébral, il peut donc s'arrêter quand il veut et à condition qu'il exerce sa méthode doucement, sans secousses, il en tirera un bénéfice considérable.

Il n'y a plus de raison pour que les parents restent impassibles et indifférents devant la croissance insuffisante de leurs enfants, puisque l'appareil de Sayre permet d'activer le développement physique de l'adolescent et d'augmenter sa stature.

Ce n'est donc pas un procédé empirique que je préconise à mes lectrices, mais bien une méthode rationnelle, basée sur des considérations anatomiques et physiologiques très précises et dont j'ai pu, maintes fois, constater les heureux résultats.

Une objection peut m'être faite. Cette extension de la colonne vertébrale ne peut-elle amener quelque trouble ou lésion de la moelle épinière ? Mes lectrices seront rassurées sur ce point, lorsqu'elles apprendront que l'élongation de la moelle (et je ne vais pas jusque-là) est une méthode préconisée par les médecins neurologistes renommés contre toutes les affections nerveuses. Loin de les faire naître, l'extension les combat.

Les exercices de traction de la colonne vertébrale devront être faits, chaque jour, pendant plusieurs mois et l'allongement naturel de la taille aidé par l'électrisation faradique des muscles dorso-lombaires.

Cette électrisation est le complément indispensable du redressement de la colonne vertébrale. On ne pourrait songer à fortifier l'ossature, sans fortifier en même temps les muscles redresseurs de cette ossature et l'on sait quelle force, quelle vigueur et quelle vitalité, l'électricité faradique donne aux muscles de l'organisme.

On promènera donc, après chaque exercice de traction, le rouleau faradique tout le long des masses musculaires dorso-lombaires, et on réglera le courant, de façon à obtenir une vibration visible des muscles électrisés.

Ce traitement ne demande, en aucune façon, l'intervention du médecin. Chacun peut le pratiquer soi-même, puisque l'électricité faradique employée ne peut occasionner ni brûlure ni dangers d'aucune sorte. (Pour le maniement et le fonctionnement des appareils faradiques, voir plus loin le chapitre consacré à l'électricité.)

Dans bien des cas, surtout si l'examen aux Rayons X démontre une décalcification des os, c'est-à-dire une moindre quantité de phosphate de chaux dans leur composition, il sera utile de remédier à cette pauvreté organique, en faisant absorber des sels calcaires. Pour ma part, j'estime que les phosphates médicamenteux n'exercent qu'une action très restreinte sur la calcification des os. Ces phosphates, en effet, sont très peu assimilables et seuls le chlorhydro-phosphate ou le lacto-phosphate auront une influence utile.

Je préfère recommander les sels minéraux extraits de céréales. Le blé, l'orge, l'avoine, le maïs, le seigle renferment une assez grande quantité de phosphates solubles, qu'on utilise de la façon suivante :

Deux cuillerées de chacune des céréales précédentes seront mises à bouillir pendant trois heures consécutives avec quatre litres d'eau. Au bout de ce temps, ce liquide jaunâtre sera passé au filtre fin et, s'il y a lieu, on remplacera l'eau évaporée par de l'eau ordinaire, de façon à obtenir, en fin de compte, un litre d'extrait. Cet extrait, qui sera bu froid, pourra être aromatisé par des légumes au goût du sujet.

On peut aussi faire une mention spéciale en faveur du fluorure de calcium dont l'action reconstituante a été mise récemment en valeur.

Le fluorure de calcium, en effet, existe dans l'os humain ; il constitue le ciment qui soude le carbonate de chaux, les phosphates de chaux et de magnésie dont le squelette est formé et il contribue à donner aux os une solidité réelle. On peut prendre, à la dose d'une cuillerée à café par jour, en deux fois, au commencement du repas, la poudre suivante :

N° 15. — **Poudre reconstituante pour l'Ossification** (BRISSEMORET) :

Fluorure de calcium...............	o gr. 075
Phosphate de potasse.............	3 gr.
— de soude.................	5 gr.
— de magnésie............	10 gr.
— bicalcique	10 gr.
Citrate de soude..................	15 gr.
Lactose q. s. pour.................	100 gr.

Tous les exercices corporels ou les exercices de gymnastique propres à fortifier, tels que l'escrime, le canotage, les haltères, les anneaux, les mouvements de flexion et d'extension du corps, des bras, des jambes, apporteront une aide utile au traitement méthodique que je viens d'indiquer.

CHAPITRE IV

Hygiène de la peau

Lotions et bains. — Leur nécessité. — Action des bains. — Hygiène intime. — Formules des divers bains. — Bain alcalin parfumé : au sel de Vichy, sulfureux, de Barèges, de mer artificiel, sinapisé, à la gélatine, de la Bourboule, de Plombières, de Pennès, d'amidon, de son, de tilleul, de Néris, aromatique, fortifiant, pour raffermir les tissus, pour la beauté de la peau. — Bains de mer. — Bains de rivière. — Bains de vapeur. — Bains de lumière électrique. — Avantages des bains de lumière. — Tub et douches. — Douches : chaude, froide, alternative, écossaise, en jet, en pluie, en colonne, en cercle. — Massage. — Avantages du massage. — Différents genres de massage. Rôle de chacun d'eux. — Massage vibratoire. — Electricité. — Courants continus. — Courants faradiques. — Utilisation des appareils électriques. — Culture physique. — Règlement journalier.

La peau est le miroir de la santé. C'est un organe qui nécessite des soins incessants et qu'une hygiène sévère maintient dans un état de fraîcheur parfaite.

La transpiration, les sécrétions permanentes de l'épiderme, les souillures extérieures agissent sur la peau d'une manière nocive et les soins de propreté seuls, peuvent la préserver des affections qui ne tarderaient pas à s'y développer.

Il me semble superflu d'insister sur les effets bienfaisants de l'eau, prise en ablutions et en bains. On doit se laver deux fois par jour, au minimum, non pas en se contentant de tremper l'extrémité d'une serviette dans une faible quantité d'eau, pour se frotter timidement le visage, mais en pratiquant une ablution sérieuse de toutes les parties exposées à l'air. Pour cet usage, l'eau la meilleure est l'eau de pluie ou de citerne.

Un grand bain, pris une ou deux fois par semaine, pourra suffire à entraîner les impuretés déposées sur toute la surface du corps, mais encore faut-il, dans ce cas, que le bain soit tiède. L'eau froide ne nettoie pas efficacement, à moins d'être accompagnée de lotions savonneuses. Le savon, du reste, est l'auxiliaire indispensable à la toilette du corps. Il émulsionne les parties grasses déposées sur la peau par la matière sébacée, mais doit être choisi de bonne qualité.

Les bains peuvent être pris à l'eau ordinaire. Quelquefois on ajoute à l'eau du bain, du son, de l'amidon, de la gélatine, du soufre, etc., etc. ; nous en verrons plus loin les indications et l'utilité.

Mentionnons l'usage prétentieux et parfaitement inutile des bains de lait, de vin rouge, de champagne, de fraise, de framboise, mis en pratique par quelques courtisanes célèbres, avides de réclame ou d'extravagance.

Au point de vue qui nous occupe, je suis assez partisan des bains aromatiques, et recommande à mes lectrices, l'usage de benjoin, d'eau de Cologne, d'essence de lavande, d'essences odorantes diverses dans l'eau de leurs bains.

Ces bains tonifient, raffermissent la peau et combattent efficacement les sécrétions désagréables des glandes sudoripares et sébacées. Ils calment l'excitation nerveuse, la fatigue physique et prédisposent au sommeil.

Pour être tonique, le bain ne doit pas être trop long, ni trop chaud. La chaleur dilate les pores de la peau, alourdit le derme et c'est pour cette raison que j'interdis les bains de vapeur aux obèses, dont les tissus sont déjà trop relâchés, pour leur recommander les bains de lumière, suivis de douche froide.

Le bain doit être pris à une température variant entre 25 et 30 degrés centigrades, trois heures au moins après le repas, pour éviter la congestion et les troubles digestifs.

Cependant, il n'y a aucun inconvénient, une fois dans l'eau, à absorber quelques aliments légers.

Pour la toilette intime, les jeunes filles se contenteront de lotions tièdes à l'eau de feuilles de noyer ; les jeunes femmes prendront, tous les jours, une simple injection d'eau bouillie, chaude, additionnée de quelques gouttes de teinture de benjoin. Une ou deux fois par semaine, elles ajouteront à l'eau de leur injection une cuillerée à bouche de formol du commerce par quantité de deux litres d'eau.

Ce dernier moyen est le plus efficace de tous pour faire disparaître les flueurs blanches, supprimer toute odeur et resserrer les tissus intimes ; il laisse bien loin derrière lui le permanganate qui tache et le sublimé qui corrode et brûle les tissus.

Jusqu'à la quarantaine, la peau, en général, garde sa tonicité et cette fermeté résistante qui en fait tout le charme.

Le derme soutenu par l'élasticité des tissus et la légère couche de graisse qui le double, présente une surface lisse et polie.

Mais, plus tard, sous l'influence de causes variables, telles que les fatigues, les veilles, les maladies, les soucis et les mauvais produits de beauté, l'élasticité de la peau tend à disparaître ; la graisse sous-jacente se dissout en partie, et le tégument, trop large pour les tissus qu'il recouvre, se plisse, se ride à la façon d'un fruit longtemps conservé.

Cette altération se rencontre surtout au visage, autour des yeux, au cou ; elle frappe inexorablement tout le monde, tôt ou tard, principalement les lymphatiques et je ne sais rien de plus lamentable à voir que ce ramollissement des tissus, signe précurseur de l'âge mûr.

On ne peut songer, hélas ! à arrêter la marche funeste du temps ; les années sont là, inévitables, qui marquent sur nos tempes, sur nos cheveux et sur tous nos tissus, la trace de leur passage ! Il faut, quoiqu'on fasse, se résoudre à vieillir, mais, du moins, que ce soit le plus tard possible !...

Retarder la vieillesse, retarder la déchéance des téguments, n'est-ce pas là le souci de toute femme avide de plaire ?...

Ce n'est pas au moment où nos chairs commenceront à perdre leur tonicité et que nos seins descendront lamentablement sur notre poitrine qu'il sera temps de remédier à cette désorganisation vitale.

Rien n'y fera, et on regrettera de n'avoir pas su mettre en pratique, en temps voulu, les moyens si simples de conserver à nos tissus leur fermeté première.

Pourquoi certaines femmes gardent-elles, jusqu'à un âge avancé, une apparence de jeunesse idéale ?.. Pourquoi leurs seins conservent-ils une fermeté relative et leur visage une surface exempte de rides ?...

Par la pratique de l'eau froide, tout simplement.

Je n'ai pas à proclamer ici les vertus magiques de l'eau froide, en ablutions et en bains. Chacun sait que l'hydrothérapie agit sur les fibres du derme d'une façon tonique et bienfaisante. Elle resserre les tissus, active leur circulation et renforce leur énergie vitale.

Dès l'adolescence, la jeune fille s'habituera donc à l'usage de l'eau froide, en ablutions. Chaque matin, elle inondera sa poitrine d'une cascade d'eau froide. A l'aide d'une grosse éponge, exprimée fortement au-dessus des épaules, elle fera ruisseler à plusieurs reprises sur tout son corps, le bienfaisant contact de l'eau. Puis, elle se frictionnera avec un linge rude ou mieux avec un gant de crin.

On s'habitue très vite à l'impression de l'eau froide, la réaction se fait bien, lorsqu'on est jeune, grâce à la friction consécutive et seul, le moment de l'indisposition périodique doit en suspendre l'emploi.

Ce moyen, si simple et si efficace, sera étendu au visage ; l'eau froide préserve des rides, raffermit les tissus et empêche leur déchéance.

Mais les ablutions des seins, du visage et du corps

entier doivent être continuées longtemps, elles doivent faire partie des soins journaliers au même titre que le lavage quotidien que nous pratiquons, hélas, si superficiellement.

Le bain ne remplace pas l'ablution et l'idéal serait d'employer, pour tonifier les tissus, la douche en arrosoir. Il existe de petits appareils s'adaptant à tous les robinets et permettant de faire, très facilement, cette hydrothérapie partielle.

Ce sont-là, bien entendu, des moyens préventifs qui ne pourraient suffire à rendre aux organes, depuis longtemps déchus, leur vitalité première.

Et lorsque le ramollissement de la peau est accentué, on doit s'adresser à des procédés plus actifs et plus compliqués.

Pour remédier à la déchéance des téguments, on utilisera les ablutions d'eau froide, telles que je viens de l'exposer. Ces ablutions seront suivies d'application externe d'une solution astringente et tonique, qui viendra resserrer les fibres musculaires lisses du derme.

Je ne connais rien de meilleur, à ce sujet, que la lotion n° 11, dont les vertus astringentes sont bien connues.

Cette solution sera versée sur une compresse de toile fine et appliquée, pendant vingt minutes de suite et chaque jour, sur les tissus.

Lorsque le derme a perdu toute son élasticité et qu'on ne peut espérer réveiller, par de simples lotions, sa contraction musculaire, on ne devra pas hésiter à recourir à l'action efficace des courants faradiques.

Il s'agit, en effet, de lutter contre une véritable paralysie des téguments et de leur restituer leur fermeté, ou du moins, une partie de leur fermeté.

Et quel autre moyen procurera mieux le résultat désiré, que l'électricité, suprême ressource de toutes les paralysies musculaires ?

Je conseille donc de promener chaque matin, sur toutes les parties accessibles du corps et principalement sur les tempes, le front, les joues, le cou, la poitrine, le ventre, un petit rouleau métallique relié à l'une des bornes d'un appareil faradique. Ce rouleau sera promené lentement, plusieurs fois de suite sur la peau, en s'arrêtant un peu aux endroits où la déchéance tégumentaire semble apparaître davantage et le courant sera réglé de telle sorte qu'il fasse apparaître des contractions très légères des parties électrisées.

Je donne plus loin la façon explicite de pratiquer l'électricité et prie mes lectrices désireuses de plus amples renseignements de vouloir bien s'y reporter.

Voici maintenant la formule des bains les plus habituellement employés et la proportion des substances incorporées pour environ 300 litres d'eau :

N° 16. — Bain alcalin parfumé.

Son ordinaire	15 gr.
Sous-carbonate de soude	250 gr.
Essence de lavande	2 gr.

N° 17. — **Bain sulfureux.**

> Trisulfure de potassium.................. 75 gr.

Faire dissoudre à part dans un litre d'eau chaude et verser dans l'eau du bain.

On pourra parfumer ce bain soit avec 0 gr. 50 d'essence de verveine, soit avec 1 gr. de Terpinéol.

Se servir d'une baignoire en bois, en zinc ou en fonte émaillée. On peut ajouter à ce bain 500 grammes de gélatine dissoute à part pour calmer l'irritation du soufre.

N° 18. — **Bain de Barèges :**

> Monosulfure de soude cristallisé........ 60 gr.
> Chlorure de sodium cristallisé.......... 60 gr.
> Carbonate de soude desséché............ 30 gr.

Dissoudre dans un litre d'eau. Se servir de baignoire en bois, en zinc ou en fonte émaillée.

N° 19. — **Bain de mer artificiel :**

> Sel marin........................... 3 kilogr.
> Sulfate de soude.................... 1 kilogr.

N° 20. — **Bain sinapisé :**

> Poudre de moutarde................. 1 kilogr.

Enfermer la moutarde dans un linge fin.

N° 21. — **Bain calmant à la gélatine :**

> Colle de Flandre.................... 500 gr.

A dissoudre dans un peu d'eau très chaude qu'on ajoute ensuite à l'eau du bain.

N° 22. — **Bain de la Bourboule** :

Carbonate de soude...................... 200 gr.
Arséniate de soude...................... 5 gr.

———

N° 23. — **Bain de Plombières** :

Carbonate de soude...................... 100 gr.
Sel marin.............................. 20 gr.
Sulfate de soude....................... 60 gr.
Gélatine .... 100 gr.
Bicarbonate de soude................... 20 gr.

———

N° 24. — **Bain de Pennès** :

Carbonate de soude..................... 250 gr.
Phosphate de soude..................... 10 gr.
Sulfate de soude....................... 5 gr.
Borate de soude........................ 5 gr.
Chlorure de sodium..................... 50 gr.
Iodure de potassium.................... 1 gr.
Sulfate de fer......................... 1 gr.
Huile volatile de romarin.............. 10 gr.
—   de lavande.............. 5 gr.
—   de thym................. 10 gr.

———

N° 25. — **Bain d'Amidon** :

Amidon .... 200 gr.

———

N° 26. — **Bain de Son** :

Son .... 1 kilogr.

———

N° 27. — **Bain de Tilleul** :

Tilleul .... 1 kilogr.

4

N° 28. — Bain de Néris :

Sulfate de soude...................... 25 gr.
Chlorure de sodium................... 25 gr.
Bicarb. de soude..................... 150 gr.

N° 29. — Bain Aromatique :

Espèces aromatiques................. 500 gr.

Infusez dans 10 litres d'eau bouillante pendant une demi-heure et mêlez à l'eau du bain. Les plantes aromatiques mélangées à employer sont le thym, le tilleul, la sauge, la menthe, le romarin, la lavande.

N° 30. — Bain Fortifiant :

Sulfate de potasse...................... 50 gr.
Sous-carbonate de soude.............. 100 gr.
Gélatine .... 50 gr.

N° 31. — Bain pour raffermir les tissus :

Vinaigre .... 250 gr.
Teinture de benjoin.................. 250 gr.
Eau de roses.......................—250 gr.

N° 32. — Bain pour la beauté de la peau :

Gélatine .... 500 gr.
Amidon .... 500 gr.
Eau de roses...................... 1 litre
Teinture d'opoponax.................. 50 gr.
    —   de benjoin.................. 50 gr.
Eau-de-vie de lavande.............. 25 gr.

Le *bain de mer*, surtout le bain de lame, détermine une réaction salutaire de l'état général. Il active la circulation périphérique, relève les forces, excite l'appétit. Mais il n'est bon qu'à la condition d'être pris selon certaines indications et certaines règles, d'importance hygiénique capitale.

C'est ainsi qu'on ne devra jamais se baigner dès les premiers jours de l'arrivée. Il est nécessaire d'habituer préalablement l'organisme à ce nouveau milieu et deux ou trois jours sont indispensables. L'oubli de cette précaution entraîne chez certaines personnes des phénomènes d'intolérance bien connus ; tels que l'excitation nerveuse, l'insomnie, la congestion de la gorge et des troubles digestifs.

Bien que la température de l'eau de mer soit assez constante et varie l'été entre 15 et 20 degrés, elle peut à l'heure de la marée montante, sur un sable chauffé par le soleil, atteindre 25 degrés. Le bain à la marée montante est donc de beaucoup préférable.

De plus, on a remarqué que la réaction se faisait mieux quelques heures après un léger repas qu'après un repas trop copieux. C'est donc 2 à 3 heures après le petit déjeûner du matin, de 10 à 11 heures, qu'on se trouvera dans les meilleures conditions requises pour le bain.

Rentrez dans le flot en vous y plongeant brusquement et complètement. Rien n'est plus pénible et plus malsain que de s'avancer pas à pas dans l'eau, avec hésitation, et de rester ainsi plusieurs minutes à grelotter, sans oser se baisser. L'eau en montant ainsi lentement, cause une sensation d'angoisse désagréable et peut amener la congestion de la partie supérieure du corps.

Les premiers bains doivent être les plus courts et ne doivent jamais dépasser un quart d'heure de durée. Trois à cinq minutes suffiront pour les sujets faibles ou nerveux. Au bout de ce temps survient un frisson, la peau devient exsangue et la réaction est compromise.

La sortie du bain de mer sera rapide. Une friction générale, un bain de pied chaud et quelques exercices physiques favoriseront la réaction.

Est-il nécessaire de se mouiller la tête en prenant des bains de mer ? Je ne le crois pas ou du moins j'engage mes lectrices à mouiller simplement leur front et à garantir leurs cheveux d'une façon parfaite contre l'humidité si préjudiciable à la chevelure. Un bonnet imperméable en caoutchouc remplira parfaitement ce but.

D'ailleurs, les femmes soucieuses de leur beauté, ne doivent faire qu'un usage très restreint des bains de mer qui ont l'inconvénient de donner à la peau et à l'organisme une excitation trop vive.

Selon la situation de la plage, la température de l'eau, son degré de chloruration, le bain de mer peut être sédatif, stimulant ou excitant.

Le bain sédatif sera pris sur une plage à climat tempéré, à l'heure où la différence de température entre l'air et l'eau est le moins sensible, c'est-à-dire vers onze heures du matin et de préférence à marée montante et calme. Les plages de sable, enclavées entre deux promontoires et sur lesquelles la mer s'étale avec calme et sans grande oscillation, sont préférables pour les personnes nerveuses, ou à température fragile.

Le bain de mer stimulant peut être pris sur toutes les autres plages où la lame est plus forte et la température moins élevée. On cherche, en effet, dans ce cas, une réaction plus accentuée, une excitation plus forte, une eau plus chlorurée. C'est le type des bains de mer pris sur les bords de la Manche où la température et le mouvement des flots viennent réveiller la torpidité d'un organisme inactif.

Les bains froids de rivière pris dans l'eau courante n'ont pas les mêmes inconvénients pour l'épiderme et l'état nerveux. Ils sont toniques et sains à la condition d'être de courte durée. Les mêmes recommandations pour la chevelure, la réaction, les mouvements actifs, sont à observer.

BAINS DE VAPEUR. — Presque exclusivement employé pour combattre les douleurs rhumatismales et l'obésité, le bain de vapeur active les sécrétions de la peau.

Le malade, enfermé dans une caisse ou dans une chambre spéciales, supporte une température qui ne peut dépasser 45 degrés centigrades. L'évaporation de la sueur se faisant difficilement dans un milieu saturé d'humidité, il est prudent, pour éviter des accidents de congestion ou de syncope, de se contenter des effets sudorifiques obtenus par une chaleur inférieure à 45 degrés. Pour ma part, je doute beaucoup des résultats annoncés par les partisans de ces bains de vapeur. La sensation d'angoisse et d'oppression que l'on éprouve en entrant dans l'étuve des bains de vapeur, la congestion qu'ils donnent au visage, le relâchement des fibres musculaires de la peau consécutif à leur emploi répété et par là même leur prédisposition à créer les rides , le danger qu'ils présentent pour les sujets atteints d'affection cardiaque, me font un devoir de déconseiller ces bains dans ma clientèle pour les remplacer par les bains de lumière électrique.

BAINS DE LUMIÈRE. — Les bains de lumière n'ont pas les mêmes inconvénients et leur importance bienfaisante est telle qu'ils méritent d'attirer un instant notre attention.

Dans l'antiquité, déjà on avait remarqué les excellents résultats obtenus par la lumière solaire dans la cure de nombreuses affections rhumatismales ou générales. Les malades étaient exposés tout nus à l'action directe des rayons solaires ou enfouis jusqu'au cou sous une légère couche de sable chauffée par le soleil. Le rhumatisme, l'anémie, le rachitisme et certaines maladies de la peau retiraient un bénéfice certain de ce procédé primitif, encore en usage sur certaines plages de l'Océan et de la Méditerranée.

La difficulté de se transporter en tout temps sur une plage chaude, de régler et d'utiliser tout le calorique des rayons solaires, d'éviter les syncopes consécutives à une exposition trop intense ou trop prolongée, ont engagé les médecins à substituer à la lumière solaire celle qui s'en rapproche le plus, comme composition et comme effets : la lumière électrique.

Dans la caisse à bains de lumière, la sueur vaporisée ne se condense pas sur le corps ; la tête étant à l'air libre, aucune congestion n'est à craindre et les sujets, atteints de maladie de cœur ou d'affection pulmonaire, peuvent, sans aucun danger, se soumettre à l'action bienfaisante des bains électriques.

Ces bains agissent à la fois par leurs radiations lumineuses et leurs radiations caloriques. Les vaisseaux capillaires de la peau se dilatent ; la transpiration s'établit, la pression artérielle diminue, ce qui permet au cœur de se contracter plus facilement, le soulagement des douleurs, par suite de l'action analgésique bien connue de la chaleur et de la lumière, est très marqué, enfin les échanges nutritifs, l'excrétion de l'urée en particulier, sont accélérés.

Ces bains constituent donc une médication sédative et tonique de tout premier ordre. L'obésité, les douleurs rhumatismales, le diabète, la goutte y trouvent un profit considérable et j'ai déjà appelé l'attention de mes lectrices, dans une autre partie de ce livre, sur les merveilleux effets que l'on est en droit d'attendre des bains de lumière dans le traitement de l'obésité. Nous avons déjà vu qu'après un seul bain de lumière à 45 degrés centigrades, le poids du corps pouvait diminuer de 300 à 1000 grammes et cela sans régime spécial et sans débiliter le sujet.

La même température pourra suffire à traiter les maladies dépendant de l'arthritisme, quoique dans ma clientèle j'augmente le bain jusqu'à 60 et 80 degrés, dans certaines manifestations douloureuses du rhumatisme.

Ces bains de lumière offrent, sur les bains de vapeur, l'avantage d'être facilement supportés par les malades les plus craintifs. Aucune congestion, aucun inconvénient à redouter, quel que soit l'état du cœur et des autres organes.

Un appareil à bains de lumière se compose d'une grande caisse polygonale, garnie à l'intérieur d'une quarantaine de lampes électriques. Le sujet est placé à l'intérieur ; seule la tête émerge en dehors, grâce à une ouverture mobile qui vient affleurer le cou. Un thermomètre, placé dans le couvercle, permet au médecin de vérifier, à tout instant, la température interne du bain, température qu'il peut modifier à son gré, en allumant ou en éteignant un certain nombre de lampes.

Cette température monte progressivement et d'une façon pour ainsi dire insensible. Le malade transpire d'une manière profuse, sans aucun malaise, sans éprouver la terrible sensation d'angoisse que donnent les bains de vapeur, et il sort de ce bain, calme, dispos, soulagé en grande partie de ses douleurs, ou ayant perdu, ainsi que nous l'avons vu, une sensible partie de son poids.

Un bain tiède très court, ou une douche tempérée succédant à ces bains feront une réaction salutaire.

Tub et douches. — Le tub, qui n'est qu'une ablution générale, entretient la fermeté des téguments et leur vitalité. Pour qu'il soit salutaire, il est utile de remplir le large bassin où doivent bai-

gner les pieds, d'une petite quantité d'eau tiède ;
puis à l'aide d'une grosse éponge exprimée au-dessus des épaules, de laisser couler, le long de la colonne vertébrale et des seins, une cascade d'eau fraîche. Le tub est suivi d'une bonne friction alcoolique
ou d'un massage judicieux.

La douche est la partie la plus importante de
l'hydrothérapie. On divise les douches selon leur
température : en douche chaude, froide, écossaise,
alternative et d'après les formes du jet. J'en résume
ici rapidement les principales.

Douche chaude. — 30 à 35°, excitante lorsqu'elle
est courte ; sédative lorsqu'elle est prolongée.

Douche froide. — 9° centigrades, tonique et sédative, très courte, de 10 à 30 secondes au maximum. L'eau doit être projetée avec force. C'est par
sa pression et sa température que la douche froide
produit, à la suite, ce sentiment de chaleur et de
bien-être qu'on nomme réaction.

Douche alternative. — Eau chaude puis douche
froide pendant un nombre égal de temps et se répétant trois à quatre fois de suite.

Douche écossaise. — La douche écossaise est une
douche d'eau chaude, de 30° à 40°, suivie immédiatement d'un jet froid très court.

Douche en jet. — Le malade, placé à environ deux
mètres de l'opérateur, reçoit sur le dos, puis sur la
poitrine, les jambes et les pieds, un jet d'eau brisé
avec la main.

Douche en pluie. — La tête couverte d'un bonnet
de caoutchouc, le patient reçoit sur le tronc une

pluie verticale d'eau s'échappant d'une pomme d'arrosoir fixée au-dessus de sa tête.

Douche en colonne. — C'est la douche en pluie, avec une lance à la place de la pomme d'arrosoir précédente.

Douche en cercle. — Le patient entre à l'intérieur d'un cylindre formé par 8 à 10 cerceaux creux superposés horizontalement. Ces cerceaux sont percés de trous. Dès que l'eau circule dans le cylindre, il se produit un véritable tourbillon d'eau.

L'utilité des différentes sortes de douches varie selon le résultat thérapeutique que l'on veut obtenir. La douche froide en jet, à forte pression est, par excellence, une douche tonique, fortifiante. Elle doit être de courte durée.

La douche tiède, d'une durée de deux minutes, convient aux tempéraments délicats ou aux gens craintifs.

La douche chaude, de longue durée, déprime l'organisme ; elle ne doit être que rarement utilisée.

La douche en cercle ou en arrosoir, la douche en pluie, est excitante.

Quelle que soit la variété employée, le malade doit marcher avant la douche, faire des mouvements pendant la douche, s'habiller rapidement et faire, après la douche, un exercice violent pour favoriser la réaction : marche, course, escrime, gymnastique, massage.

MASSAGE. — Le massage est le complément nécessaire du bain et de la douche. Il demande à être pratiqué par une main experte et non par ces entrepreneurs ou professeurs de beauté, ignorants l'anatomie et la physiologie humaine et qui, sous prétexte de masser, frottent à bras raccourcis l'épiderme dans toutes les directions !

A l'aide du massage on peut faire maigrir ou grossir à volonté, réveiller la tonicité d'un organe inerte, exciter la contractilité des muscles paralysés et activer une circulation défectueuse.

Naturellement, les exercices de massage propres à obtenir ces résultats, varieront selon la région du corps soumise au traitement.

Il est bien évident que le massage fait pour obtenir la diminution d'une adiposité locale, ne sera pas exécuté de la même façon que celui qui aura pour but de développer une maigreur trop accentuée. Dans le premier cas, le pétrissage, le malaxage, le massage énergique, obtiendront le résultat rêvé ; le simple effleurage avec légères vibrations, activera au contraire la torpeur physiologique de l'organisme.

De plus, tous les organes ne peuvent être massés de la même façon. Le dos, les reins, le ventre, supportent des massages accentués que les seins, les yeux, la figure ne sauraient subir sans dommage.

Des notions exactes et précises d'anatomie et de physiologie sont indispensables au masseur, qui devra s'efforcer de varier ses exercices, selon le résultat qu'il cherche à obtenir et selon la région qu'il traite.

Je ne puis entrer ici dans tous les détails que comporte cette question. Des livres entiers du reste sont consacrés au massage et il est très difficile d'expliquer, point par point, les exercices de l'effleurage, de la pression, de la friction, du pétrissage, de la percussion et de la vibration. Seule, la pratique journalière permet de donner à la main, l'habileté nécessaire.

Je me contenterai donc d'indiquer très sommairement les principales manœuvres de massage, pour en donner une idée générale à mes lectrices.

La pression est la mise en contact de la surface palmaire de la main ou des doigts avec les tissus. Cette pression s'exerce plus ou moins énergiquement, selon que l'on veut agir sur les parties molles ou atteindre une région profonde. Dans la pression, la main reste donc stationnaire et se contente d'appuyer d'une façon progressive sur les tissus.

L'effleurage, très usité en massage esthétique, consiste à faire glisser la face palmaire des mains ou des doigts à la surface d'une région. La paume de la main et la face palmaire des quatre derniers doigts réunis, doivent venir au contact de cette région d'une façon douce et glisser sur elle à longs traits, en dépassant les limites du mal. Il ne faut pas confondre cette manœuvre avec la friction, car l'effleurage s'adresse aux tissus superficiels, facilite la circulation veineuse périphérique, stimule l'activité de la peau. Elle frôle, pour ainsi dire, la peau sans appuyer.

La friction, au contraire, s'adresse aux couches profondes de la peau, en exerçant sur elles une pression, moyenne ou forte, et s'exécute plus énergiquement que la manœuvre précédente. Par la friction, on se propose de fragmenter, de désorganiser des produits pathologiques, ainsi que nous l'avons vu précédemment dans les manœuvres exécutées pour diminuer l'adiposité locale.

Le pétrissage consiste à soulever la peau, les muscles, la graisse, les attirer à soi, les pressurer de la même façon qu'on exprime une éponge pleine d'eau et laisser ces tissus revenir en place, par leur élasticité propre. La partie à masser devra donc être saisie entre les doigts et le pouce et pétrie, par eux, comme une pâte. C'est une manœuvre énergique, parfois pénible, qui stimule au maximum les échanges nutritifs. C'est la manœuvre de choix pour le traitement de l'obésité partielle.

La percussion ou tapotage consiste à taper les tissus avec la pulpe de l'index et du médius réunis. Les mouvements de percussion seront communiqués par le poignet immobile ; ils exigent une grande souplesse et une grande élasticité. La percussion réveille la vitalité des tissus, active la circulation et est utilisée contre les peaux flasques et les rides.

La vibration est une manœuvre assez difficile à bien pratiquer manuellement et qui consiste à produire, par une sorte de trémulation de la pulpe digitale, une vibration, un frémissement particulier. Cette vibration est transmise aux tissus avoisinants et sert contre certaines affections du tube digestif. Je lui préfère la vibration obtenue par les appareils électriques.

Ce n'est, je le répète, que par la pratique journalière qu'on acquiert l'habileté nécessaire pour bien masser. Et cette habileté est un élément important de succès.

On a cependant créé un certain nombre d'instruments pouvant remplacer, jusqu'à un certain point, le massage manuel.

Je ne parle pas de ces appareils à boule, absolument défectueux et insuffisants, vendus couramment chez les parfumeurs et bazars, sous le nom d'appareils de massage.

Le massage vibratoire seul, que j'utilise contre les rides et l'obésité, massage réglable à volonté et dont les vibrations se transmettent à distance, est recommandable. Dans bien des cas même, il est préférable au massage manuel pour un traitement énergique. Les doigts d'un masseur se fatiguent généralement assez vite ; l'instrument, vibrant sous l'influence d'un moteur électrique, conserve sa force et son action d'une façon indéfinie et convient mieux, pour cette raison, à un massage général.

Mais de toutes façons, que le massage soit manuel ou mécanique, il demande à être pratiqué par un sujet connaissant bien la disposition des muscles et des organes internes. A cette condition, les effets du massage seront magnifiques et donneront dans l'obésité générale, dans l'adiposité partielle, contre les rides et contre toutes les paresses ou atrophies musculaires, des effets curatifs rapides.

ÉLECTRICITÉ. — L'électricité a conquis une place prépondérante dans la thérapeutique esthétique, aussi bien que dans la thérapeutique générale. Personne aujourd'hui ne met en doute les résultats efficaces obtenus par cette méthode nouvelle et dans le cours de cet ouvrage mis au courant des procédés modernes, j'accorde à l'électricité une part importante et largement méritée.

Sans doute, la plupart du temps, les applications électriques ne peuvent être faites que dans le cabinet d'un spécialiste, disposant d'appareils puissants, coûteux et d'un maniement délicat. J'affirme cependant que dans bien des cas, mes lectrices éloignées de Paris peuvent pratiquer elles-mêmes les applications électriques nécessaires à l'entretien de leur beauté. Je donne sur ce point, à propos de chaque région, les indications nécessaires ; mais pour rester dans le domaine pratique de cet ouvrage, je dois entrer dans quelques détails indispensables à la parfaite intelligence de la manœuvre des appareils mis à la portée du public. Aucun livre ne donne de renseignements précis à ce sujet et les personnes peu familiarisées avec l'électricité, doivent se trouver fort embarrassées en présence d'un appareil dont elles ignorent le fonctionnement exact.

L'électricité est une arme à deux tranchants : bien faite, elle peut rendre des services merveilleux ou occasionner, au contraire, lorsqu'elle est mal appliquée, des résultats néfastes. Apprenons donc à l'utiliser avantageusement.

En électricité esthétique on fait usage, en général, de deux sortes de courants, d'effets tout à fait dissemblables appelés : courants continus et courants faradiques. — Je ne parle pas ici des courants de haute fréquence, des courants statiques, rayons X, etc...., utilisables dans le cabinet du spécialiste seul.

1° *Courants continus.* — Pour produire un courant continu, on se sert de piles électriques. L'intensité donnée par une seule pile n'est pas suffisante pour les usages médicaux ; il faut en employer plusieurs à la fois, reliées l'une à l'autre, dans une boîte, et constituant ce qu'on appelle une batterie de piles.

Une batterie de 32, 36 ou 40 éléments au chlorure de zinc ou au bisulfate de mercure peut répondre à toutes les exigences (*voir fig. 1*).

Cette batterie est munie de deux bornes : l'une positive, marquée du signe + ; l'autre négative, marquée du signe — ; bornes servant à attacher les fils.

Pour graduer le courant, c'est-à-dire pour le rendre à volonté plus ou moins intense, on se sert d'un appareil graduateur spécial, placé sur la batterie, appelé rhéostat ( ) et d'une boussole appelée galvanomètre ( ). Quand on tourne la manette du rhéostat, on voit que l'aiguille du galvanomètre se déplace de plus en plus à mesure que l'on augmente l'intensité du courant.

Pour conduire ce courant sur les parties que l'on veut traiter, on emploie deux fils de cuivre reliés aux bornes positive et négative de l'appareil et terminés par des plaques.

Ces plaques peuvent varier de formes, de dimensions.

Elles se composent de plaques en étain, rondes, ovales, ou d'un rouleau mobile, recouverts de peau de chamois. C'est du moins de cette façon que les livrent les constructeurs. Mais, en règle générale, ne les employez jamais telles quelles. Si vous désirez éviter des brûlures, garnissez ces plaques d'une épaisse couche de ouate bien mouillée, recouvrant toute la plaque et même en dépassant les bords. Plus les plaques employées sont larges et bien garnies de ouate, plus l'intensité du courant peut être élevée.

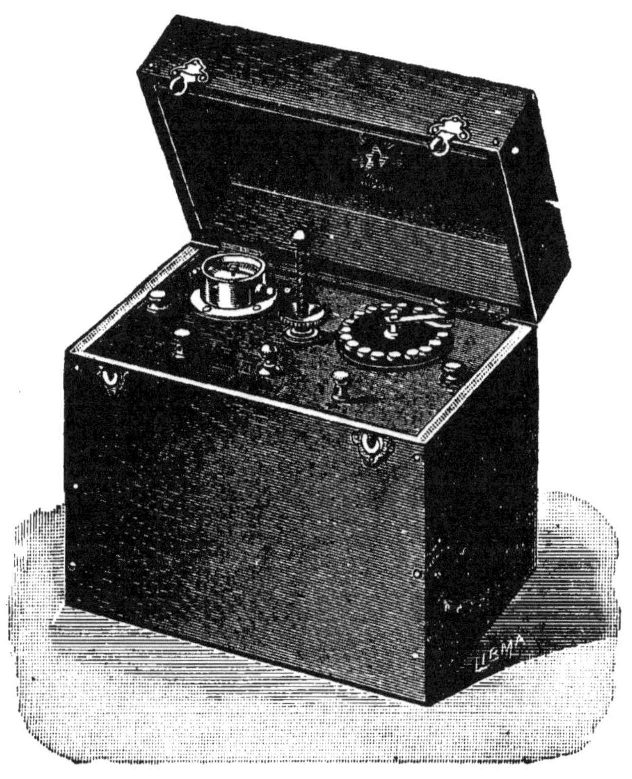

Fig. 1. — Batterie à courants continus.
Modèle BONIFACE et BOUTONNET.

Ces plaques étant appliquées et assujetties aux endroits que je signalerai à propos de chaque cas particulier, on fait passer le courant en tournant doucement la manette du rhéostat. A mesure que l'on tourne la manette, on constate que l'aiguille du galvanomètre monte, indiquant ainsi l'intensité utilisée et il se produit sur les points électrisés une sensation de picotement, assez comparable à celle que donne un cataplasme sinapisé.

Les courants continus sont employés en électricité esthétique, contre l'obésité locale, pour diminuer le volume des seins, dans le goître, les nœvi, l'épilation, l'acné, les rides, etc...

J'indique à propos de chacun de ces cas, la façon la plus pratique de tirer le meilleur parti du courant employé.

2° *Courants faradiques.* — Les courants faradiques, dus à des phénomènes d'induction, sont des courants alternatifs complètement différents par leur forme et leurs effets physiologiques des courants continus que nous venons d'étudier.

Tout le monde d'ailleurs connaît les appareils qui les produisent ou du moins ces petites boîtes portatives, occasionnant par leur trembleur rapide un frémissement particulier. En général, le courant engendré par ces petites boîtes d'induction est insuffisant et ne peut produire que des effets incertains. Je dirai même qu'ils peuvent être dangereux pour le malade en lui occasionnant de vives douleurs et surtout en augmentant la contracture de ses muscles faradisés à tort et à travers. Telle est l'explication des nombreux insuccès qui font tant médire de l'électricité et qui, en somme, ne tiennent qu'à l'insuffisance, à la mauvaise construction ou au mauvais usage de l'appareil employé.

Il est donc nécessaire de disposer d'un appareil de forme et de force suffisantes (*fig. 2*), muni d'un

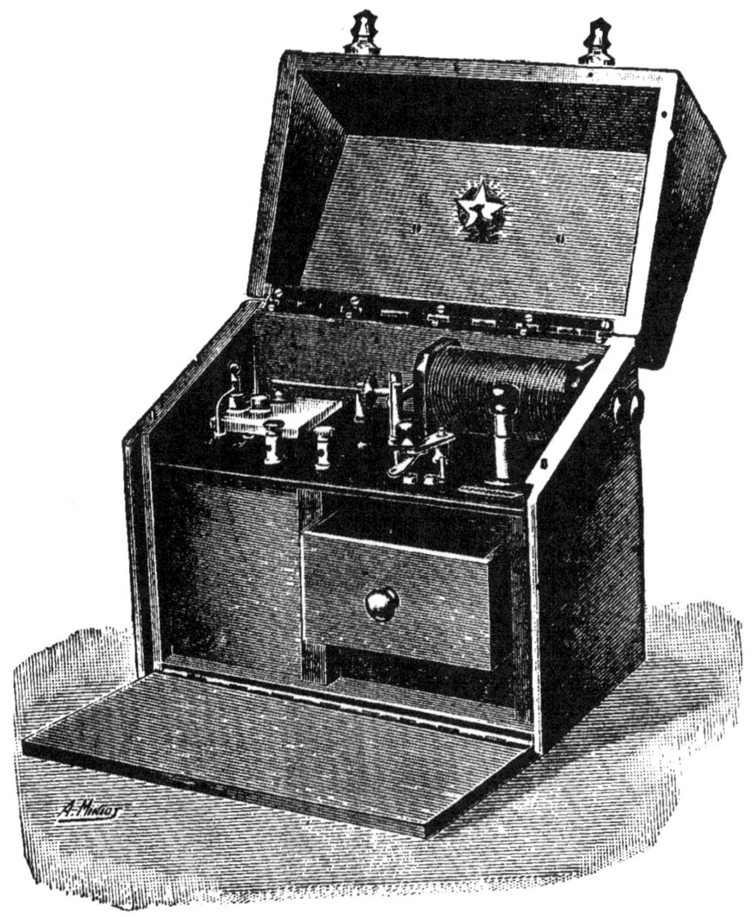

Fig. 2. — Appareil faradique.
Modèle BONIFACE et BOUTONNET.

bon interrupteur qui permette d'obtenir à volonté des interruptions lentes ou rapides, d'entretien, de poids et de dimensions convenables,

Un appareil faradique se compose essentiellement d'une bobine primaire rentrant à volonté dans une seconde bobine secondaire plus grande. Un courant électrique provenant d'une pile fixée sur l'appareil arrive à cette première bobine, est interrompu périodiquement par un interrupteur et parvient à la deuxième bobine qui le restitue, sous forme de courant interrompu.

En faradisation, on n'électrise ordinairement qu'une partie limitée du corps, ce qui explique que l'on puisse se servir comme plaques, de petits tampons ou petits rouleaux de dimension restreinte.

La mise en marche des appareils de faradisation est très simple.

Le contact entre la source d'électricité et la bobine étant bien établi, on règle l'intensité du courant en enfonçant plus ou moins la grosse bobine secondaire sur la bobine primaire fixe.

Au fur et à mesure qu'on enfonce la seconde bobine sur la première, le courant augmente d'intensité et l'on voit les muscles du malade soumis à l'électrisation se contracter périodiquement d'une façon plus forte.

On ne se guide donc pas, en faradisation, pour régler l'intensité du courant, sur un galvanomètre quelconque comme on le fait pour les courants continus, mais uniquement sur la sensation visible éprouvée par les muscles du malade.

Il est inutile, ainsi que nous le verrons, d'essayer d'obtenir des contractions musculaires trop violentes ; on ne doit jamais faire souffrir et en mouillant bien les plaques, on obtiendra les effets cherchés avec le minimum d'intensité.

Le courant faradique est utilisé en électricité esthétique, pour augmenter le volume des seins, pour raffermir les tissus, ramener leur tonicité ou réveiller leur vitalité.

INFLUENCE DE L'ALIMENTATION SUR L'HYGIÈNE DE LA PEAU. — De même qu'il existe un régime alimentaire spécial aux arthritiques, aux obèses, aux eczémateux ; on peut légitimement instituer un régime particulier pour la beauté du teint et l'hygiène de la femme.

Certaines substances, en effet, sont notoirement nuisibles à l'éclat de l'épiderme, et le public s'est rendu compte de l'influence préjudiciable de quelques aliments sur le teint, en disant, très vulgairement, que telle alimentation « porte à la peau ».

En réalité, il existe, chez chacun de nous, une prédisposition spéciale individuelle vis-à-vis de certains aliments.

Tel aliment qui chez une personne sera absolument inoffensif, détermine chez telle autre une poussée d'acné, d'urticaire ou d'eczéma.

Un certain nombre de substances sont regardées comme nuisibles à la beauté de la peau. Les poissons de mer, les coquillages, les conserves de tout genre, les viandes faisandées, les salaisons, la charcuterie, les fromages forts, l'alcool sont franchement mauvais.

Le régime de la femme soucieuse de l'éclat et de la fraîcheur de son teint, devra être assez sévère.

Les aliments seront choisis très frais ; la viande absorbée en petite quantité et toujours accompagnée de légumes verts ou de pâtes alimentaires. Le repas du soir composé uniquement d'œufs, de poisson et de légumes sera léger et presque entièrement végétal. Les boissons préférées consisteront en lait, petite bière, vin très léger, infusions tièdes de maté. En plus des aliments cités plus hauts et reconnus mauvais, elle évitera le bouillon, les acides, les soupes, les truffes, le miel, les crustacés, coquillages, pâtés, noix.

Elle veillera surtout au libre fonctionnement de ses intestins, à la régularité des époques, au parfait état de ses organes internes. Son sommeil sera suffisamment prolongé et elle n'oubliera pas que le moindre malaise imprime sur la beauté du teint, des traces apparentes.

La culture physique chez la femme. — Un livre d'hygiène consacré à la beauté de la femme ne peut passer sous silence la question intéressante de la culture physique et de l'ordonnance raisonnée de la vie journalière.

Chacun de nous n'apporte pas en naissant la santé parfaite qui lui permettra d'acquérir, sans efforts et sans soins, le plein épanouissement de sa force et de sa beauté. Il faut aider la nature, s'efforcer de remédier par une hygiène intelligente, à la faiblesse de notre organisme et développer notre musculature. C'est là le but de la culture physique.

Pour rester dans le caractère essentiellement pratique de ce livre, j'indiquerai tout simplement le réglement de la vie journalière tel que je le comprends. Il ne sera pas question de gymnastique, mais de simples exercices musculaires faciles à exécuter chez soi et propres à fortifier l'organisme souvent débile de la femme et de la jeune fille.

Celles-ci, en effet, par la vie sédentaire qu'elles mènent, ne mettent pas en valeur leur amplitude thoracique et présentent une poitrine grêle, insuffisamment développée. Elles ne prennent aucun exercice physique et leur thorax gêné par le corset s'oppose au rythme régulier de la respiration. L'appel d'air se fait mal, et l'hématose qui est nécessaire à la nutrition des tissus est incomplète. Elles charrient de la sorte un sang insuffisamment oxygéné et mal débarrassé des déchets qu'il contient. Il faut donc qu'elles aident par quelques exercices, le mouvement normal des muscles destinés à accroître la capacité thoracique.

Lorsqu'on lit un ouvrage consacré à la culture physique, on se trouve dérouté devant la multiplicité et la difficulté des exercices indiqués.

Chacun d'eux a son bon côté, j'en conviens, mais on doit tenir compte qu'un très petit nombre de femmes dispose du temps matériel pour les exécuter.

J'estime qu'un quart d'heure de gymnastique faite le matin, avant de s'habiller, la fenêtre ouverte est suffisant et quatre exercices fort simples rempliront le but cherché.

1° Debout. — Faire lentement le geste du nageur, accompagné d'aspirations et d'expirations longues, la bouche fermée en respirant par le nez. Le mouvement d'aspiration sera exécuté pendant que les bras, en s'écartant dilatent la poitrine. L'expiration se fera tandis que les bras se rapprocheront du corps.

2° Debout. — Les bras étendus en croix, fléchir le haut du corps à gauche puis à droite de manière à donner au tronc un mouvement de balancement lent et accentué. Pendant ce mouvement, les pieds doivent rester immobiles.

3° Debout. — Les pieds joints et les bras abaissés le long du corps, arriver par une torsion des reins à se retourner à droite puis à gauche sans bouger les pieds.

4° Couché sur le dos, bien à plat, les pieds maintenus par quelqu'un ou glissés sous un meuble, s'asseoir sans le secours des mains ; puis se recoucher de la même façon, par le seul effort des muscles abdominaux et lombaires.

Ces simples exercices donneront des résultats surprenants. Le teint sera plus animé, plus clair, les yeux plus vifs ; l'esthétique générale du corps sera améliorée grâce au développement du thorax et des membres, grâce aussi à cette vie nouvelle apportée par un sang plus sain circulant sous une peau plus douce, plus fine et plus blanche.

Après ces mouvements, on prendra soit un tub, soit un bain à peine tiède, de dix minutes de durée et on lotionnera les seins à l'eau fraîche de façon à en activer le développement, à les raffermir et éviter ainsi leur déchéance prématurée.

La toilette sera faite soigneusement et sans hâte. Les dents seront brossées en tous sens et dans les interstices à l'aide d'une brosse enduite de savon dentifrice, puis rincées avec de l'eau additionnée de quelques gouttes d'élixir dentifrice. Les cheveux sains seront brossés avec une brosse dure. Tous les quinze jours on procèdera au nettoyage de la tête à l'aide d'un schampoing ou de racine de saponaire, puis au séchage minutieux de la chevelure (voir *Hygiène de la chevelure*).

Une heure seulement après le lever aura lieu le petit déjeûner du matin composé de café au lait, cacao à l'avoine, lait caillé. Je recommande aussi l'usage des fruits, pris à jeun, orange, raisin, qui exercent une action rafraîchissante sur l'intestin et les reins.

Aérez largement votre chambre, votre literie et laissez entrer, par la fenêtre ouverte, les rayons bienfaisants du soleil.

Pendant ce temps, faites, si possible, une promenade d'une heure, marchez à bon pas, la bouche fermée en respirant largement par les fosses nasales destinées à réchauffer l'air inspiré et à le débarrasser des impuretés qu'il pourrait contenir.

Rentrée chez vous, et pendant les travaux de ménage, de couture ou d'art que vous exécutez, étirez de temps à autre les bras en l'air et sur les côtés, à la façon des paresseux, tout en respirant profondément.

A midi, votre repas consistera en un peu de viande fraîche, grillée ou rôtie ; poissons, œuf, légumes verts ou pâtes alimentaires, gâteaux secs ou fruits. La viande, le poisson et les œufs seront choisis très frais, et vous rejetterez absolument les conserves et les pâtés de viande ou de poisson qui prédisposent à l'eczéma et à l'acné. Vous ferez large part aux céréales, farines de blé, de maïs, d'orge, d'avoine ; aux pâtes alimentaires ; aux fruits cuits ou crus, bananes, raisin, orange, amandes, noix, poires et tous fruits mûrs. Votre boisson consistera en eau rougie, en infusions chaudes, eau d'Evian. Les eaux gazeuses, le café, le thé, les liqueurs sont inutiles. Le sel sera employé à faible dose, surtout chez les personnes prédisposées à l'obésité ; il est dangereux pour les reins.

Mastiquez lentement vos aliments de façon à bien les imprégner de salive, buvez très peu et par petites gorgées et restez sur votre appétit.

Ne soyez pas immobile après le repas. Sortez et marchez à allure rapide pour faciliter la digestion ; évitez les five o'clock des pâtissiers en vogue, le goûter de l'après-midi est absolument inutile et mauvais ; mais l'usage d'un grand verre d'eau pris entre les repas est recommandable.

Le soir, au repas, mangez légèrement : potage, œufs, quelques légumes, fruits, pas de viande.

Avant de vous coucher et après vous être déshabillée, répétez, si possible, les exercices de la matinée, couchez-vous sur le dos ou sur le côté droit et laissez entrer toute la nuit, par la fenêtre ouverte ou entrebaillée, l'air extérieur chargé de ventiler la chambre où vous passez le tiers de votre existence.

CHAPITRE V

La beauté et l'hygiène du visage

Hygiène du visage. — Influence des maladies sur la beauté du teint. — Ablutions du visage. — Eau chaude ou eau froide. — Hygiène des peaux sèches. — Crèmes contre les peaux sèches. — Hygiène des peaux grasses. — Lotions et poudre contre la séborrhée du visage. — Les rides. — Ce qu'elles sont. — Lotions, crèmes, pommades, sachets contre les rides. — Le massage de la figure. — Comment l'exécuter. — Crèmes pour le massage du visage. — Influence de l'électricité contre les rides. — Injections de graisse et paraffine contre les rides. — Poils et duvets du visage. — Comment les combattre. — Rôle et formules de pâtes et poudres dépilatoires. — Leur inconvénient. — L'épilation électrique. — Comment elle se fait. — Ses résultats. — Epilation par les Rayons X. — Les duvets. — Eau oxygénée contre les duvets. — Comment l'employer. — Crème décolorante contre les duvets. — L'acné. — Différentes sortes d'acnés. — Acné ponctuée, comédons, points noirs. — Massage contre l'acné. — Lotions diverses contre les points noirs. — Crème décolorante contre les points noirs. — Lessivage électrique du visage. — L'acné inflammatoire, boutons d'acné. — Pommades diverses contre couperose. — Cachets, pilules, pommades, lotions contre la couperose. — Electrolyse contre la couperose. — Les taches de rousseur. — Topiques et lotions contre les taches de rousseur. — Le hâle de la peau. — Crème, pommade contre le hâle. — Le masque de la grossesse. — Pommade contre le masque de grossesse. — Dartres du visage. — Pommade contre les dartres. — Verrues du visage. — Topiques

*et pommades contre les verrues du visage. — Les nœvi
ou taches de vin. — Traitement des nœvi et des grains de
beauté par l'électricité et les Rayons X.*

Les soins que l'on doit donner au visage pour mettre en valeur la fraîcheur du teint, semblent, à première vue, des plus simples. Lotions hygiéniques, propreté, en résument les points principaux et ces soins suffiraient, sans doute, à conserver à notre visage le teint idéal chanté par tous les poêtes, si de nombreuses causes ne venaient en altérer l'éclat Le visage est, de toutes les parties du corps humain, le plus exposé aux irritations extérieures. Le grand air, le soleil ardent qui le hâle, la transpiration qui l'altère, le froid qui le gerce, les veilles, le surmenage, les fatigues, le chagrin sont autant d'adversaires jaloux qui lui livrent assaut.

Et pour comble d'infortune, l'usage immodéré de certains fards, de certains produits de beauté vendus par des commerçants sans scrupules, achève d'en détruire la pureté.

De plus, le visage reflète les maladies et les troubles fonctionnels de l'organisme. C'est le miroir de la santé, et les moindres malaises viennent y porter leur empreinte visible.

C'est ainsi que l'anémie, en appauvrissant le sang, donne au teint un aspect jaune cireux caractéristique ; les maladies consomptives : tuberculose, cancer, s'y reflètent en jaune terreux ; et toutes les affections atteignant les organes digestifs ou respiratoires ont une répercussion bien connue sur l'éclat du visage.

Méfiez-vous donc de ces ennemis apparents ou ca-

chés ; soignez votre état général ; débarrassez-vous
de tous ces malaises qui impriment leur présence sur
votre visage, et suivez scrupuleusement les préceptes de l'hygiène.

On a beaucoup discuté, au sujet des soins du visage, sur la nécessité ou l'inconvénient des lotions
chaudes, tièdes et froides. Certains auteurs préconisent des lavages chauds, d'autres s'y montrent
hostiles et quelques-uns même, rejetant tout liquide,
exigent l'emploi exclusif de la vaseline et du cold-
cream.

Et je sais certaines femmes qui se nettoient la
figure uniquement avec des corps gras !...

Elles oublient que l'épiderme du corps entier est
le siège de sécrétions continuelles provenant des
glandes sudoripares et sébacées ; sécrétions que
l'eau seule parviendra à entraîner.

Il est donc nécessaire d'utiliser l'eau pour la toilette du visage. Mais quelle eau faut-il employer ?
Est-ce de l'eau froide, de l'eau tiède ou de l'eau
chaude ?...

Cela dépend de la nature de l'épiderme, car celui-
ci peut être sec ou gras.

Les peaux sèches qui sont l'apanage des femmes
blondes et des femmes rousses, sont ordinairement
fines, squameuses, inactives, et demandent l'emploi
d'eau froide, de corps gras et de laits virginaux.

L'eau froide, en effet, stimule les fonctions glandulaires ; les corps gras suppléent à l'insuffisance

des sécrétions et évitent le desséchement de l'épiderme.

Après un lavage à l'eau froide, on pourra avantageusement enduire le visage de cold-cream frais, de cérat ou de l'une des préparations suivantes :

N° 33. — **Crème contre la peau sèche** (MESTADIER) :

Huile d'amandes douces............... 50 gr.
Jus de concombre..................... 25 gr.
Cire .... 2 gr.
Blanc de baleine..................... 2 gr.
Essence d'amandes.................... 1 goutte

N° 34. — **Autre préparation contre la peau sèche** (BROCQ) :

Axonge .... 100 gr.
Lanoline anhydre..................... 25 gr.
Eau de roses......................... 25 gr.
Carmin n° 40......................... 0 gr. 02
Essence de géranium.................. 2 gouttes
Essence d'Ylang-Ylang................ 2 —

L'alcool, l'eau chaude, les savons sont contre-indiqués, car ils dessèchent l'épiderme, augmentent les desquamations déjà trop abondantes.

Enfin je recommanderai aux personnes atteintes de sécheresse épidermique, une alimentation grasse et féculente. Il est d'observation courante que les corps gras activent la sécrétion de la matière sébacée, la peau sert d'émonctoire à ces aliments, et se lubréfie ainsi d'une façon toute spontanée.

Les peaux grasses, huileuses, sujettes aux sécrétions et à l'acné, devront au contraire restreindre l'emploi des corps gras, aussi bien dans l'alimentation que dans les soins du visage.

Il est absolument certain que les féculents, les substances grasses et huileuses, introduites dans l'organisme, activent la sécrétion de la matière sébacée.

On restreindra et on supprimera même complètement de son alimentation les aliments gras, huiles, beurre, féculents, etc..., dont l'influence est si manifeste.

On se servira, comme eau de toilette, d'eau chaude ou d'eau bouillie, additionnée de 5 à 10 grammes par litre de borate ou de bicarbonate de soude et d'un savon à l'icthyol.

Le savon dissout les matières grasses, et désobstrue les orifices des glandes ; l'eau chaude dessèche l'épiderme et l'alcool, absolument indispensable à ces peaux séborrhéiques, les raffermit et les tonifie.

Naturellement, on supprimera, aussi complètement que possible, tous les produits de beauté à base de corps gras, tels que : crèmes, cold-creams, pommades, vaseline, etc...

Ces corps gras, appliqués sur le visage atteint de séborrhée, remplissent le but contraire à celui que l'on cherche. Ils augmentent la matière grasse déjà trop abondante, bouchent les pores de la peau.

On remplacera ces corps gras par des lotions faites avec l'une des solutions suivantes :

N° 35. — **Lotion contre les peaux grasses :**

Borate de soude......................	8 gr.
Ether sulfurique......................	20 gr.
Eau distillée de roses.................	50 gr.
Eau distillée..........................	250 gr.

N° 36. — Autre lotion contre les peaux grasses :

Alcoolat de citron	200 gr.
Teinture de benjoin	20 gr.
Alcool de lavande	80 gr.
Benzoate de soude	15 gr.
Teinture de quillaya	30 gr.

et on ne négligera pas surtout de faire usage chaque jour d'une cuillerée à café d'un mélange à parties égales de miel et de soufre.

Le soufre a une action prépondérante contre la séborrhée et tout en facilitant les évacuations intestinales permet de combattre la sécrétion exagérée des peaux grasses.

A la suite de ces lotions, on pourra poudrer avec :

N° 37. — Poudre pour les visages à sécrétion grasse (BROCQ).

Oxyde de zinc	20 gr.
Talc	20 gr.
Poudre de riz	2 gr.
Extrait de violettes	2 gr.

Donc, selon que la nature de l'épiderme se rapprochera de l'une des deux formes, sèche ou grasse, décrites ci-dessus, les soins de toilette différeront sensiblement. Aux peaux sèches : eau froide, corps gras. Aux peaux grasses : eau chaude, alcool, savon.

Les peaux bien portantes ne sont pas trop sujettes, l'été, à des perturbations incompatibles avec la beauté du teint. A part la transpiration de certains visages, l'égalité de température entre l'air extérieur et celui des appartements permet à la peau de fonctionner librement. L'hiver, au contraire, sous l'influence des variations de température qui existent entre l'air surchauffé de nos maisons et le froid piquant de la rue, les visages changent de couleur, se congestionnent, se gercent facilement.

On peut préconiser contre ces peaux délicates l'usage de voilettes épaisses et l'emploi de crèmes ; les corps gras ayant la propriété de préserver du froid. Rejetez l'emploi de la glycérine qui jaunit, irrite à la longue et occasionne des rides précoces et ayez surtout recours à un léger massage de la figure pour favoriser la circulation du sang.

Nous venons de voir les soins à apporter au visage pour acquérir ou conserver la pureté et la fraîcheur du teint, miroir fidèle de la jeunesse ; passons maintenant rapidement en revue, les moyens de combattre les ravages que l'âge, les maladies et les influences extérieures tendent à lui imprimer.

Les rides

Les rides sont les premiers symptômes des atteintes du temps à la beauté et la grande préoccupation des femmes est de dissimuler les marques évidentes de la patte d'oie. C'est que celles-ci vieillissent avant l'âge et retirent au visage une partie de son attrait séducteur. Des rides vont très bien avec des cheveux blancs, mais celles de mes lectrices, encore jeunes, qui voient dans leur miroir une figure flétrie par ces plis précoces, chercheront à les atténuer dans la mesure du possible.

Il y a, en effet, certains épidermes plus sujets que d'autres à l'apparition des rides, et en dehors des causes morales, des maladies, des chagrins qui creusent si profondément le visage féminin, il faut convenir que l'action répétée de certaines contractions musculaires de la figure favorise la formation des rides. C'est ainsi qu'agissent les grimaces, les contorsions de la bouche et des yeux consécutives au rire, aux mouvements de la mâchoire.

Certains visages sont d'ailleurs d'une mobilité singulière et l'on voit des personnes ridées à 30 ans, alors que des vieillards conservent, jusqu'à un âge avancé, un épiderme impeccable.

D'où vient cette différence ? D'une tonicité variable de la peau.

Dans la jeunesse, la peau, formée de tissu élastique, est doublée d'une légère couche de graisse qui donne au visage, à la poitrine, une surface lisse et polie.

Plus tard, l'élasticité de la peau tend à disparaître; la graisse se dissout en partie, et le tégument, trop large pour les tissus, se plisse, se ride à la façon d'un fruit longtemps conservé.

Cette altération du derme se remarque d'abord au visage, autour des yeux, au front, au cou, alors que le reste du corps peut conserver son harmonie et son élégance.

Et ce sont ces rides précoces, ces plis précurseurs de la vieillesse qu'on peut et qu'on doit combattre.

Tant que le derme reste élastique, tant qu'il est sensible aux excitations extérieures, on peut légitimement remédier à cette déchéance du tégument.

C'est donc en excitant la contractilité des fibres musculaires de la peau, en la tonifiant, qu'on combattra, qu'on retardera l'invasion des rides.

Les lotions froides, les médicaments astringents peuvent avoir quelque action et je conseille, aux personnes prédisposées aux rides, de remplacer les lavages de la figure par de fréquentes pulvérisations faites avec un mélange de teinture de benjoin, d'eau de roses et de vinaigre salicylé.

On a préconisé un grand nombre de lotions, de pommades, de crèmes, de sachets, contre les rides et bien que je doute un peu de la valeur réelle de ces préparations, je donne ici quelques formules connues ou personnelles :

N° 38. — Lotion contre les rides (JAMES) :

Eau de roses	200 gr.
Lait d'amandes	50 gr.
Sulfate d'alumine	4 gr.

N° 39. — Crème contre les rides (MESTADIER) :

Suc de coings	15 gr.
Huile d'amandes douces	50 gr.
Blanc de baleine	15 gr.
Cire blanche	5 gr.
Eau de roses	15 gr.

N° 40. — Pommade contre les rides (MESTADIER) :

Gomme adragante pulvérisée	5 gr.
Eau de roses	80 gr.
Lanoline	10 gr.
Oxyde de zinc	5 gr.
Baume du Pérou	3 gr.
Eau d'hamamelis	25 gr.

N° 41. — Solution astringente contre les rides (Mestadier) :

Eau de Pagliari....................	150 gr.
Extrait fluide de ratanhia...........	1 gr.
Sulfate d'alumine...................	4 gr.
Lait d'amandes......................	150 gr.

N° 42. — Pâte consistante contre les rides (Monin) :

Glycérine pure.....................	20 gr.
Lanoline	15 gr.
Icthyocolle	5 gr.
Extrait de ratanhia.................	4 gr.
Baume du Pérou....................	2 gr.
Amidon de riz.....................	q. s.

N° 43. — Crème antiride (Mestadier) :

Huile d'amandes douces..............	100 gr.
Eau de roses......................	20 gr.
Blanc de baleine...................	15 gr.
Teinture de benjoin.................	10 gr.
Alun pulvérisé....................	2 gr.
Teinture d'hamamelis...............	15 gouttes

N° 44. — Pommade contre les rides (Mestadier) :

Sucs de coings....................	20 gr.
Extrait de ratanhia.................	2 gr.
Oxyde de zinc....................	5 gr.
Borax	1 gr.
Acide citrique....................	1 gr.
Lanoline	40 gr.
Essence de citron..................	5 gouttes

Quelques médecins conseillent d'appliquer toute la nuit un sachet trempé dans de l'eau tiède et composé des substances suivantes :

N° 45. — Sachets contre les rides (CERBELAUD) :

Fécule de pomme de terre............ 20 gr.
Amidon de riz...................... 50 gr.
Amidon de blé...................... 20 gr.
Poudre d'iris...................... 10 gr.
Héliotropine pulvérisée............. 0 gr. 50

On a préconisé aussi l'emploi de sparadraps adhésifs, de façon à tirer l'épiderme, à tendre la peau. Ce moyen est illusoire, car les rides se reforment au bout de quelques heures, quelle que soit la tension endurée par la peau.

Le vrai, le seul traitement rationnel des rides, consiste dans le massage et l'électricité.

Le massage de la figure doit être exécuté suivant les plis de la peau et la direction des muscles. Il varie selon chaque région. J'indique ici la meilleure manière de le pratiquer soi-même.

Massage du front. — Poser les trois doigts, index, médius, annulaire, de chaque main, entre les sourcils et lisser doucement, en allant du milieu du front vers les tempes.

Massage de la patte d'oie. — Après avoir tendu, entre les doigts de la main gauche, la région ridée comprise entre le front et les joues, exécuter, avec les doigts de l'autre main, des mouvements de refoulement des rides, se dirigeant de la tempe vers l'angle externe de l'œil.

Massage de la paupière supérieure. — Effleurer profondément la paupière supérieure, tenue fermée, à l'aide de chaque index, en allant de la racine du nez vers l'angle externe de l'œil.

6

Massage du nez. — Saisir le nez entre le pouce et l'index et frotter, en se dirigeant de l'arête du nez vers les narines et les lèvres.

Massage de la paupière inférieure. — L'index va du nez vers les pommettes.

Massage simultané des deux joues. — Masser avec trois doigts de chaque main, en allant du centre du visage vers les oreilles.

Massage de la lèvre supérieure. — Frotter doucement en allant du nez vers les joues. Ne pas prolonger ce massage si la lèvre est ombrée de duvet, le massage favorisant la pousse des poils.

Massage du menton. — Aller de l'extrémité du menton vers les oreilles.

Le massage ne doit pas être pratiqué à sec. Chez les personnes à peau grasse, je conseillerai l'emploi de la poudre de talc ; chez les personnes à peau sèche, je suis assez partisan de vaseline blanche ou d'une des préparations suivantes :

N° 46. — Crème pour le massage des rides :

Moelle de bœuf......................	20 gr.
Huile d'amandes douces..............	45 gr.
Blanc de baleine....................	20 gr.
Cire blanche........................	2 gr.
Acide salicylique...................	0 gr. 25
Essence de citron...................	1 gr.

N° 47. — Autre Crème pour le massage (CERBELAUD) :

Essence de géranium rosat...........	0 gr. 50
Menthol cristallisé.................	0 gr. 50
Vaseline blanche....................	100 gr.
Orcanette	q. s. p. colorer

Le massage, d'une durée de trois minutes, pour chaque partie, est suivi d'une lotion à l'eau chaude puis de l'application d'une lotion astringente analogue à celle de la formule n° 11 donnée plus haut.

ELECTRICITÉ GALVANIQUE CONTRE LES RIDES. — Une mention particulière doit être faite en faveur de l'électricité qui constitue un moyen efficace et pratique de combattre la flaccidité du derme. Le courant continu employé sera faible ; on n'a donc pas besoin d'une batterie galvanique très importante, d'autant plus que la résistance opposée par la peau au passage du courant est insignifiante. La borne négative de l'appareil sera reliée à une plaque garnie de ouate mouillée et assujettie sur l'épaule ; l'autre fil, relié à la borne positive de l'appareil, viendra aboutir à un petit rouleau métallique, que les constructeurs livrent avec l'appareil. Ce rouleau sera imbibé d'eau tiède ou mieux de lait d'amandes et promené, lentement, chaque jour pendant vingt minutes sur les parties ridées. Le courant sera réglé de façon à produire sur l'épaule une légère sensation de cataplasme sinapisé, ce qui correspondra à une intensité d'environ 6 à 10 milliampères. Cette sorte de massage électrique relève la tonicité des tissus, la contractilité musculaire, et constitue le moyen le plus actif pour lutter contre la flacidité du derme. (Pour le maniement des appareils électriques, voir plus haut le paragraphe consacré à l'électricité.)

INJECTIONS DE GRAISSE, VASELINE ET PARAFFINE CONTRE LES RIDES. — J'ai déjà parlé, à propos de la

maigreur, des injections de vaseline et paraffine stérilisées, faites dans le but de combler les dépressions causées par les cicatrices, les salières, les déformations du visage. Je me suis longuement étendu
sur cette question et je n'y reviendrais pas, si l'importance spéciale d'une intervention artificielle sur
le visage ne me forçait à ajouter quelques mots.

Dans les premiers temps où la prothèse esthétique cherchait encore sa voie, j'avoue m'être montré
adversaire convaincu de cette nouvelle méthode. Le
perfectionnement apporté à la prothèse esthétique
par l'usage de la paraffine sous pression et à froid,
éloigne tout danger et tout aléa. Les résultats sont
excellents, à condition toutefois que l'opération soit
menée selon les règles que j'ai précédemment énumérées. La paraffine, ramollie sous pression, sera
injectée lentement, goutte à goutte, sous la ride.
Les doigts de l'opérateur façonneront et modèleront
la substance, au fur et à mesure de son introduction
dans les mailles du tissu sous-cutané et lui donneront la forme rêvée. Une ou deux gouttes de paraffine suffiront, la plupart du temps, pour combler la
petite dépression laissée par la ride et celle-ci, en
quelques secondes, disparaîtra pour toujours.

En effet, la paraffine est un produit immuable,
inaltérable, gardant indéfiniment la forme qu'on lui
a donnée. Il ne peut, comme la vaseline, subir de
tassement, de résorption et c'est pour cette raison
que je donne le pas à la paraffine sur tous les produits : graisse, gélose, vaseline, qu'on s'est plu à
lui préférer.

Certes l'intervention est délicate et demande à

être exécutée par un médecin expérimenté, mais depuis l'emploi des injections froides de paraffine, la technique s'est bien simplifiée. J'ai précédemment indiqué le *modus faciendi* de la prothèse paraffinique ; j'engage celles de mes lectrices, soucieuses d'être impartialement renseignées sur la valeur des injections sous-cutanées esthétiques, à relire le chapitre consacré à cette question, ainsi que le livre du Dr Lagarde.

Poils et duvets du visage

A voir le nombre important de dépilatoires répandus dans le commerce et les différents moyens préconisés contre l'hypertrichose, on se rend compte de l'importance que prend, aux yeux de la femme coquette, l'apparition, sur son menton et ses lèvres, de poils ou duvets importuns.

C'est que ces derniers donnent au visage le plus gracieux, un aspect rébarbatif du plus vilain effet et constituent, en plus d'un défaut esthétique, une véritable torture morale.

Combien de femmes sont, en effet, atteintes de trichophobie, de cette idée fixe de détruire, à tout prix, la moustache naissante et s'inquiètent-elles de la repousse toujours plus abondante et plus rapide des poils insuffisamment enlevés !

Les causes de cette affection sont assez obscures : on a invoqué, avec quelque raison, l'hérédité et il est certain qu'une transmission congénitale donne l'explication des nombreux cas d'hypertrichose héréditaire constatés de mère en fille dans plusieurs familles.

Il y aurait lieu, aussi, d'attribuer une part importante au ralentissement de la menstruation sur le fonctionnement du système pileux. Au moment de la ménopause, les ovaires s'atrophient et le système pileux de la femme s'exagère. Il est d'observation courante, que les femmes stériles sont plus sujettes, que les autres, au développement exagéré de l'hypertrichose. Mais on ne peut tirer de ces théories des conclusions pratiques, car beaucoup de femmes, bien réglées et fécondes, paient un lourd tribut à cette affection !

Est-il du moins possible, lorsque les poils se sont développés sur un visage féminin, de les faire à jamais disparaître ?...

La multiplicité des moyens proposés va me permettre d'y répondre.

La pince classique, avec emplâtre de poix, est un excellent moyen d'irriter la peau et un mauvais moyen pour réussir. Le poil arraché brusquement, repousse toujours avec une force et une ténacité nouvelles. Du reste, ce procédé ne peut s'appliquer qu'à un nombre restreint de follicules. Je le déconseille vivement.

Une foule de produits répandus dans le commerce, sous le nom de *dépilatoires* ne doivent être employés qu'avec circonspection. Ces produits, présentés sous forme de poudres ou de pâtes, sont composés de sulfures (calcium, baryum, sodium, potassium ou arsenic) dont l'action est malheureusement très irritante. On cherche bien, par le mélange avec l'amidon et l'oxyde de zinc, à leur retirer une partie de leur causticité ; malgré cette précaution, des accidents graves et même des empoisonnements, ont été signalés, à la suite de l'application des épilatoires à base de sulfure d'arsenic. Aussi l'effet de ces produits doit-il être surveillé de très près.

Le dépilatoire le moins dangereux et le plus efficace est le dépilatoire à base de sulfure de calcium.

Pour appliquer la poudre épilatoire, on délaie cette poudre dans une quantité d'eau suffisante pour lui donner la consistance d'une crème. On étend cette pâte sur les parties velues du bras ou de la jambe, pendant cinq minutes environ ou jusqu'à ce que l'action caustique du produit sur la peau se fasse légèrement sentir. On emploie alors un couteau à papier, en os ou en ivoire, avec lequel on racle la surface de la peau, puis on lave à grande eau.

Cet essai permet de se rendre compte à la fois de l'action du produit sur les parties traitées — action qui varie selon la susceptibilité de chaque épiderme — et du temps nécessaire pour obtenir l'épilation. On possède, ainsi, des indications précises, sur ce que l'on veut obtenir au visage, où l'on peut alors opérer avec certitude.

Certaines préparations dégagent, au moment de leur application, des vapeurs d'acide sulfhydrique irritantes pour la muqueuse du nez et des lèvres. On se mettra facilement à l'abri de cet inconvénient, en bouchant les narines avec un petite tampon de ouate et en enduisant les lèvres d'une couche de vaseline.

Après chaque épilation, on lotionnera avec un peu d'eau tiède, la partie soumise au traitement et on calmera l'inflammation avec une couche de pommade à l'oxyde de zinc.

Voici quelques formules de dépilatoires recommandables :

N° 48. — Dépilatoire au Sulfure de Calcium :

Sulfure de calcium	20 gr.
Glycérolé d'amidon	20 gr.
Oxyde de zinc	2 gr.
Essence parfumée	5 gouttes

N° 49. — Dépilatoire au Sulfure de Baryum :

Sulfure de baryum	10 gr.
Oxyde de zinc	5 gr.
Amidon	5 gr.
Essence parfumée	5 gouttes

N° 50. — Dépilatoire liquide (Butte) :

Teinture d'iode	3 gr.
Essence de térébenthine	6 gr.
Huile de ricin	8 gr.
Alcool à 90°	30 gr.
Collodion	100 gr.

A employer au pinceau pendant 3 ou 4 jours de suite : on enlève ensuite la couche épaisse de collodion qui se forme et on constate que tous les poils sont restés à la surface adhérente de cette croûte.

Voir encore les formules données à la fin du livre.

Tous les épilatoires ci-dessus ont le grave inconvénient de ne pas pénétrer dans la profondeur du derme ; ils ne détruisent pas la racine du poil et celui-ci repousse peu de temps après.

Peut-être, pourrait-on mettre à profit l'action dépilante de l'acétate de thallium, mais le pouvoir dépilatoire de ce produit est si puissant, qu'il peut amener la destruction complète des cheveux et de tous
les poils de l'organisme. De plus, il est toxique.

Le suc des feuilles de l'Hernandia sonora est un
épilatoire puissant, qui détruit infailliblement le poil
sans nuire à la peau.

En somme, l'effet des poudres et pâtes dépilatoires n'est que passager. Au bout d'un certain
temps, les poils reviennent, plus nombreux et plus
forts, et l'on est obligé de continuer, toute sa vie,
ce traitement plutôt désagréable.

L'ÉPILATION ÉLECTRIQUE. — Aussi l'épilation par
l'électrolyse, importée d'Amérique, qui donne entre
des mains exercées de si brillants résultats, a-t-elle
en ce moment la faveur du public. C'est, à mon avis,
le procédé de choix et si cette méthode est différem-
ment appréciée, cela tient à ce qu'elle est pratiquée,
trop souvent, par des gens ignorant tout principe
d'électrothérapie.

Les masseurs, ventouseurs, garçons de bains, manucures et professeurs de beauté qui, à grand renfort de réclames, proclament l'efficacité de leur méthode spéciale, causent un tort immense à la réelle
valeur de l'électrolyse. Ils ne savent pas l'employer,
et j'ai vu, moi-même, une masseuse se servir d'un
appareil faradique pour enlever les poils !... Une
autre femme, employée dans un établissement de
beauté, utilisait, à tort, le pôle positif de l'appareil,

sans se douter que seule l'électricité négative détruit le bulbe pileux !

Ces ignorantes arrachaient, cassaient les poils, mais ne les détruisaient pas ; et c'est pour cette raison que nous voyons, chaque jour, des clientes se plaindre de l'inefficacité du traitement électrique !

L'électrolyse, bien faite, est pourtant le procédé le plus sûr et le plus inoffensif que nous possédions pour faire disparaître les malencontreux poils du visage et des lèvres.

Voici la technique que j'emploie ordinairement avec succès, dans ma pratique courante.

La patiente étant assise dans un fauteuil, la tête bien appuyée, tient, enroulée sur son poignet, une petite plaque souple d'étain, et mouillée, reliée au pôle positif d'un appareil à courants continus.

L'opérateur se place derrière le sujet, tenant entre ses doigts, une aiguille recourbée, en platine iridié, aiguille terminée par une pointe émoussée. Cette aiguille spéciale est reliée par un fil au pôle négatif de l'appareil.

La main, prenant son point d'appui sur le visage du patient, on introduit l'aiguille le long du poil jusqu'à ce qu'elle vienne butter au fond du cul-de-sac glandulaire. L'aiguille étant bien maintenue en place, on tourne doucement le rhéostat de manière à atteindre une intensité très faible variant entre 3 et 4 milliampères. D'ailleurs on est averti au bout de 8 à 10 secondes que l'intensité employée est suffisante, lorsqu'on voit se produire au point d'implantation de l'aiguille une sorte de mousse blanchâtre.

Si cette gouttelette de mousse ne se produit pas, c'est que l'intensité employée a été trop faible.

Au bout de 10 à 15 secondes, on abaisse le rhéostat pour redescendre à zéro, on retire l'aiguille et on enlève avec une pince à épiler le poil traité qui doit venir tout seul. Si ce dernier résiste à la traction, c'est que la séance n'a été ni assez longue ni assez intense.

On recommence avec la même intensité et de la même façon à traiter les poils voisins.

L'opération pour chaque poil dure donc en moyenne 20 secondes.

Lorsqu'on est sûr de soi et que l'on a affaire à un malade docile, on peut à chaque poil éviter de baisser et de lever chaque fois le rhéostat.

L'intensité employée pour le premier poil (3 ou 4 milliampères) ayant été reconnue suffisante, on laisse le rhéostat levé et on se sert de la même intensité pour tous les autres poils. On a ainsi l'avantage d'aller beaucoup plus vite et la petite douleur infligée est absolument insignifiante. Il faut prendre garde de laisser le courant agir trop longtemps pour éviter une escharre et de traiter dans la même séance deux poils trop rapprochés.

Après l'épilation, il se produit une très légère rougeur qui disparaît rapidement et qu'on doit atténuer avec des lavages à l'eau boriquée.

Les séances peuvent être faites tous les jours. On doit s'attendre, au bout d'un certain temps, à une repousse partielle des poils. Sur 100 poils traités, on peut avoir 10 ou même 20 récidives qu'on détruit par une nouvelle séance.

A lire ce qui précède, il semblerait que l'électrolyse soit un procédé lent et désagréable. Il m'arrive pourtant d'enlever, en une seule séance, d'une demi-heure de durée, une moyenne de 100 à 150 poils et la douleur qui accompagne le passage du courant est, en général, facilement supportée.

Il faut savoir que chaque personne réagit d'une façon diverse, à l'action du courant électrique et que certaines parties du visage sont plus ou moins sensibles. La lèvre supérieure, surtout dans le sillon naso-labial est plus sensible que le menton, mais cette hyperesthésie est extrêmement variable selon chaque individu. Du reste il est possible de l'atténuer par une pommade à la cocaïne ou plus simplement par une simple traction de la peau.

La destruction des poils par l'électrolyse est définitive, car je n'attache pas d'importance à la repousse partielle de quelques rares poils, facilement détruits par une seconde séance.

J'estime donc que cette méthode permet d'affirmer la guérison de l'hypertrichose et qu'elle donne, entre des mains exercées, de brillants résultats.

Le seul reproche qu'on puisse lui faire est de se montrer insuffisante pour les fins duvets du visage.

Epilation par les rayons X. — Aussi, a-t-on essayé dernièrement, avec un plein succès, d'utiliser l'action dépilante bien connue des Rayons X. Si l'on fait agir pendant dix à quinze minutes, sur une région pileuse, la lumière radiante des rayons de Röntgen, on amène la chute complète des poils soumis à l'influence de ces radiations.

Mais cette alopécie n'est pas définitive. Au bout de six à huit semaines, les poils reparaissent et le résultat reste imparfait, tant qu'on n'a pas amené l'atrophie de la papille. Il ne suffit pas, en effet, de faire tomber les poils, il faut surtout en empêcher la récidive.

D'un autre côté, les Rayons X donnés à trop forte dose, sont dangereux pour la peau. Ils déterminent des réactions désagréables et une coloration brunâtre des téguments ; inconvénients qu'il faut éviter à tout prix.

On a réussi, par d'ingénieux procédés, à tourner cette difficulté.

Voici la technique que j'emploie habituellement et qui me semble donner les meilleurs résultats.

Après avoir fait absorber en une ou deux séances la quantité de Rayons X nécessaire pour amener la chute des poils et compatible avec l'intégrité des téguments, je laisse une période de quarante jours s'écouler, avant de renouveler cette séance. Pendant cette période, les poils et duvets tombent d'eux-mêmes et l'alopécie est parfaite.

Pour la rendre définitive, je me contente de faire, tous les deux mois environ, une courte séance (2 unités H), trop faible pour attaquer l'épiderme, mais cependant suffisante pour amener, à la longue, l'atrophie et la destruction complète de la papille.

En somme, ce traitement nécessite une dizaine d'applications radiothérapiques espacées.

Il offre sur les autres procédés, le grand avantage d'être absolument indolore et d'agir, aussi bien sur les poils visibles que sur les fins duvets du visage.

7

Mais il nécessite une grande expérience et un doigté délicat.

Le dosage des Rayons X employés est beaucoup facilité aujourd'hui par les instruments de mesure, en usage chez les spécialistes. Mais il faut procéder minutieusement, territoire par territoire, en protégeant, avec une feuille de plomb découpée, les parties qu'on ne doit pas traiter.

A ces conditions, la radiothérapie constitue, avec l'électrolyse, le meilleur traitement que nous possédions pour lutter, en toute certitude, contre le défaut esthétique de l'hypertrichose.

ACTION DE L'EAU OXYGÉNÉE SUR LES DUVETS. — Le duvet du visage, surtout apparent chez les personnes brunes, est facilement décoloré par des applications répétées d'eau oxygénée. Mais il y a lieu d'observer que l'eau oxygénée à 12 volumes, généralement livrée dans le commerce, ne donnerait que bien lentement et bien incomplètement la décoloration parfaite. Il est préférable d'utiliser une eau plus concentrée et quelques auteurs conseillent la pommade oxygénée suivante :

N° 51. — **Crème décolorante contre le duvet** (CERBELAUD) :

Chlorure de calcium.....................	3 gr.
Lanoline anhydre de Vigier.............	15 gr.
Eau oxygénée Merck à 100 vol........	6 gr.

Cette crème perdant rapidement son efficacité, ne la faire préparer qu'au dernier moment et par petite quantité à la fois. Enduire la lèvre d'une couche de cette préparation ; au bout de trois heures, l'enlever par un lavage au savon. Recommencer plusieurs soirs de suite. Les poils blondissent peu à peu et finissent même par disparaitre.

Pour ma part, je préfère recommander plus simplement l'usage répété d'eau oxygénée à 30 ou 40 volumes, selon la susceptibilité de l'épiderme. Avec un petit tampon d'ouate hydrophile, je fais appliquer tous les soirs, sur les duvets, de l'eau oxygénée à 30 ou 40 volumes. Ce traitement continué pendant quelques semaines, amène la décoloration complète des duvets et leur destruction.

Mais il y a lieu de tâter la susceptibilité de l'épiderme à l'action, légèrement caustique, de la solution concentrée, et de commencer par de l'eau à 20, puis 30, 40 volumes.

Ce traitement excellent pour les duvets, serait insuffisant pour les poils ; il ne peut suppléer en aucune façon, l'électrolyse.

Les Acnés

Séborrhée du visage, Comédons, Points noirs du visage. — Chez la jeune fille, au moment de la formation, ou du moins dans l'âge avoisinant l'établissement des fonctions sexuelles, on remarque souvent que la peau du visage est recouverte d'un léger enduit gras, luisant, donnant l'impression d'une couche de cold-cream répandue sur la figure. Au-dessous de cet enduit, l'épiderme a l'aspect d'une peau d'orange criblée de trous, car les pores de la peau extrêmement dilatés apparaissent très visibles, secrétant une substance huileuse qu'on nomme séborrhée.

Un visage séborrhéique peut rester exclusivement séborrhéique avec aspect huileux et dilatation des pores. Le plus souvent, cependant, il se fait une transformation épidermique et les pores de la peau donnent naissance soit à des petits points noirs nommés comédons, soit à des saillies pustuleuses contenant une gouttelette de pus jaune, preuve évidente de l'infection locale des glandes pilo-sébacées.

Il est très naturel de penser que la distension exagérée des pores du derme favorise l'introduction de germes pathogènes qui se logent dans les glandes, les irritent et y produisent une réaction plus ou moins violente.

Aussi peut-on dire que la séborrhée du visage est le premier stade de l'acné sébacée et de l'acné pustuleuse. Tous les visages atteints d'acné sont des visages gras et si l'intensité du caractère huileux de la peau est variable selon chaque personne, il existe forcément.

L'étude de la séborrhée se confond donc avec celle de l'acné puisque cette dernière n'est qu'une manifestation symptomatique de la séborrhée, cause initiale.

L'acné ponctuée, appelée encore comédons, se caractérise par la présence de petits points noirs, enchâssés dans la peau et ressemblant à des grains de poudre. Sur certains épidermes, ces points noirs sont très apparents, surtout au nez, au front, aux joues. Lorsqu'on presse sur ces points, on en fait sortir un filament blanchâtre à tête noire assez semblable à un petit ver blanc, ce qui explique la croyance populaire les regardant comme « des vers de la peau ». En réalité, ils sont constitués par la matière sébacée, sécrétée par les glandes du derme.

Celles-ci sont le siège d'une formation continue et abondante de matières grasses, destinées à lubréfier la surface cutanée et servent aussi d'émonctoires aux graisses absorbées par l'organisme.

De là, le rôle prépondérant et réel de l'alimentation grasse et féculente dans la production de l'acné.

On cherchera à débarrasser les orifices glandulaires des comédons qui les obstruent.

Ces comédons pourront être enlevés mécaniquement par la pression de l'ongle, d'une clef de montre ou d'un instrument quelconque.

On peut encore avoir recours au massage des parties atteintes, en dirigeant les frictions dans le sens des conduits excréteurs des glandes sébacées ; c'est-à-dire du milieu du front vers les tempes ; du centre des joues vers l'oreille ; des angles internes des yeux et des ailes du nez obliquement vers les joues ; de haut en bas pour le nez ; enfin circulairement de haut en bas autour du menton.

Voici les conseils que donne le Dr Pospelow, à ce sujet : « Le massage de la face contre l'acné ne donne de résultats favorables qu'à la condition de le pratiquer suivant la direction des conduits excréteurs des glandes sébacées et des vaisseaux musculaires du derme. Pour ce faire, il faut : masser dans chaque moitié du front — de la ligne médiane vers la tempe ; aux joues — de dehors en dedans et suivant une ligne courbe, parallèle à la mâchoire inférieure ; à la racine et sur le dos du nez — directement de haut en bas et de dedans en dehors ; à la lèvre supérieure — de la ligne médiane vers la commissure labiale et, enfin, à la région mentonnière — de haut en bas, mais suivant des arcs de cercle disposés autour du centre et du menton.

Le massage est fait par le malade lui-même, le soir, une heure environ avant de dormir. On commence par se réchauffer les mains par l'immersion dans un bain d'eau bouillie très chaude (40 à 43°), puis, après les avoir essuyées à sec et lubréfiées avec de la vaseline stérilisée, on pratique, avec les extrémités digitales, des effleurages énergiques sur les diverses régions de la face, dans les directions ci-dessus mentionnées. La durée de la séance est de 15 à 20 minutes. Le massage terminé, le malade se poudre avec du talc et puis se couche pour dormir. Ce n'est que le lendemain matin qu'il se lave avec de l'eau à la température ambiante (20 à 22°), mais sans employer de savon. En s'essuyant, il doit avoir soin de s'éponger simplement la peau, sans la frotter, avec une serviette bien propre. Une heure après cette toilette, et s'il n'existe pas d'irritation cutanée, le malade procède à un nouveau massage, cette fois au moyen d'un tampon de coton bien serré et enveloppé d'une peau de daim blanche. Les frictions sont faites toujours dans les directions indiquées, mais d'une façon moins énergique et pendant cinq à dix minutes seulement. On saupoudre ensuite de talc.

Il faut pratiquer ces massages quotidiens pendant plusieurs mois de suite pour rendre à la peau sa turgescence normale et pour que les orifices des conduits excréteurs des glandes sébacées se rétrécissent au point de devenir presque imperceptibles à l'œil nu, comme dans une peau saine. »

Pour faciliter l'expulsion des comédons, et aussi pour empêcher les nouvelles concrétions de se reproduire, on doit avoir recours à des lotions d'eau aussi chaude que possible, additionnée de savon à l'icthyol ou au soufre.

Je ne suis pas partisan des pommades qui ont le grave inconvénient de gêner l'excrétion des graisses, en bouchant les pores de la peau et d'augmenter la matière grasse déjà trop abondante. Je préfère beaucoup les lotions alcooliques choisies dans les formules suivantes et que je reproduis selon leur force d'action en commençant par les plus faibles.

Nº 52. — **Lotion contre l'acné des peaux sensibles** (HÉBRA) :

Borate de soude........................	5 gr.
Glycérine	50 gr.
Alcool	50 gr.
Eau de roses..........................	50 gr.

Nº 53. — **Autre Lotion contre l'acné ponctuée** (GAUCHER) :

Eau bouillie..........................	200 gr.
Alcool camphré........................	25 gr.
Soufre précipité et lavé..............	15 gr.

Nº 54. — **Autre Lotion contre l'acné ponctuée** (GAUCHER) :

Sulfure de potassium..................	1 gr.
Teinture de benjoin...................	2 gr.
Eau distillée.........................	100 gr.

N° 55. — Lotion contre l'acné ponctuée (Gaucher) :

Soufre précipité pur, tamisé............	6 gr.
Talc pur et tamisé..................	2 gr.
Glycérine officinale pure............	60 gr.
Eau de roses.....................	120 gr.
Teinture de quillaya..............	10 gr.

A appliquer le soir après lavage à l'eau chaude. Laisser sécher. L'enlever le lendemain matin et poudrer avec :

Carbonate de magnésie..............	50 gr.
Soufre précipité...................	1 gr.

N° 56. — Autre Lotion contre l'acné ponctuée (Hallopeau) :

Eau de fleur d'oranger..............	20 gr.
Alcool	80 gr.
Résorcine	2 gr. 25
Glycérine	1 gr.

N° 57. — Autre Lotion contre l'acné ponctuée (Mestadier) :

Alcool camphré....................	60 gr.
Ether	30 gr.
Icthyol	1 gr.
Teinture de benjoin..............	4 gr.

Dans les cas rebelles on obtient quelques succès par l'application, pendant quatre soirs de suite, de savon noir en nature. L'irritation causée par ce traitement est calmée par des pulvérisations tièdes et l'application d'une pommade inerte.

Je pourrais multiplier, à l'infini, les préparations préconisées contre l'acné. Les formules précédentes suffiront.

On peut enfin se contenter de faire, après une lotion très chaude, une pulvérisation d'eau d'Uriage ou d'Aix, à l'aide d'un appareil automatique à vapeur. Ce moyen est excellent. Il semble que le soufre ainsi projeté pénètre plus intimement dans les téguments.

Quelquefois même l'électrolyse de chaque comédon restera la suprême ressource efficace des comédons rebelles.

Si ceux-ci sont trop nombreux pour être détruits par l'électricité, on peut atténuer la difformité qu'ils constituent en les décolorant par l'application journalière de lanoline associée, par parties égales, à l'eau oxygénée, selon la pommade suivante :

N° 58. — **Crème décolorante contre les points noirs :**

Glycérolé d'amidon......................	20 gr.
Chlorure de calcium....................	10 gr.
Eau oxygénée à 20 vol................	20 gr.

Je dois encore signaler, pour être complet, un nouveau procédé d'extraction des comédons par *le lessivage électrique du visage.*

Pour qu'une peau soit bien portante, exempte de boutons et d'acné, il faut qu'elle soit soumise à une sorte de massage continuel, qui facilite l'extraction de la matière sébacée et active les fonctions des glandes.

Comment y parvenir ?... Par l'ionothérapie.

Tout le monde sait qu'un courant électrique traversant la peau, donne lieu, par la dissolution du chlorure de sodium contenu normalement dans les tissus, à la formation de soude. Cette soude naturelle lessive, nettoie la peau et déterge les glandes sébacées. Au bout de quelques applications électriques, la matière grasse de ces glandes est dissoute, entraînée en dehors ; et l'on est très agréablement surpris de constater la disparition magique des comédons et affreux points noirs du visage.

Plus n'est besoin d'extraire, de force, ces comédons, de les atténuer par des lotions chaudes et des substances irritantes ; le courant électrique suffit amplement à cette tâche.

Mais ce traitement doit varier selon le but que l'on cherche à atteindre.

Supposons le cas le plus fréquent, celui que l'on rencontre le plus ordinairement dans la pratique, c'est-à-dire le cas de ces peaux grasses, huileuses, couvertes de comédons, d'acné et qui font le désespoir des coquettes.

Jusqu'ici nous n'avions à notre disposition que des moyens thérapeutiques désagréables, longs et souvent inefficaces. L'alcool camphré, les lotions chaudes, les préparations soufrées constituaient nos seules ressources.

Je ne parle pas de l'extraction mécanique et forcée des comédons à l'aide des doigts, opération lente, désagréable, et impossible à pratiquer sur certaines parties délicates du visage. Les malencontreux points noirs et les boutons d'acné sont, quelquefois, en si grand nombre à la surface du derme, qu'on ne peut songer à les faire disparaître à l'aide des méthodes anciennes.

Dans ces cas, l'électricité, bien maniée, suffira à elle seule, et cela sans dangers, sans brûlures et sans souffrances, à déterger les glandes sébacées, à vider leur contenu et à débarrasser, en quinze jours, la peau de toute trace de comédons ou d'acné.

Le courant employé, sera emprunté à une batterie de piles fournissant du courant continu, c'est-à-dire un courant silencieux, agissant sans secousses et sans trépidations d'aucune sorte. (Le courant faradique, si universellement répandu, produit par une petite bobine mobile, ornée d'un trembleur et faisant entendre, en fonctionnant, un tremblement spécial, est à rejeter. Il ne pourrait servir à l'ionothérapie.)

Les plaques chargées d'apporter à la peau le bienfaisant courant, seront imbibées d'une solution de salicylate de soude à 1 pour 100.

Au bout d'une dizaine de séances de dix minutes de durée et en utilisant une dose de 5 à 6 milliampères, les glandes sébacées seront lessivées, les comédons auront disparu et la peau aura repris son aspect normal.

Mais, me dira-t-on, cette application d'électricité galvanique ne peut-elle pas causer quelque désordre ?

L'intensité de 5 à 6 milliampères que je préconise est, on en conviendra, bien faible si on la compare aux intensités de 80 et 100 milliampères que j'emploie couramment dans ma pratique. Elle est néanmoins suffisante pour déterger les glandes et pouvoir être maniée par toute personne étrangère aux choses de la médecine.

N'oublions pas, en effet, que la thérapeutique esthétique doit être, avant tout, une thérapeutique inoffensive. Sous prétexte de guérir, il ne faudrait pas abîmer les téguments si fins et si délicats du visage.

Avec cette intensité il n'y a aucune brûlure, aucune réaction à craindre mais il faut, bien entendu, que le courant soit bien dosé et convenablement employé.

Chaque visage ne réagissant pas de la même manière au courant électrique, je suis d'avis d'en surveiller les effets.

Il est certain que des doses trop fortes ou trop prolongées irriteraient à la longue, l'épiderme sensible du visage. C'est là une affaire de tact et de technique. Il faut obtenir une légère rougeur des tissus, et s'en tenir aux doses de 5 à 6 milliampères, conseillées plus haut. En un mot, le courant ne doit donner à la peau qu'une impression *légère* de cataplasme sinapisé et non une sensation de brûlure !

D'ailleurs après une simple démonstration, les personnes les moins familiarisées avec l'électricité, seront capables de se soigner le visage et de faire ce lessivage électrique, si favorable à la bonne harmonie de la peau.

ACNÉ INFLAMMATOIRE ; BOUTONS D'ACNÉ. — L'acné inflammatoire ou boutonneuse, est mise souvent sur le compte de la formation, des changements de saison, de l'âge, et pour ces raisons est souvent négligée.

Il n'en est pas moins vrai que la jeune fille et la jeune femme paient un fréquent tribut à cette affection d'autant plus désagréable qu'elle siège toujours sur des parties apparentes.

Impossible d'aller, avec ces affreux bourgeons, faire admirer au bal ses épaules et son visage ; mécontentement personnel de voir, dans son miroir, une peau parsemée de petites élevures rouges, pointues, arrondies, surmontées de vilaines croûtes jaunâtres et suppurant sous la moindre pression.

L'acné inflammatoire ou boutonneuse, fréquente à l'âge de l'évolution sexuelle, est heureusement une affection d'assez courte durée. Apparaissant ordinairement entre 12 et 24 ans, elle s'atténue ensuite pour disparaître. Quelquefois cependant elle persiste et se transforme en acné rosacée. De cause interne : troubles gastriques, menstruels, elle peut aussi être occasionnée par l'emploi intempestif de fards et de produits de mauvaise qualité. Enfin l'influence d'une hygiène défectueuse ou d'une alimentation mal choisie est évidente.

Le premier souci sera de chercher à remédier par un régime sévère, aux fermentations ou aux troubles d'origine gastrique. Les poissons de mer, les coquillages, les crustacés, les viandes noires, le gibier, la charcuterie, les conserves, les liqueurs et le café seront rigoureusement interdits. On fera usage d'eau de Vals, de Vichy, d'eaux purgatives légères en petite quantité et l'on cherchera à remédier aux troubles digestifs et à oxygéner le sang par l'emploi merveilleux du peroxyde de magnésium.

Les parties atteintes seront lavées à l'eau aussi chaude que possible additionnée d'un peu de borax et touchées ensuite avec un petit tampon de ouate hydrophile imbibée d'alcool camphré coupé d'eau chaude par moitié. Peu à peu on diminuera la quantité d'eau chaude.

Les préparations actives préconisées contre l'acné vulgaire sont nombreuses ; je ne puis les citer toutes et me contenterai d'énumérer ici quelques formules recommandables :

N° 59. — Pommade contre les boutons d'acné (MESTADIER) :

Icthyol	5 gr.
Oxyde de zinc......................	4 gr.
Vaseline	10 gr.
Lanoline	10 gr.

N° 60. — Pommade contre les boutons d'acné (MESTADIER) :

Lanoline	10 gr.
Huile d'amandes douces.............	5 gr.
Soufre précipité...................	5 gr.
Extrait de violettes...............	0 gr. 50

N° 61. — Autre Pommade (HÉBRA) :

Sous-nitrate de bismuth............	2 gr.
Précipité blanc....................	2 gr.
Icthyol	20 gr.
Vaseline	20 gr.

N° 62. — Autre Pommade (JADASSOHN) :

Thigénol	3 gr.
Résorcine	1 gr.
Lanoline	25 gr.
Huile d'olive......................	10 gr.
Eau distillée......................	50 gr.

N° 63. — **Autre Pommade :**

Acide salicylique...................... 1 gr.
Soufre précipité pur tamisé........... 1 gr.
Camphre pulvérisé tamisé............. 1 gr.
Huile de cade pure................... 10 gr.
Oxyde de zinc........................ 20 gr.
Vaseline blonde...................... 30 gr.

Si ces pommades engendraient, au bout de quelques jours, une légère irritation de l'épiderme, on remplacerait momentanément les préparations précédentes par la pommade simple à l'oxyde de zinc.

On remarquera que les préparations ordonnées contre l'acné contiennent presque toutes du soufre ou un succédané du soufre (icthyol). Ce médicament a, en effet, une action utile contre les diverses sortes d'acné et je considère que l'usage interne de soufre, associé par parties égales avec du miel (une ou deux cuillerées à café par jour), exerce une influence favorable sur l'évolution de l'acné.

Je prescris aussi, avec succès, le peroxyde de magnésium.

La thérapeutique des acnés s'est enrichie, tout dernièrement, des traitements par les agents physiques. J'ai eu l'occasion d'essayer à plusieurs reprises dans ma clientèle, la médication par l'air chaud à 120 degrés, avec grande satisfaction. Pour que cette température soit facilement supportée par l'épiderme délicat du visage, il est indispensable de déplacer continuellement l'appareil pendant la séance. La réaction légère consécutive aux applications d'air chaud, est facilement atténuée par quelques lotions fraîches.

Couperose ; Acné rosacée. — La couperose ou acné rosacée est produite par des troubles de vascularisation de l'épiderme. Attribuée quelquefois à des écarts de régime, elle attaque souvent des personnes très sobres, auxquelles l'eau est plus familière que le vin. On en ignore, à vrai dire, les causes déterminantes.

A un léger degré, la couperose est caractérisée par des poussées congestives du milieu des joues et du nez. Ces taches sont passagères, survenant plutôt le soir que le matin et s'accentuant au moment de la digestion. Plus tard, ces taches deviennent permanentes et sont sillonnées, en tous sens, par des dilatations vasculaires, irrégulières et sinueuses, semblables à des varices. Enfin, dans la suite et dans les cas intenses, il peut se former des papules, des pustules énormes qui transforment le nez en une masse monstrueuse, huileuse, rouge violacée, digne ornement du nez de nos cochers parisiens.

Je ne parlerai pas du traitement de cette dernière forme qui relève essentiellement de la chirurgie. Je sais que mes lectrices ont suffisamment le souci de leur beauté pour traiter, dès le début, la couperose variqueuse et en éviter les hideuses conséquences.

Ce qu'il importe surtout de traiter dans la couperose, ce n'est pas tant les phénomènes congestifs extérieurs et visibles, que l'état général.

A quoi bon cacher les rougeurs du teint, sous une crème ou à l'aide d'une lotion, si on laisse subsister la cause déterminante ? S'il se produisait une inondation dans votre salle de bains, vous contenteriez-vous d'éponger l'eau, sans prendre la précaution de

fermer le robinet !... Il en est de même pour la couperose : fermez la cause, le robinet, déterminant la
couperose; vous en épongerez, vous en arrêterez ensuite les manifestations cutanées.

Mais les causes de la couperose peuvent être d'ordre divers et provenir de troubles digestifs, hépati-
ques, circulatoires ou génitaux.

Les troubles digestifs sont, à mon avis, les plus
communs : les lourdeurs d'estomac, les digestions pénibles, déterminent une rougeur partielle, passagère,
puis permanente de la figure. Chacun a pu remarquer que ces rougeurs s'accentuaient au milieu et
après le repas ; preuve évidente que le point de départ de la couperose est souvent d'origine gastrique.

Le traitement sera donc dirigé contre ces troubles
digestifs. C'est le rôle du médecin d'activer par les
amers, les poudres absorbantes, l'acide chlorhydrique, les fluorures et autres médicaments appropriés,
l'activité de la muqueuse stomacale.

Mais c'est surtout contre la constipation — cette
maladie essentiellement féminine — et contre l'intoxication produite par la rétention des matières dans
l'intestin, qu'il faut lutter. Car c'est la constipation
qui crée la congestion ; chacun le sait, et pourtant
que de femmes sont constipées ! Combien de femmes
sont obligées de prendre chaque jour des remèdes,
des lavages, des pilules de toute sorte pour faciliter
ou solliciter les fonctions intestinales ! Combien de
femmes, restent, quelquefois, deux, trois jours
même, sans satisfaire aux exigences de la nature et
n'y prêtent aucune importance. Et pourtant, ces
excrétions que l'on garde si longtemps dans le tube

digestif, empoisonnent, intoxiquent et congestionnent au plus haut point.

Évitez donc, par dessus tout, la constipation, et si votre intestin, paresseux et atone, ne fonctionne plus, recourez au massage et surtout à l'électricité selon la méthode que je préconise dans une autre partie de ce livre.

Si la constipation et les troubles digestifs n'entrent pour rien dans la production de la couperose, il faut songer à un mauvais état de la circulation périphérique et vérifier la pression artérielle, le fonctionnement du cœur, la présence probable de varices ou d'hémorrhoïdes.

Il est certain qu'au moment de la ménopause, c'est-à-dire au moment où se fait la stase sanguine qui met arrêt aux règles et qu'on appelle le retour d'âge, la congestion du visage s'exagère.

C'est qu'il y a là encore un obstacle à la circulation du sang et la congestion qui en résulte se manifeste par ces varices et par des dilatations veineuses apparentes au visage.

D'ailleurs, tout ce qui pousse à la congestion : les cols trop serrés, le corset étroit, l'alcool sous toutes ses formes, les repas copieux, le froid, le vent sec, la chaleur excessive dégagée par les poëles (couperose des cuisinières, des repasseuses) ; l'abus des cosmétiques dangereux et de mauvaise qualité (couperose des actrices), sont autant de causes dont le retentissement fâcheux portera atteinte au visage.

L'important est de trouver la cause exacte de cette érythrose faciale.

Si cette cause vous échappe, faites usage d'un traitement à la fois interne et externe.

Je ne sais rien de plus efficace, à ce sujet, que les excellents cachets suivants que je recommande vivement :

N° 64. — **Cachets contre la couperose** (BROCQ) :

Extrait sec d'hamamelis.............	0 gr. 01
Bicarbonate de soude...............	0 gr. 25
Magnésie calcinée....................	0 gr. 20
Ergot de seigle pulvérisé..........	0 gr. 05
Aloès soccotrin.....................	0 gr. 02
Poudre de noix vomique...........	0 gr. 02

Pour un cachet. Prendre deux cachets par jour pendant 20 jours ; interrompre pendant les règles.

Je conseille aussi les pilules suivantes :

N° 65. — **Pilules contre la couperose** (MESTADIER) :

Extrait d'hamamelis................	0 gr. 05
— d'hydrastis	0 gr. 02
Ergot de seigle pulvérisé..........	0 gr. 02

A prendre 2 à 3 pilules par jour.

Localement, on prescrira des lotions d'eau très chaude additionnées de teinture d'hamamélis, de teinture de benjoin ou d'espèces aromatiques et l'application d'une des pommades suivantes :

N° 66. — **Pommade contre la couperose** (MESTADIER) :

Adrénaline	1 gr.
Alcoolature de marrons d'Inde..........	20 gr.
Lanoline	60 gr.

N° 67. — Pommade contre la couperose :

Savon	10 gr.
Axonge benzoïnée.....................	20 gr.
Lait de soufre......................	2 gr.
Naphtol B...........................	0 gr. 50

N° 68. — Autre Pommade (Unna) :

Axonge benzoïnée....................	80 gr.
Résorcine	5 gr.
Kaolin	5 gr.

N° 69. — Lotion contre la couperose (Mestadier) :

Sulfure de potasse....................	2 gr.
Teinture de benjoin...................	4 gr.
Eau de Cologne.......................	100 gr.
Eau distillée........................	100 gr.

N° 70. — Autre Lotion (Saint-Martin) :

Hyposulfite de soude.................	4 à 8 gr.
Alun pulvérisé.......................	4 à 8 gr.
Eau de roses........................	180 gr.
Eau de Cologne......................	12 gr.

Les pommades n°s 67 et 68 engendreront une légère poussée d'inflammation, suivie d'amélioration. Au cas où la réaction serait trop forte, l'atténuer par des applications de pommade à l'oxyde de zinc. Voir aussi la formule donnée à propos du nez rouge.

La couperose persistante, ayant tendance à l'hypertrophie et produisant une coloration ou des sinuosités rouges très accentuées, devra être traitée d'une façon plus active par l'électrolyse ou les étincelles de haute fréquence.

C'est là, en vérité, le seul traitement rapide et efficace de cette affection et bien des fois, j'ai pu ainsi, en quelques séances d'électricité, rendre au visage couperosé, une teinte normale.

Les piqûres électrolytiques sont faites selon les indications que j'ai données au sujet de l'épilation, à l'aide d'une fine aiguille de platine reliée au pôle négatif d'un appareil à courants continus. Mais les piqûres seront dirigées, très obliquement, dans le sens des vaisseaux capillaires apparents. L'intensité ne devra pas dépasser 4 milliampères. A la suite de ces piqûres, les petits vaisseaux s'oblitèrent, pâlissent peu à peu, pour bientôt disparaître.

Dans certains cas, et chez les femmes qui ne peuvent supporter la douleur produite par l'aiguille, j'ai recours aux petites étincelles de haute fréquence. A l'aide du fourreau condensateur en verre, on fait agir sur toute la surface atteinte, une pluie de minuscules étincelles qui augmentent, d'abord et pour quelques heures, la rougeur, mais déterminent ensuite, et pour toujours, l'anémie de la partie couperosée.

Ces moyens agissent, à mon avis, d'une façon beaucoup plus efficace et plus rapide que la scarification et viennent à bout des cas les plus rebelles.

Taches de rousseur. — Lentigo

Les taches de rousseur ou taches de lentigo, fréquentes chez les personnes blondes et rousses, occupent, comme on le sait, les parties découvertes du visage et du corps. Elles peuvent siéger sur toutes les autres parties du corps, même sur les régions les plus abritées ; ce qui prouve bien, contrairement à la croyance populaire, que ces taches de rousseur sont d'origine congénitale et que le soleil, seul, est impuissant à les créer.

Elles sont dues, en réalité, à un trouble de pigmentation de la peau, pigmentation accentuée par l'air chaud et les rayons solaires, mais nullement produite par eux.

On s'efforcera toutefois de prévenir l'influence nocive de la lumière et du soleil, en garantissant le visage et les mains, de voilettes rouges ou jaune paille, d'ombrelles, de chapeaux à larges bords, de gants...

Les taches de rousseur offrent une grande résistance à tous les moyens actifs avec lesquels on cherche à les combattre. Elles constituent, dans bien des cas, des taches indélébiles et les fameuses lotions au cresson, aux fleurs de lys, aux fèves écrasées et au jus de carotte, préconisées gravement dans certains livres ou journaux de beauté, ne sont que des moyens enfantins et ridicules, nés dans l'esprit d'auteurs ignorants.

Pour guérir les taches de lentigo, il faut absolument rénover l'épiderme et entraîner la desquamation des parties atteintes.

Les acides, le sublimé, les sels de mercure, médicaments irritants et délicats à manier, donneront, seuls, de bons résultats.

Avant de recourir à ces moyens actifs, on peut,

dans certains cas légers, essayer les applications locales d'eau oxygénée à 40 volumes, en ayant soin de ne toucher, avec le pinceau, que la tache même.

Voici encore une lotion, mieux supportée que les préparations qui vont suivre, mais aussi moins rapide, et qui convient particulièrement aux épidermes sensibles :

N° 71. — Lotion contre les taches de rousseur (Brocq) :

Chlorate de soude.....................	3 gr.
Borate de soude......................	2 gr.
Glycérine	30 gr.
Eau de roses.........................	170 gr.
Alcool	10 gr.
Essence de roses.....................	10 gouttes

Ces moyens resteront quelquefois inefficaces et ce n'est qu'en s'adressant à l'action caustique du sublimé ou de l'acide chlorhydrique qu'on obtiendra la desquamation et l'irritation nécessaires au succès.

Voici les formules efficaces généralement employées à cet effet :

N° 72. — Topique contre les taches de rousseur (Robin) :

Sublimé	0 gr. 30
Chlorure d'ammonium...............	0 gr. 30
Salol	0 gr. 10
Essence de géranium................	10 gouttes
Alcool à 90°.......................	10 gr.
Eau de roses.......................	100 gr.

N° 73. — Lotion contre les taches de rousseur (Hardy) :

Sublimé............................	1 gr.
Sulfate de zinc.....................	2 gr.
Acétate de plomb...................	2 gr.
Eau de roses.......................	250 gr.

N° 74. — **Solution contre les taches de rousseur** (Pascutius) :

Chlorure d'ammonium................... 5 gr.
Acide chlorhydrique.................... 5 gr.
Glycérine .... 30 gr.
Lait virginal.......................... 100 gr.

Le lait Isberg possède les mêmes effets que les formules précédentes, il est d'un emploi plus facile.

Dans le même genre d'idées, voici encore une formule efficace :

N° 75. — **Topique contre les taches de rousseur** :

Sublimé corrosif....................... 1 gr.
Oxyde de plomb hydraté................. 10 gr.
Eau saturée de camphre................. 350 gr.

Verser dans une tasse, une cuillerée à bouche de cette préparation et y ajouter une égale quantité d'eau ordinaire. Avec un pinceau, toucher les taches de rousseur deux jours de suite. Il se produira une cuisson assez vive, puis une légère inflammation de la peau qui prendra une teinte cendrée. Ce résultat obtenu, continuer le traitement, mais en coupant alors la préparation de trois parties d'eau : une cuillerée de préparation dans trois d'eau. La peau rougit, s'écaille et après 15 jours de traitement, redevient blanche et normale. Si le résultat d'inflammation et de cuisson ne se produisait pas au bout du troisième jour, on emploierait la préparation précédente pure, jusqu'à la réaction cherchée.

Cette réaction, quelle que soit la formule adoptée, est absolument indispensable. L'épiderme doit desquamer, s'écailler, mais la réaction cependant ne doit pas dépasser une certaine mesure. C'est là une affaire de tâtonnements et de susceptibilité variable selon chaque épiderme.

Enfin je signalerai pour les personnes courageuses, désirant absolument se débarrasser des taches brunâtres de la peau, l'action irritante, mais réellement efficace, des étincelles de haute fréquence. Ce moyen que j'ai expérimenté dans plusieurs cas de troubles pigmentaires graves, n'a jusqu'ici, été signalé nulle part. Il m'est donc personnel et m'a donné, dans plusieurs circonstances, des résultats merveilleux. Son seul inconvénient est d'être douloureux. Il consiste à cribler de petites étincelles, pendant quelques secondes, la tache que l'on veut faire disparaître. A la suite de cette intervention, une vive irritation se produit au point traité ; une croûte se forme et quand celle-ci se détache, la peau a repris sa coloration normale.

Hâle de la peau

Le hâle de la peau, dû à la caresse un peu rude du soleil ou au voisinage de la mer, peut s'éviter, en grande partie, par la protection du visage.

Les ombrelles et les chapeaux, inventés pour se garer de ces accidents, ont été, par mode imprudente, détournés de leur vrai but. Les femmes, du reste, ont bien plus le souci d'en faire valoir la richesse et l'élégance que de s'en servir comme instruments de protection de leur teint.

On peut concilier ces deux ennemies : la mode et l'hygiène, en opposant son ombrelle aux rayons du soleil et en choisissant des chapeaux à larges bords.

Du reste, au bord de la mer, une bonne voilette épaisse en tissu jaune paille ou rouge abritera suffisamment le teint. Je donne la préférence aux voilettes rouge et jaune paille qui ont le mérite de s'opposer mieux que les autres couleurs, aux actions chimiques du soleil. Ce sont, en effet, les rayons chimiques du soleil et non pas, ses rayons lumineux qui sont la cause de ces érythèmes.

Une bonne couche de crème et de poudre complétera le traitement préventif.

Mais lorsque l'épiderme est déjà hâlé, que la peau a pris un aspect jaune caractéristique, les lotions à la teinture de benjoin ; le mélange de citron et d'eau de roses seront indispensables pour atténuer cette coloration.

L'eau oxygénée peut rendre des services et sera appliquée sous forme de pommade au glycérolé d'amidon telle que la suivante :

N° 76. — Crème oxygénée contre le hâle (MESTADIER) :

Glycérolé d'amidon...................... 30 gr.
Eau oxygénée à 100 volumes........... 6 gr.

Cette crème perd son efficacité au bout de deux à trois jours. N'en faire donc préparer qu'une petite quantité à la fois et au dernier moment. Il est d'ailleurs facile de la préparer soi-même.

Voici une formule plus active contre le hâle de la peau.

Appliquez plusieurs soirs de suite la composition suivante :

N° 77. — Pommade contre le hâle :

Naphtol B.............................. 10 gr.
Oxyde de zinc......................... 15 gr.
Vaseline jaune........................ 40 gr.

Laissez cette pommade pendant une heure et enlevez-la à

l'aide d'eau amidonnée tiède. Cette pommade irrite un peu l'épiderme, aussi devra-t-on atténuer cette irritation par l'emploi de la pommade ordinaire à l'oxyde de zinc.

Masque de la grossesse — Chloasma

Le chloasma ou masque de la grossesse est une pigmentation qui occupe de préférence le front, le menton et les parties latérales de la figure.

Elle provient très probablement, ainsi que la plupart des troubles occasionnés par la gravidité, d'une altération dans le fonctionnement des appareils circulatoires et nerveux, et se compose de taches isolées ou confluentes, jaune-claires ou foncées, parfois presque noires .

Ces taches sont difficiles à effacer et on ne peut agir sur elles qu'en produisant, par des moyens irritants, une rénovation de l'épiderme.

On doit toutefois commencer par les procédés doux.

Dans cet ordre d'idées, on essaiera les applications locales d'eau oxygénée à 40 volumes suivies de la pommade suivante :

N° 78. — **Pommade contre le masque de la grossesse :**

Vaseline	20 gr.
Kaolin	8 gr.
Carbonate de bismuth.................	5 gr.

Il ne faut pas trop compter sur les effets de cette méthode, car la desquamation des taches est absolument indispensable au succès du traitement. Aussi est-ce au sublimé que l'on doit s'adresser en agissant de la même façon et avec les mêmes formules que celles indiquées plus haut au sujet des taches de rousseur.

On peut aussi appliquer la nuit une couche de pommade au calomel :

N° 79. — Pommade contre le chloasma (MESTADIER) :

Calomel .... 2 gr.
Lanoline .... 30 gr.

Surveiller l'effet irritant de cette pommade.

Il existe enfin un troisième procédé, très actif, mais très difficile à manier. C'est le traitement par l'acide chrysophanique.

Après avoir nettoyé au savon la région atteinte, on enduit cette région, sans la frotter, avec la pommade suivante :

N° 80. — Pommade à l'acide chrysophanique contre le masque de la grossesse (NEUMANN) :

Acide chrysophanique.............. 0 gr. 80
Axonge .... 40 gr.

Cette onction est répétée tous les deux jours. Elle détermine nécessairement une irritation très accentuée ; la figure gonfle ; mais au bout de quelques heures, cette irritation disparaît et l'épiderme reparaît normal.

Je conseille à celles de mes lectrices qui voudraient essayer ce traitement désagréable, d'en faire surveiller les effets par leur médecin. La susceptibilité de l'épiderme n'est pas la même chez tout le monde et certains visages réagissent d'une façon pénible,

On pourrait, avec plus de succès encore, avoir recours à l'action rénovatrice des étincelles de haute fréquence, telle que je l'ai indiqué à propos des taches de rousseur, car, de toute façon, ce n'est qu'en amenant une irritation importante des parties atteintes qu'on obtiendra la desquamation de la peau nécessaire à sa rénovation.

Eczéma

L'importance de cette maladie, qui siège d'ailleurs sur toutes les parties du corps, m'engage à lui consacrer un chapitre spécial (voir plus loin) où mes lectrices trouveront tous les détails concernant l'étiologie et le traitement de cette dermatose.

Dartres eczémateuses

Le mot dartre, si employé autrefois, est ignoré en médecine, car on range, sous cette dénomination générale, une quantité d'affections cutanées les plus diverses.

Au sens où le public l'emploie, il sert à désigner une sorte d'eczéma séborrhéique de la peau.

Dans ce cas, cette affection se caractérise par de minces lamelles squameuses recouvrant un petit placard rose irrégulier. Il s'agit là, à proprement parler d'une sorte d'eczéma furfuracé qu'il importe de traiter comme un eczéma vulgaire.

J'indique plus loin, avec détails, les moyens de soigner les différentes sortes d'eczéma.

Mais on pourra dans les cas simples, utiliser avantageusement le simple traitement suivant :

Après lavage à l'huile d'amandes, appliquer la :

N° 81. — Pommade contre les dartres (MESTADIER) :

Baume du Pérou......................	4 gr.
Oxyde de zinc........................	5 gr.
Amidon	5 gr.
Vaseline	10 gr.
Lanoline	10 gr.

et surtout, pour combattre les causes internes de cet eczéma, dû souvent à des troubles digestifs, prendre matin et soir après le repas une cuillerée à café de peroxyde de magnésium.

J'attirerai l'attention de mes lectrices sur un petit détail imparfaitement connu du public et qui explique souvent l'échec des pommades utilisées contre l'eczéma.

Pour nettoyer la peau couverte de pommade, et avant d'y déposer une nouvelle couche, il faut absolument se servir d'huile d'olive ou mieux d'huile d'amandes douces que l'on essuie aussitôt après, à l'aide d'ouate hydrophile.

L'eau et le savon sont en effet absolument contre-indiqués dans tous les cas d'eczéma, car ils traumatisent la peau et exaspèrent les lésions.

Verrues du visage

On a donné le nom de verrues planes juvéniles, à des petites élévations cornées siégeant sur le visage des enfants et des jeunes gens et transformant, par leur nombre, la coloration normale de la peau. Elles sont toujours de dimensions beaucoup plus restreintes que celles des verrues vulgaires et ne dépassent pas, en hauteur et en diamètre, un millimètre de diamètre ; mais elles constituent par leur présence même et par l'aspect grisâtre qu'elles donnent au visage, une atteinte à la beauté du teint.

Pourquoi s'attaquent-elles de préférence aux adolescents et s'observent-elles presque exclusivement sur les parties découvertes du corps ?... On ne sait ; et si l'on tient compte de la facilité avec laquelle ces verrues se propagent, on est porté à croire à une origine parasitaire. Le parasite qui détermine les verrues se multiplie par auto-inoculation, suivant les traînées et les sillons que les ongles, en grattant, forment sur la peau. Il est certain que la moindre érosion, la moindre égratignure d'un visage atteint de verrues planes, se recouvre d'une série de ces vilaines papules, jaune-grisâtres, et leur nombre est quelquefois si grand que la coloration de la peau en paraît changée.

Ces lésions ont un développement rapide : indolentes et par cela même, négligées par les malades, elles peuvent persister pendant des années, puis disparaître spontanément.

Deux médications internes : l'arsenic et la magnésie semblent avoir une influence marquée sur leur disparition.

L'arsenic sous forme de liqueur de Fowler et le carbonate de magnésie à la dose de 0,60 centigrammes par jour.

Ces médicaments demandent à être continués assez longtemps.

Comme traitement local, je conseillerai des attouchements, tous les trois jours, avec une goutte d'acide acétique pur, qui a l'avantage de ne pas altérer la coloration de la peau.

Les acides chromique, nitrique, si efficaces contre les verrues vulgaires sont à rejeter, pour le visage, en raison de leur irritation et de la coloration qu'ils donnent aux téguments.

On pourra dans bien des cas, se contenter de la pommade suivante :

N° 82. — **Pommade contre les verrues du visage** (LE-REDDE) :

Vaseline	20 gr.
Acide salicylique......................	1 gr.
Résorcine	0 gr. 20

Pour les cas rebelles, je signale l'action efficace des étincelles de haute fréquence à l'aide du condensateur en verre. Je fais porter une ou deux étincelles sur chaque verrue ; celle-ci pâlit, se dessèche et tombe quelques jours après la séance.

Les nœvi ou taches de vin

La croyance populaire, si difficile à combattre, veut que les taches de vin, les nœvi, soient la conséquence de désirs, d'envies contrariées pendant la grossesse et ces taches représenteraient, à peu près, la forme, la couleur, les dimensions de l'objet convoité. L'enfant apporterait, en naissant, la trace des désirs, des caprices que sa mère aurait pu avoir pendant la gestation.

Inutile, je pense, de faire remarquer la puérilité de ces idées. Elles peuvent servir de prétexte à la réalisation d'un caprice de femme, mais n'ont, sur l'apparition du nœvus, aucune influence.

Les taches de vin existent, presque toujours au moment de la naissance. Plus tard, elles se développent et peuvent présenter les formes les plus diverses.

Le plus souvent, elles apparaissent sous l'aspect d'une tache, couleur lie de vin, qui augmente de coloration sous l'influence des efforts ou des cris de l'enfant. Leur grandeur, leur siège varient à l'infini ; elles peuvent être planes ou turgescentes et l'on cite un cas de nœvus ayant justifié, par son siège, une nullité de mariage.

Combien de jeunes filles, du reste, coiffent sainte Catherine, du fait d'une difformité semblable et par la faute de parents assez négligents pour hésiter à faire traiter ces taches si disgracieuses !

Toutes les pommades, toutes les drogues que les livres et les établissements de beauté préconisent contre cette affection sont inutiles et souvent dangereuses. Elles peuvent même donner lieu à des ulcérations repoussantes.

Le seul traitement efficace, le seul qui puisse amener avec certitude, la disparition de ces nœvi et le retour de la coloration normale de la peau, est l'électrolyse.

Le vaccin, qui a été utilisé contre les nœvi, est

insuffisant et offre l'inconvénient de cicatrices visibles.

Aussi insisterai-je pour recommander l'action destructive de l'électrolyse et indiquerai-je la méthode spéciale que j'emploie couramment et qui diffère selon les formes présentées par les nœvi.

1° La méthode bipolaire consiste à introduire dans la tumeur deux aiguilles reliées l'une au pôle positif, l'autre au pôle négatif d'un appareil à courants continus. Les aiguilles en usage sont en platine iridié ou en or, isolées dans une gaine à la gomme laque, sauf à leur extrémité.

On enfonce l'aiguille positive peu profondément en un point du nœvus, sans dépasser la couche sous-épidermique et en se rappelant que l'on doit traiter tout d'abord la périphérie de la lésion ; puis on introduit l'aiguille négative à une distance de 5 à 6 millimètres de la première et en ayant soin que ces deux aiguilles ne se touchent pas à l'intérieur de l'angiome. La main posée sur le rhéostat et l'œil fixé sur le galvanomètre, on fait passer très doucement le courant jusqu'à ce qu'on atteigne de 10 à 15 milliampères. On voit alors se dessiner autour de l'aiguille négative une petite zone blanche qui tend à noircir peu à peu en quelques secondes. Dès que cette escharre est formée, on retire l'aiguille négative et on l'enfonce à côté de la première escharre, à une distance suffisante pour que les cercles de destruction ne se touchent pas. On fait donc tout autour de l'aiguille positive une couronne de piqûres négatives. Puis l'on retire l'aiguille positive ;

on l'enfonce au centre d'une nouvelle zone d'action et ainsi de suite.

C'est, à mon avis, la méthode la plus rapide et la moins douloureuse. Les séances sont répétées tous les huit jours. Le résultat éloigné de l'opération est le suivant : chaque piqûre devient un centre de sclérose qui oblitère les vaisseaux dilatés de sorte que la tache pâlit peu à peu et finit par disparaitre en quelques semaines.

Le traitement des nœvi vasculaires saillants, des nœvi érectiles se rapproche beaucoup du traitement précédent. L'intensité employée devra seulement être plus forte et atteindre de 25 à 40 milliampères.

2° Dans les grosses tumeurs vasculaires et dans les angiomes de petite taille, placés dans une région très apparente, on aura souvent avantage à recourir à la méthode monopolaire, c'est-à-dire à enfoncer d'abord à la base de la tumeur une ou plusieurs aiguilles réunies en quantité au même fil positif ; pendant que l'autre pôle, représenté par une plaque d'étain garnie de ouate mouillée, sera placé sur la peau, dans le voisinage de la tumeur. L'intensité sera de 10 à 20 milliampères. Le traitement sera dirigé comme précédemment et les séances répétées tous les 8 jours.

Les grains de beauté un peu volumineux et qui, malgré leur appellation trompeuse, déparent quelquefois la figure des jolies femmes, sont justiciables de la piqûre électrolytique. Ces grains d'ailleurs, sont, la plupart du temps, accompagnés d'un bouquet de longs poils et, malgré leur coloration brunâtre, peuvent être regardés comme de véritables nœvi. L'électricité, dans ces cas, agit à la fois, en détruisant la tache et en faisant disparaître à jamais les poils disgracieux.

Les personnes craintives peuvent aussi s'adresser à l'action fondante des rayons X et du radium. C'est là un procédé nouveau, absolument indolore et qui donne, en maintes circonstances, des résultats remarquables.

CHAPITRE VI

I. — **Les Yeux**

Hygiène de l'œil. — Pour embellir les yeux. — Collyre pour augmenter l'éclat des yeux. — La cernure des yeux. — Alcoolat contre les yeux cernés. — Le gonflement et l'œdème des paupières. — Le larmoiement. — Lotion contre le larmoiement. — La myopie. — Moyens de la combattre. — L'hypermétropie. — Le strabisme. — Moyens d'y remédier.

Cils et sourcils. — Pommade pour l'entretien des cils et sourcils. — La chute des cils et sourcils. — La séborrhée des cils et sourcils. — Lotions contre la séborrhée. — La sécheresse des cils et sourcils. — Pommades contre la sécheresse des cils et sourcils. — Les pellicules et la chute des sourcils. — Pommades et lotions contre les pellicules. — L'eczéma des cils et sourcils. — Pommades contre l'eczéma. — Pommade excitante contre l'alopécie des sourcils et des cils. — La blépharite. — Pommades contre la blépharite. — Teinture des cils et sourcils.

La coloration des yeux peut se rattacher à cinq tons fondamentaux : noir, foncé, marron, gris et bleu.

Les nuances foncées augmentent en passant des latitudes septentrionales aux latitudes méridionales. Les nuances claires, relativement rares chez les peuples méridionaux, atteignent leur maximum de fréquence chez les peuples du Nord.

En France, on rencontre surtout les yeux bleus ;

les yeux franchement noirs sont très rares, puisqu'on ne les trouve que chez cinq personnes sur cent.

La coloration des yeux est généralement en harmonie avec celle de la chevelure. C'est ainsi que les iris d'une teinte claire s'harmonisent avec les cheveux blonds ; les iris de teinte foncé s'observent, au contraire, chez les sujets à chevelure brune ou noire; quelques exceptions à cette règle générale sont cependant possible.

La beauté des yeux dépend de leur forme, qui doit être allongée en amande, de leur grandeur, de leur expression, grandement modifiée par l'éclat des cils et des sourcils.

On peut, dans certains cas, augmenter la grandeur des yeux.

Chacun sait d'un trait de crayon délicatement posé élargir le cercle des paupières, mais on ne peut abuser de ce procédé, réservé aux actrices et qui doit être toujours exécuté avec une grande sobriété.

Certains oculistes pratiquent une incision palpébrale qui n'offre, paraît-il, aucun danger et qui permet de modifier la grandeur des yeux.

En vérité, cette opération a pour but de découvrir une plus grande partie du globe oculaire et ne doit être tentée que dans des cas exceptionnels.

L'hygiène de l'œil est beaucoup plus importante à connaître. Comme toutes les autres parties du corps, cet organe exige des soins minutieux, dans le but de le conserver en bon état de santé. Des lavages, chaque matin, à l'eau de bluets tiède, enlèveront les sanies déposées par la sécrétion des glandes sébacées.

Tout ce qui dans la journée peut fatiguer la vue : la lumière, la flamme de gaz scintillante et dansante, sera caché sous des abats-jour reposants, de couleur verte ou bleue. L'éclairage devra venir de côté et non de face et l'usage de cols trop serrés, empêchant la libre circulation du sang, sera sévèrement évité.

Voilà quelques notions élémentaires d'hygiène connues de tout le monde, et sur lesquelles je n'ai pas à insister.

Pouvons-nous embellir nos yeux ?...

On a conseillé, dans le but de rendre le regard plus expressif, d'instiller chaque jour dans les yeux une goutte d'atropine. Cette substance a la propriété de dilater la pupille et de la faire paraître plus grande, plus vive ; mais elle a aussi l'inconvénient d'agir sur l'accommodation et de nuire à la santé générale.

Aussi, ne saurai-je la recommander pour des applications répétées et préfère l'usage des lotions d'eau de bluets.

Celles de mes lectrices qui voudraient, en de rares occasions, donner plus d'éclat à leurs yeux, pourront y laisser tomber une goutte du collyre suivant :

N° 83. — Collyre pour augmenter l'éclat des yeux :

Eau distillée...........................	10 gr.
Sulfate de duboisine..............	o gr. 005
Chlorhydrate de cocaïne..........	o gr. 05

La cernure des yeux semble difficile à atténuer. Cette teinte noirâtre, quelquefois accentuée de la paupière inférieure, augmentée par les fatigues et les veilles est due, je pense, à la fonte de la couche de graisse qui double normalement la peau. Si la cernure des yeux provient d'une affection intestinale, d'une maladie consomptive ou de tout autre trouble des organes internes, le traitement devra donc s'appliquer, avant tout, à combattre la cause déterminante.

On pourra toutefois essayer de l'atténuer par l'application de compresses chaudes trempées dans le mélange suivant :

N° 84. — **Alcoolat contre la cernure des yeux :**

Alcoolat de lavande...................... 10 gr.
—   de mélisse...................... 10 gr.
—   de romarin...................... 10 gr.
Nitrate de pilocarpine................... 0 gr. 05

Le gonflement de la paupière inférieure est souvent l'indice d'un mauvais fonctionnement du cœur ou du filtre rénal. Il est fréquent de voir des personnes, atteintes d'albuminurie, présenter de l'œdème des paupières ; aussi l'examen de l'urine s'impose-t-il, avant tout traitement local.

Si le cœur et les reins sont en parfait état, on essaiera, à l'aide d'un massage léger, fait avec le doigt trempé dans l'une des préparations suivantes, d'atténuer le gonflement :

N° 85. — **Huile astringente contre l'œdème des paupières :**

Huile de vaseline...................... 40 gr.
Huile de jasmin...................... 10 gr.
Tanin .... ⎫
Sulfate d'alumine...................... ⎭ ââ à saturation

N° 86. — **Pommade contre le gonflement des paupières** (MESTADIER) :

Lanoline	20 gr.
Eau de Pagliari......................	10 gr.
Sulfate d'alumine.....................	1 gr.
Baume de la Mecque..................	4 gr.
Essence de citron....................	10 gouttes

Ces préparations seront suivies d'application de compresses chaudes d'eau de sureau, d'eau de roses, ou d'eau de mélilot.

Le larmoiement continuel, indépendant d'une émotion ou d'un corps étranger, tient ordinairement à une obstruction des voies lacrymales. Dans ce cas, la vision n'est nullement altérée, la conjonctive est indolore, mais de temps en temps, l'œil se remplit de larmes, surtout s'il est exposé à l'air froid et au vent.

Cette obstruction du canal lacrymal peut être complète ou partielle. Dans le premier cas, la narine correspondante est sèche, et il y a lieu de penser à une petite tumeur ou dacryocystite très fréquente et très redoutable par ses complications.

Pendant des années, certes, le malade ne souffre pas, et ressent simplement un peu de gêne, mais brusquement le sac lacrymal gonflé outre mesure, s'enflamme, devient douloureux et donne naissance à un abcès.

C'est ainsi que s'établit la fistule lacrymale qui constitue une infirmité permanente et désagréable.

Aussi, ne saurai-je trop engager mes lectrices, atteintes de larmoiement anormal, de faire examiner par un ophtalmologiste, l'état des canalicules lacrymaux. Du résultat de cet examen dépendra le traitement propice.

Le larmoiement hivernal indépendant de toute lésion organique, et uniquement dû à l'action du froid et du vent sur la conjonctive, s'atténue par des lotions chaudes de bluets ou de mélilot.

On peut aussi, avec avantage, se servir de la solution suivante :

N° 87. — Lotion contre le larmoiement hibernal (GORCKI) :

Eau distillée de bluets..................	200 gr.
Alcool de Montpellier...................	20 gr.
Hydrolat de laurier cerise..............	10 gr.
Acide borique..........................	5 gr.

Bassiner les yeux 3 à 4 fois par jour avec un peu d'ouate hydrophile trempée dans cette solution, coupée d'une égale quantité d'eau chaude.

Je ne parlerai pas des nombreuses affections qui peuvent atteindre les organes de la vision. Leur importance et leur gravité sont telles qu'elles nécessitent l'intervention d'un médecin spécialiste. Elles sortent, par conséquent, du cadre de ce livre. Mais il est cependant deux questions importantes pour la beauté des yeux que je dois rapidement aborder : la myopie et le strabisme.

La myopie est un vice fonctionnel de l'œil caractérisé par l'impossibilité de voir et de distinguer avec précision les objets placés à une certaine distance.

La myopie présente des degrés différents, mais,

d'une façon générale, cette affection résulte d'une réfraction trop grande des rayons lumineux qui a pour résultat la formation de l'image en avant de la rétine.

Elle peut être d'origine congénitale ; ordinairement elle est le fait d'une habitude contractée par des personnes livrées à des travaux minutieux, dans de mauvaises conditions d'éclairage ou de maintien.

A force de regarder les objets de près, l'œil s'accommode à cette distance rapprochée et devient impropre à s'adapter à une distance plus éloignée.

En effet, plus les objets que l'on regarde sont rapprochés des yeux, plus les rayons lumineux qu'ils envoient à cet organe sont divergents ; or, afin que ces rayons, très divergents, puissent être réunis en un foyer unique, pour former image sur la rétine, il faut que les milieux de l'œil opèrent sur eux, une réfraction puissante. L'œil arrive à ce résultat, en contractant ses muscles pour diminuer le diamètre de la pupille et la transformer en une fente. Le but est, dès lors, atteint ; mais en devenant habituelle et en quelque sorte permanente, la contraction simultanée des muscles est suivie d'une rigidité de ces organes telle qu'ils ne se prêtent plus à un allongement suffisant pour l'adaptation de l'œil à des distances éloignées.

La myopie, d'abord accidentelle, devient permanente.

Cette affection est souvent plus prononcée d'un côté que de l'autre. Lorsqu'elle est congénitale, elle a moins de tendance à faire des progrès que quand elle est acquise. Celle-ci, elle-même, peut rester stationnaire ou même rétrograder, si le malade cesse ses travaux habituels, pour exercer sa vue à de grandes distances sans le secours de lunettes concaves.

La myopie tend à diminuer avec l'âge, si toutefois elle ne se trouve pas entretenue par les habitudes et si le malade a soin de changer le numéro des verres qu'il porte dans sa jeunesse pour en prendre de plus faibles.

Cette affection constitue un désagrément nuisible à la beauté des yeux, en ce sens, qu'elle occasionne un clignement exagéré et une sorte de crispation de la physionomie.

On ne peut la corriger qu'à l'aide de verres concaves appropriés au degré de la lésion et quelquefois en soumettant les yeux à un exercice méthodique. On fait lire, par exemple, des caractères d'imprimerie de dimensions constantes, en les éloignant, tous les jours, un peu plus des yeux.

L'hypermétropie est l'inverse de la myopie. Chez les hypermétropes, l'image de l'objet perçu se fait en arrière de la rétine et il en résulte la production de cercles de diffusion.

Pendant de nombreuses années, souvent jusqu'à l'âge de trente ans, l'hypermétrope voit comme tout le monde, puis, peu à peu, après une lecture ou un travail de couture de quelque durée, la vision se brouille, les yeux se couvrent de larmes. Les objets éloignés restent perçus sans fatigue ; pour lire, l'hypermétrope est obligé d'éloigner son livre de façon considérable et s'il ne peut distinguer distinctement les petits objets trop rapprochés, il perçoit, au contraire avec facilité, l'heure d'une horloge située à grande distance.

Cette affection n'offre aucune gravité et peut être facilement corrigée par l'usage de verres convexes convenablement choisis.

Le strabisme ou loucherie contribue à donner à la physionomie une expression désagréable.

C'est une véritable difformité dont la cause, sans être absolument congénitale, remonte souvent au berceau.

L'enfant est, comme le papillon, attiré par la lumière ; ses yeux se tournent invariablement vers l'éclat du jour ou la flamme de la lampe.

Si donc son berceau est placé de côté, par rapport à la fenêtre de la chambre, il tendra toujours ses regards vers le même point et fatiguera, outre mesure, ses muscles oculaires externes, par exemple, au détriment des muscles moteurs opposés.

Cette habitude deviendra permanente et l'enfant louchera.

Le strabisme résulte donc dans la prédominance d'action des muscles d'un côté de l'œil et en une sorte de paralysie des muscles de l'autre côté. Il y a paralysie des muscles moteurs externes ou internes, d'où strabisme convergent et strabisme divergent.

Il importe donc de placer le lit du bébé *perpendiculairement* à l'éclairage de la chambre, de changer même, de temps à autre, la place de sa couchette pour que l'enfant puisse porter alternativement ses yeux de tous côtés, sans efforts pour ses muscles.

Ce n'est quelquefois qu'à l'âge de 5 ou 6 ans qu'on se rend compte du défaut de symétrie des globes oculaires, résultat lointain de l'inobservation des conseils que je viens de rappeler. C'est l'âge, du reste, où il faut lutter contre cette mauvaise habitude.

Dans les cas légers, on pourra essayer l'électricité et la gymnastique de ces muscles. On cachera l'œil sain sous un bandeau noir, pour obliger l'œil strabique à regarder, seul, pendant plusieurs heures. On pourra encore, à l'aide d'un stéréoscope de construction particulière, préserver du louchement les enfants qui présentent une position défectueuse des yeux. Comme les deux parties de l'image du stéréoscope se complètent mutuellement et n'apparaissent réunies en une seule image que si les yeux sont bien placés, l'enfant qui louche sera obligé de mouvoir convenablement ses yeux et la répétition de cet exercice fortifiera les muscles oculaires.

Les louchettes ont le même but. Elles ne sont transparentes qu'en leur milieu et doivent contraindre le loucheur à se servir des deux yeux de la même façon. Mais elles restent sans effets dans les cas graves, car alors le loucheur est enclin à ne regarder qu'avec un seul œil.

Si ces moyens échouent, l'intervention chirurgicale s'impose. Cette petite opération consistera à sectionner les muscles antagonistes sains, pour diminuer leur force de contracture, ou au contraire à augmenter la force de contraction des muscles paralysés. Elle n'offre aucun danger, mais demande à être faite par un spécialiste habile et ne doit pas être tentée avant l'âge de 12 ans.

II. — **Cils et Sourcils**

Les cils, organes protecteurs de l'œil, sont en même temps un ornement de beauté et de grâce. Ils donnent aux yeux un aspect plus séduisant, un éclat plus doux ; le protègent contre l'irritation des poussières et des corps étrangers.

Ils sont plus nombreux et plus longs à la paupière supérieure qu'à l'inférieure. Au nombre de 100 à 150 en haut et d'une longueur de 8 à 12 millimètres, on n'en trouve plus que 70 à 75 à la paupière inférieure où ils ne dépassent pas 6 à 8 millimètres.

Ceux de la paupière supérieure se recourbent en avant et en haut, ceux de la paupière inférieure en avant et en bas, de telle sorte que dans l'état de rapprochement des deux paupières, les cils de l'une et l'autre rangée entrent en contact par leur courbure sans toutefois se pénétrer ni s'entrecroiser.

Chaque cil est implanté dans une glande secrétant une matière onctueuse et agglutinante désignée vulgairement sous le nom de chassie.

Les cils contribuent, pour une large part, à 'a beauté des yeux ; ils nécessitent des soins constants. Pour activer leur croissance, on les enduira, de temps à autre, d'une couche de la pommade suivante :

N° 88. — **Pommade pour l'entretien des cils et sourcils** (MESTADIER) :

Précipité jaune.................... o gr. 05
Vaseline .... 5 gr.

Les sourcils demandent les mêmes soins que les cils, aussi réunirai-je dans les formules suivantes, les médicaments à opposer à leur chute prématurée.

Chute des cils et des sourcils. — Les cils et sourcils peuvent tomber sous des influences diverses. L'extrême sécheresse de la peau, le pityriasis, les pellicules, la transpiration, la séborrhée grasse, l'eczéma, la gourme, la mauvaise hygiène de la peau, les teintures toxiques, les troubles de nutrition et les maladies aiguës, sont autant de causes qui peuvent amener leur chute prématurée.

Je parlerai longuement de ces diverses influences néfastes, en étudiant les maladies du cuir chevelu et bien que les nombreuses formules que je donne ai à ce sujet puissent convenir, en grande partie, à l'alopécie des cils et sourcils, je reproduirai ici les préparations qui me semblent convenir, spécialement, à ces organes.

La chute des cils et sourcils a pour cause fréquente la séborrhée ou sécrétion graisseuse anormale des glandes sébacées.

A l'état habituel, la peau secrète une matière onctueuse, grasse, destinée à lubréfier les téguments. Cette matière grasse, utile en petite quantité, peut par son abondance devenir néfaste pour l'épiderme et les follicules pileux. Elle étouffe la racine des poils, empêche les échanges respiratoires du derme et sert de repaire à une infinité de germes pathogènes qui trouvent dans cette matière grasse un excellent terrain de culture. Leur virus vient ensemencer les follicules pileux qui tombent, laissant à leur place un poil plus grêle, plus fragile, bientôt détruit à son tour.

Il est bien évident que les médicaments à opposer à la séborrhée, ne doivent contenir aucun corps gras ou du moins ne doivent en renfermer qu'une quantité insignifiante.

Les corps gras, les pommades, appliqués sur des poils atteints de séborrhée, remplissent le but contraire à celui que l'on cherche. Ils augmentent la matière grasse, déjà trop abondante, et bouchent les pores de la peau.

Il est préférable d'avoir recours aux lotions antiseptiques, aux médicaments capables de saponifier les graisses et je donne à propos des cheveux, les formules les plus efficaces des dermatologistes connus.

Voici, en outre, quelques préparations recommandables :

N° 89. — Lotion excitante contre la séborrhée des cils et sourcils :

Eau de roses	100 gr.
Acide acétique	3 gr.
Teinture de cantharides	5 gr.
Essence de lavande	10 gouttes

N° 90. — Lotion antiseptique contre la séborrhée des cils et des sourcils :

Eau	150 gr.
Formol à 40 %	0 gr. 50
Alcool à 90°	100 gr.
Essence aromatique	q. s.

N° 91. — Lotion fortifiante contre la séborrhée des cils et sourcils chez les personnes brunes :

Ammoniaque	5 gr.
Rhum	20 gr.
Eau de feuilles de noyer............	100 gr.

N° 92. — Lotion dégraissante contre la séborrhée des cils et sourcils (SABOURAUD] :

Liqueur d'Hoffmann................	200 gr.
Salol	0 gr. 40
Alcoolat de lavande................	25 gr.
Eau distillée........................	25 gr.

N° 93. — Lotion antiseptique contre la séborrhée des cils et sourcils (MESTADIER) :

Formol à 40 %................	0 gr. 10
Sublimé	0 gr. 05
Acide acétique................	0 gr. 50
Hydrate de chloral................	3 gr.
Teinture de cantharides............	30 gouttes
Alcool à 90°........................	100 gr.

Les formules données à propos de la séborrhée grasse du cuir chevelu peuvent également être utilisées avec profit.

Les personnes atteintes de séborrhée de la peau, des sourcils ou du cuir chevelu, devront éviter, autant que possible, dans leur régime alimentaire, l'usage des corps gras, des huiles, des féculents. La peau sert d'émonctoire aux graisses et l'alimentation grasse augmente, de façon sensible, la sécrétion exagérée de la matière sébacée.

Si, au contraire, la peau est plus sèche qu'à l'état normal, on aura recours aux pommades, qui remédieront, en partie, à la sécheresse des téguments et lubréfieront les poils.

N° 94. — Pommade contre la sécheresse des sourcils et cils :

Vaseline	40 gr.
Huile de ricin	20 gr.
Acide gallique	2 gr.
Essence de violettes	5 gouttes

N° 95. — Pommade contre la sécheresse des sourcils et cils (Terrien) :

Résorcine	0 gr. 10
Oxyde de zinc	1 gr.
Vaseline	20 gr.

N° 96. — Pommade contre la sécheresse des sourcils et cils (Mestadier) :

Précipité jaune	0 gr. 15
Vaseline	20 gr.

N° 97. — Pommade contre la sécheresse des sourcils et cils (Puech) :

Calomel	0 gr. 60
Vaseline	10 gr.

Les pellicules entraînent quelquefois, par leur abondance, la chute prématurée des cils et des sourcils. Elles sont dues à l'exfoliation de la couche épidermique et se présentent sous forme de poussière fine, furfuracée, couvrant les parties voisines, ou dans les cas graves sous l'aspect de véritables squames très visibles et très grasses.

Les pellicules peuvent apparaître sur une peau sèche et conserver elles-mêmes un état de sécheresse apparent, mais la plupart du temps et dans les cas chroniques, elles sont grasses, onctueuses au toucher.

D'ailleurs, l'alopécie est en rapport direct avec l'état huileux de ces squames : plus les squames sont grasses et plus les poils tombent.

Aussi, n'attendra-t-on pas pour soigner ce pityriasis des cils et sourcils que la chronicité et le manque de soins aient transformé cette desquamation en une séborrhée grasse, préjudiciable à la vitalité du follicule pileux.

Voici quelques formules utiles contre les pellicules des cils et sourcils :

N° 98. — **Pommade contre le pityriasis des cils et sourcils** (SABOURAUD) :

Soufre précipité	3 gr.
Huile de cade	4 gr.
Huile de bouleau	4 gr.
Lainine	5 gr.
Vaseline	50 gr.

N° 99. — **Pommade contre le pityriasis des cils et sourcils** (MESTADIER) :

Précipité rouge	0 gr. 25
Acide salicylique	0 gr. 30
Résorcine	0 gr. 30
Vaseline	
Lanoline	ââ 15 gr.

N° 100. — **Autre Pommade** (PUECH) :

Lanoline	5 gr.
Vaseline	5 gr.
Soufre précipité	1 gr.
Acide salicylique	0 gr. 10
Résorcine	0 gr. 10

Dans le cas où le pityriasis serait accompagné de squames grasses et d'un état huileux de la peau, il serait préférable de remplacer les pommades précédentes par une des lotions suivantes :

N° 101. — **Lotion contre le pityriasis des cils et sourcils avec séborrhée grasse** (SABOURAUD) :

Huile de bouleau	2 gr.
Huile de cade	2 gr.
Teinture de Quillaya	50 gr.
Ether	50 gr.

N° 102. — **Lotion antiseptique contre le pityriasis gras avec chute des cils et sourcils** (MESTADIER) :

Alcool à 60°	100 gr.
Résorcine	1 gr.
Acide salicylique	1 gr.
Sublimé	0 gr. 10
Formol à 40 %	0 gr. 10
Teinture de cantharides	15 gouttes

Les formules 89, 90, 91, 92, 93, peuvent également ment servir.

Les cils et sourcils peuvent aussi tomber sous l'influence des diverses maladies de peau qui viennent se greffer sur le visage. Les deux plus fréquentes : l'eczéma et l'impétigo n'entraînent qu'une alopécie passagère et sont plutôt désagréables par les traces visibles qu'elles impriment sur la figure.

Dans ces cas, on s'efforcera de faire tomber les croûtes à l'aide de lotions émollientes d'eau de sureau ou même de simples cataplasmes de fécule de pomme de terre et on appliquera ensuite une des pommades suivantes :

N° 103. — Pommade contre l'eczéma des cils et des sourcils sans alopécie (MESTADIER) :

Baume du Pérou......................		3 gr.
Oxyde de zinc......................	ââ	4 gr.
Amidon		
Vaseline	ââ	10 gr.
Lanoline		

N° 104. — Pommade contre la chute des cils et sourcils (MESTADIER) :

Précipité jaune........................	0 gr. 10
Vaseline	10 gr.

N° 105. — Pommade contre l'impétigo des cils et sourcils (BROCQ) :

Calomel	1 gr.
Oxyde de zinc.......................	4 gr.
Vaseline	20 gr.

Enfin, dans tous les cas où l'alopécie des cils et sourcils est la conséquence d'une maladie générale, d'une fièvre infectieuse, on en activera la repousse à l'aide d'une lotion excitante choisie dans les formules 89, 90, 93, 100, 102, 104, ou à l'aide de la pommade suivante :

N° 106. — **Pommade excitante contre l'alopécie des cils et sourcils consécutive à une maladie fébrile :**

Chlorhydrate de pilocarpine............	1 gr.
— de quinine...............	3 gr.
Soufre précipité.....................	1 gr.
Baume du Pérou....................	5 gr.
Moelle de bœuf....................	60 gr.

Ces soins suffiront, la plupart du temps, à empêcher la chute des cils et sourcils et à les entretenir en bon état de santé.

Je ne signalerai, que par curiosité, les essais d'implantation artificielle des cils imaginés par quelques professeurs de beauté. A l'aide d'une fine aiguille traversant le bord libre des paupières, ils ont réussi à fixer des cheveux véritables pour remplacer les poils absents. Malgré l'ingéniosité de ce procédé, je doute fort que mes lectrices consentent à subir cette petite opération désagréable et je suis certain qu'elles préféreront recourir aux conseils plus simples que je viens de leur donner.

La blépharite ou inflammation du bord libre des paupières, se présente sous forme d'une rougeur des paupières, avec gonflement et inflammation. Les cils sont agglutinés, collés les uns aux autres ; de petites ulcérations recouvertes de croûtes se creusent à leur base et la sensibilité douloureuse de l'organe atteint, occasionne un larmoiement continuel.

Dans les cas graves, les cils tombent et la paupière

ulcérée profondément, exige une cautérisation délicate qui ne peut être faite que par un ophtalmologiste de profession.

Je ne m'occuperai ici que des cas légers, car je n'ai nullement l'intention de me substituer au spécialiste, seul capable d'intervenir efficacement dans les cas sérieux.

On se contentera, pour combattre la rougeur et l'agglutinement, de lavages à l'eau bouillie additionnée de sous-carbonate de soude, dans la proportion de 5 pour cent.

Les croûtes, s'il en existe, seront ramollies à l'aide de compresses trempées dans une solution de cyanure d'hydrargyre à 0,20 pour 1000.

Recouvrir ensuite le bord palpébral, et la racine des poils, d'une couche de pommade choisie parmi les suivantes :

N° 107. — Pommade contre la blépharite (MESTADIER) :

Précipité jaune.................... o gr. o5
Vaseline .... 5 gr.

N° 108. — Autre Pommade contre la blépharite (TERRIEN) :

Précipité rouge................... o gr. 50
Vaseline .... } ââ 5 gr.
Lanoline ....

N° 109. — Autre Pommade contre la blépharite :

Calomel .... o gr. 10
Vaseline .... 10 gr.

N° 110. — **Autre Pommade contre la blépharite** (MESTA-
DIER) :

Icthyol	0 gr. 15
Résorcine	0 gr. 05
Oxyde de zinc	0 gr. 50
Vaseline	10 gr.

TEINTURE DES CILS ET SOURCILS. — La teinture
des cheveux entraîne inévitablement celle des sourcils. Rien ne serait plus choquant que de voir, par
exemple, des cheveux blondis à l'eau oxygénée, tran-
cher sur la coloration de sourcils noirs. Les uns et
les autres doivent conserver une même harmonie et
le maquillage des cheveux entraîne forcément celui
des sourcils.

Pour noircir les sourcils et les cils, on peut employer le véritable Kohl ou l'un des crayons, à base
de noir de fumée ou de noir de vigne, que l'on trouve
communément dans le commerce.

Malheureusement, les Kohls et crayons vendus
chez les parfumeurs, contiennent souvent des substances nocives qui colorent bien, mais qui font
tomber les poils.

On peut encore utiliser avec avantage l'inoffensive
teinture chinoise à l'encre de Chine qui n'est cependant pas très tenace. La manière de la préparer
est à la portée de tout le monde ; il suffit de pulvé-
riser ensemble 5 grammes d'encre de Chine et 3
grammes de gomme arabique ; lorsqu'on a obtenu
une poudre bien impalpable, on ajoute 100 grammes d'eau distillée de roses.

Toutes les teintures à composition connue employées pour les cheveux peuvent, bien entendu, servir à la coloration des sourcils et des cils. Les formules de ces teintures sont reproduites, avec quelques détails, au chapitre consacré à la chevelure. Je prie mes lectrices de s'y reporter.

CHAPITRE VII

La beauté du nez

La beauté du nez. — Peut-on en modifier la forme. — Injections de paraffine stérilisée. — Rougeurs et transpirations du nez. — Rôle de la voilette. — Lotion contre le nez rouge. — Engelures du nez. — Moyen de prévenir les engelures. — Rhume de cerveau. — Poudre et pommade contre le coryza. — L'ozène. — Lotion et pommade contre l'ozène. — Le lupus du nez.

Il semble, à première vue, qu'il soit bien difficile de modifier la forme et la beauté du nez que la nature a daigné nous donner.

A ce sujet, tout le monde n'est pas aussi bien doté, et l'exemple de Cyrano, victime de son nez exagéré, pourrait désoler celles de vous qui seraient aussi mal partagées.

Fort heureusement, la science a mis, depuis peu, à notre disposition une méthode efficace et rapide, pour corriger radicalement les difformités congénitales ou acquises du nez.

Jusqu'en ces dernières années, la chirurgie avait bien essayé, par la rhinoplastie, d'atténuer l'erreur de la nature.

Les résultats, malheureusement, ne répondaient pas, au point de vue esthétique, à l'attente des ma-

lades. L'opération douloureuse, laissait des traces
visibles, montrant à tous les yeux des cicatrices
désagréables du plus vilain effet.

Aussi, la rhinoplastie chirurgicale n'était elle pas
très recherchée.

Le professeur Gernusy, de Vienne, eut alors l'idée
d'employer un mastic artificiel pour combler les dépressions et les lésions du visage et du corps.

Je me suis efforcé, dans le chapitre consacré à la
maigreur, de décrire avec quelques détails les avantages et la technique de la méthode de prothèse inaugurée en 1889, par le professeur autrichien. Rap-
pelons qu'il se servit d'abord d'injections de vaseline chaude stérilisée, substance remplacée aujour-
d'hui par la paraffine froide sous pression.

Je ne veux pas reproduire ici ce que j'ai écrit plus
haut, mais il me faut noter cependant, quelques détails nouveaux dépendant de la région sur laquelle
on doit opérer.

Quelle que soit la difformité nasale qu'on désire
modifier, la dose de paraffine injectée devra être inférieure, comme volume, au volume de la difformité.
Il est préférable d'injecter une dose trop faible, que
de risquer, par une trop grande quantité de substance, de dépasser le but désiré.

Bien que la douleur produite par l'aiguille soit
insignifiante, on peut, chez les personnes craintives,
insensibiliser la région nasale par quelques gouttes
de cocaïne. Un aide placé derrière le patient, appuie
fortement les doigts de l'une et l'autre main sur les
ailes et la racine du nez. Sans cette précaution capitale, la paraffine émigrerait fatalement du côté des

yeux, du front ou des joues. L'aide doit donc limiter énergiquement la région destinée à la restauration.

L'opérateur soulevant la peau, entre le pouce et l'index de la main gauche, enfonce son aiguille à la pointe du nez et la pousse à travers le tissu cellulaire, jusqu'à la région déformée. Quelques gouttes de paraffine suffisent, et permettent de modifier par un modelage artistique, la ligne plus ou moins gracieuse du nez.

On peut donc, en quelques minutes, et d'une façon définitive, obtenir le redressement parfait des nez les plus difformes. La méthode est certaine, sans dangers, et donne au visage déparé par une difformité congénitale ou acquise, un aspect des plus séduisants.

Je ne parlerai pas des circonstances qui modifient le volume ou l'harmonie des narines. Ce sont des recommandations que l'on peut adresser à des enfants qui ne savent que faire de leurs doigts, mais pour celles d'entre vous affligées de narines larges, epatées, je conseillerai le massage et le port d'appareils compresseurs.

Le massage du nez se fait à l'aide du pouce et de l'index glissant de la racine du nez vers les narines.

Ce massage sera répété plusieurs fois par jour et complété à l'aide d'un appareil compresseur à ressort, en vente dans les grands magasins. On pourra ainsi donner au nez une forme et un volume harmonieux, mais le traitement sera d'assez longue durée.

10

Les déformations du nez ne sont pas les seuls inconvénients qui nuisent à l'esthétique de cet organe ; l'acné, les points noirs, la couperose, en font leur terrain de prédilection et ces affections, qui pourraient sur d'autres parties du corps passer, pour ainsi dire, inaperçues, prennent sur le nez une importance capitale. Il semble, en effet, qu'en dehors de la question de moquerie qui s'attache à tout ce qui dépare le nez, les affections les plus anodines s'y montrent tenaces et visibles. L'engelure des mains est digne de pitié, celle du bout du nez prête à rire !

Appliquons nos soins à faire disparaître ou à atténuer, dans la mesure du possible, les affections si visibles de cette partie du visage.

Les comédons, les points noirs, les boutons s'y rencontrent fréquemment. Je n'ai rien de particulier à ajouter à ce que j'ai dit en exposant le traitement des différentes sortes d'acné. J'y renvoie mes lectrices en leur rappelant l'influence de l'alimentation grasse sur cette affection cutanée.

La couperose du nez, sa congestion permanente et la dilatation variqueuse consécutive, méritent d'arrêter un instant notre attention. Le nez rouge pourrait être dû, d'après certains de mes confrères, à la compression exercée par les voilettes trop serrées. Les fils empesés et rudes frottent continuellement et irritent la pointe de l'organe. Cette compression s'oppose, en plus, à la libre circulation du sang de là cette stase veineuse caractérisée par une rougeur diffuse.

Bien que je ne partage pas complètement cette

manière de voir, puisque les hommes qui ne portent pas de voilette ont aussi de la couperose nasale, je crois qu'il est prudent de ne pas s'opposer, par la compression, à la marche du sang.

Les intempéries provoquent cette érythrose locale, mais elles ne sont pas seules en cause. Le nez est l'indicateur, le baromètre pour ainsi dire, des troubles internes de l'organisme. La dyspepsie, l'entérite et la constipation y portent leurs effets congestifs. Il est d'observation courante que le nez rougit après le repas, au moment de la digestion et que la paresse intestinale nuit au bon fonctionnement de la circulation veineuse. Avant tout, il sera nécessaire de soigner la cause éloignée ou immédiate de la couperose.

J'ai déjà parlé, à propos de la couperose faciale, des causes et du traitement de cette congestion permanente du visage. Les cachets et pilules donnés aux formules 64 et 65 ; les préparations n°ˢ 66, 67, 68, 69, 70, pourront être utilisés avec profit.

On pourra encore employer la lotion suivante :

N° 111. — Lotion contre le nez rouge :

Eau de fleurs d'oranger	100 gr.
Eau de tilleul	100 gr.
Teinture de quinquina	50 gr.
Glycérine	100 gr.
Teinture d'hamamelis	30 gr.
Soufre précipité	20 gr.
Menthol	1 gr.
Alcool à 60°	50 gr.

Dans les cas intenses de couperose nasale, on aura recours à l'action rapide de l'électrolyse électrique ou des petites étincelles de haute fréquence dont j'ai déjà fait ressortir l'efficacité.

Je ne reviens pas sur ce traitement déjà exposé au sujet de la couperose faciale, et me contente de signaler un moyen rapide d'atténuer et de faire disparaître la rougeur passagère du nez.

On sait que l'évaporation de la benzine, appliquée sur la peau, amène un refroidissement et une pâleur certaine des téguments. A son contact, la peau se décolore, devient blanche et garde cette teinte pâle pendant quelque temps. Choisissez donc un petit morceau de gaze hydrophile, ou mieux, un morceau de lin, de la dimension de la partie congestionnée. Procédez par tâtonnements et ne versez d'abord sur l'étoffe qu'une petite dose de benzine. Appliquez rapidement cette étoffe imbibée de benzine sur le nez et comprimez-le quelques secondes. L'habitude vous indiquera vite quelle est la dose nécessaire à utiliser pour obtenir l'effet cosmétique désiré. Mais prenez bien la précaution de ne recouvrir que la zone atteinte, sans empiéter sur les régions voisines.

Ce simple moyen, peu connu, atténuera en grande partie la congestion de l'extrémité nasale.

Contre les *transpirations anormales du nez*, indépendantes de la séborrhée, je conseillerai simplement de frotter l'épiderme avec du jus de citron et de déposer sur la peau ainsi humectée de la poudre d'alun. On pourrait aussi frictionner avec le mélange suivant :

Nº 112. — **Lotion contre la transpiration du nez** (MESTA-
DIER) :

Formol	4 gr.
Teinture de belladone.................	20 gr.
— de benjoin....................	10 gr.
Eau de Cologne.......................	150 gr.
Eau de roses.........................	100 gr.

Les sourcils, en se rejoignant sur le nez, y forment
un accent circonflexe donnant au regard un air de
dureté désagréable. L'épilation électrique, mieux que
toutes les pâtes épilatoires, enlèvera en une fois et
pour toujours, les poils inutiles.

Le coryza ou rhume de cerveau, la plus simple et
la plus connue des affections du nez est aussi l'une
des plus difficiles à guérir. Je ne crois pas qu'il
existe, à l'heure actuelle, un seul remède vraiment
efficace contre cette gênante affection.

Et pourtant, si l'on considère les inconvénients
de cette inflammation qui transforme le nez en fon-
taine intarissable, alourdit la tête, annihile goût et
odorat et, chose grave pour les femmes soucieuses
de leur beauté, fait rougir le nez ; on serait heureux
de pouvoir offrir, aux victimes du coryza, un moyen
rapide de les débarrasser de leur petite misère.

L'immense quantité de remèdes préconisés contre
cette affection, montre assez qu'il n'en existe aucun
de bien efficace. Le menthol cependant jouit, avec
raison, de quelque faveur. La plupart des spécialités
contre le rhume de cerveau sont à base de ce médicament, mais il ne faudrait pas vanter, outre mesure, ses vertus palliatives et curatives, et si vous

êtes atteinte de coryza, ayez d'abord recours à des inhalations d'eau chaude contenant un peu de teintures de benjoin et de coca.

Celles de mes lectrices qui désirent absolument essayer les effets vantés du menthol pourront à leur gré priser la poudre suivante : ·

N° 113. — Poudre à priser contre le coryza :

Chlorhydrate de cocaïne............	0 gr. 15
Menthol	0 gr. 25
Acide borique...................... .	15 gr.
Salol	5 gr.

ou utiliser la pommade mentholée ci-après :

N° 114. — Pommade contre le coryza :

Stovaïne	0 gr. 10
Menthol	0 gr. 10
Acide borique.................,......	1 gr.
Vaseline	15 gr.

On pourra aussi avoir recours, la nuit, à la pommade suivante :

N° 115. — Pommade contre le coryza :

Adrénaline à 1/000.................	20 gouttes
Huile de vaseline..................	3 gr.
Chl. cocaïne......................	2 gr. 20
Menthol	0 gr. 10
Lanoline	5 à 10 gr.
Vaseline	

Mais je préfère, pour ma part, recommander les inhalations suivantes qui font disparaître très rapidement la sensation d'obstruction nasale si pénible.

N° 116. — **Inhalations contre le coryza** (VIDAL) :

Menthol .... 25 gr.
Chloroforme .... 25 gr.

Verser quelques gouttes de cette solution dans le coin d'un mouchoir propre et respirer de temps en temps. Dehors il est bon de tenir le mouchoir devant la bouche et le nez.

Le lupus du nez qu'il ne faut pas confondre avec la couperose ou acné hypertrophique, peut revêtir deux formes : la forme tuberculeuse et la forme érythémateuse.

Le diagnostic et la description de ces deux genres de lupus sont du ressort médical, ils sortent donc du cadre de ce livre et je rappellerai simplement les caractères principaux du lupus vulgaire qui transforme le visage et le nez en un masque repoussant.

Le lupus, à de rares exceptions, peut être considéré comme une lésion d'origine tuberculeuse. Le bacille tuberculeux passé dans le sang, est transporté en un point où il se développe. Est-ce à dire pour cela que tous les lupus soient de nature tuberculeuse ?... Non, certes, et le lupus érythémateux en donne la preuve ; mais dans la pluralité des cas, on peut invoquer une cause bacillaire sans crainte de se tromper.

Il me paraît évident que le lupus du nez est déterminé par la pénétration des bacilles par la voie nasale, dans les lymphatiques de la peau et c'est en raison de la fréquence du lupus nasal que nous étudions, dans ce chapitre, les symptômes et le traitement de cette maladie.

La tuberculose de la peau est deux fois plus fréquente chez la femme que chez l'homme, sans qu'on puisse expliquer la cause exacte de cette préférence.

Les lésions lupiques d'un rouge jaunâtre, d'abord disséminées, s'agglomèrent en plaques dont la couleur générale est d'un rouge sombre ou violacé. Peu à peu ces lésions gagnent en étendue et en profondeur ; elles peuvent s'ulcérer, ou au contraire bourgeonner ; détruire le nez ou le transformer en une masse irrégulière végétante, en forme de chou-fleur ou de pomme de terre.

Je n'ai fait ici que décrire très sommairement les principaux caractères du lupus vulgaire. L'aspect de cette lésion est assez caractéristique pour attirer l'attention.

On a préconisé contre le lupus l'extirpation chirurgicale, la destruction par le galvanocautère, les scarifications et la photothérapie. Seuls, les rayons X, l'air surchauffé et les rayons lumineux peuvent procurer une guérison complète, mais assez lente à obtenir.

Il me reste à parler d'une affection repoussante qui fait le désespoir des malheureux patients qui en sont atteints et en même temps de leur entourage.

L'ozène ou *punaisie* désigne bien, par son nom, le genre de maladie qui nous occupe. Odeur épouvantable, s'exhalant par les narines, due en grande partie à des mucosités qui obstruent les fosses nasales et qui tient souvent à un vice de conformation congénitale.

Le meilleur remède à opposer à cette ennuyeuse

affection consiste à pratiquer des lavages très chauds d'eau alcaline suivis d'un lavage avec :

N° 117. — Lotion contre l'ozène :

Eau oxygénée...........................	500 gr.
Bicarbonate de soude..................	2 gr.
Eau distillée............................	500 gr.

Le bicarbonate n'est ajouté qu'au moment de l'emploi.

et dans l'application de la pommade suivante :

N° 118. — Pommade contre l'ozène :

Menthol	0 gr. 30
Acide borique......................	2 gr.
Vaseline	30 gr.

Si ces moyens échouent, l'électricité bien maniée peut guérir.

Je ne puis terminer le chapitre consacré à l'hygiène du nez, sans dire quelques mots de l'épistaxis ou hémorragie nasale si fréquente chez les adolescents. A vrai dire, cette petite indisposition n'apporte pas grand trouble à l'harmonie de l'organe, mais elle cause, par sa répétition même, préjudice à la santé générale.

Il est utile d'ailleurs de connaître quelques moyens simples pour arrêter ces petites hémorragies qui surviennent sans cause appréciable et effraient toujours un peu.

La compression faite avec le doigt dans l'intérieur de la narine suffit, dans les cas simples, pour arrêter l'écoulement du sang. Si l'hémorragie continue, on aura recours à l'introduction d'un tampon de ouate trempée soit dans une solution d'antipyrine au cinquième, soit mieux dans de l'eau oxygénée à 12 volumes. L'antipyrine et l'eau oxygénée constituent des hémostatiques de premier ordre.

En cas d'échec, on pratiquera de longues irrigations d'eau chaude à 48 degrés, le liquide s'échappant par la bouche.

Les épistaxis rebelles ou à répétition, sont du domaine purement chirurgical.

CHAPITRE VIII

La bouche et les dents

La beauté des lèvres. — Comment entretenir la fraicheur des
lèvres. — Fard rouge pour les lèvres. — Pommades rosat
pour les lèvres. — Les dents. — Hygiène et soins des dents.
— Brosses à dents. — Formules d'élixirs dentifrices. —
Poudres dentifrices. — Poudres qu'il faut éviter. — Formules de poudres dentifrices. — Le sucre et les dents. .—
Le tabac et les dents. — Le tartre dentaire. — Les maux
de dents. — Mixtures contre les maux de dents. — Les
dents artificielles. — La mauvaise haleine. — Gargarismes
contre la fétidité de l'haleine. — Pastilles contre la mauvaise
haleine. — Hygiène des gencives. — Dentifrice pour les
colorer en rouge. — Collutoire contre la susceptibilité des
gencives. — La beauté de la voix. — Mixture pour éclaircir
la voix.

Si la Parisienne personnifie si complètement aux
yeux de tous, le charme et la grâce féminines, ne
le doit elle pas plutôt à son sourire qu'à sa beauté
même ?

Savoir sourire est, en effet, un art exquis qui donne
un éclair de beauté à la physionomie la moins ave-
nante. C'est un moyen spirituel de masquer son
ignorance, d'éluder une réponse et de donner, à une

question indiscrète, un espoir moins compromettant qu'une parole.

Et pourriez-vous sourire délicatement avec une bouche édentée, des dents jaunes, de vilaines lèvres !

Sachons donc entretenir ces organes dans un bel état de fraîcheur et de séduction.

Les lèvres pour être belles doivent présenter une teinte rouge, vive et ferme, sans gerçures, sans crevasses et refléter en un mot l'aspect d'une bonne santé.

L'anémie, la scrofule, le lymphatisme, en altèrent la beauté, et leur éclat vermeil ne reparaîtra qu'en faisant obstacle à la cause déterminante.

La glycérine ternit et anémie ces organes ; n'en abusez pas, et contentez-vous de lotions à l'eau ordinaire pour débarrasser la commissure des lèvres des impuretés qui peuvent l'irriter.

Sans autoriser le maquillage complet, pour donner aux lèvres un éclat vermeil, j'admets très bien l'usage modéré de crayons, pâtes ou fards rouges, à condition que ces produits ne contiennent aucune substance toxique.

Beaucoup de fards, vendus dans le commerce, renferment en effet des sels de plomb, d'arsenic, de mercure et je préfère recommander les fards à base végétale ou l'une des préparations suivantes :

N° 119. — Fard gras rouge pour les lèvres :

Carmin pulvérisé......................	5 gr.
Vaseline de Chesebrough..............	40 gr.
Cérésine blanche......................	4 gr.
Essence de jasmin....................	2 gouttes
Essence de rose......................	5 gouttes

N° 120. — Fard rouge liquide (PIESSE) :

Ammoniaque liquide....................	2 gr.
Carmin n° 40........................	1 gr.
Eau de roses........................	100 gr.
Essence de rose.....................	2 gouttes

Quelques femmes activent la coloration de leurs lèvres par des morsures légères qui attirent peut-être le sang à la surface, mais qui, sous l'influence de l'air vif et du froid, prédisposent aux gerçures ou aux crevasses.

Ces dernières, sans être dangereuses, sont désagréables et douloureuses. L'éclatement de l'épiderme, sous l'influence du froid, peut heureusement être évité par l'emploi de corps gras.

La pommade rosat, d'antique mémoire, composée d'essence de rose, d'axonge et de cire blanche, est une excellente préparation qui n'a que l'inconvénient de ne pas se conserver longtemps.

Voici quelques autres formules recommandables :

N° 121. — Cérat contre les gerçures des lèvres :

Paraffine	20 gr.
Vaseline	20 gr.
Essence de cédrat..................	0 gr. 25
— de violette.....................	0 gr. 25
Carmin, q. s. pour colorer.	

F. s. a. et couler dans des moules.

N° 122. — Pommade rosat pour les lèvres.

Beurre de cacao....................	7 gr.
Vaseline de Chesebrough............	20 gr.
Racine d'orcanette pulvérisée.......	1 gr. 25
Essence de bergamote...............	5 gouttes
Essence de géranium................	2 gouttes

N° 123. — **Pommade à la rose pour les lèvres :**

Huile à la rose......................	25 gr.
Spermaceti	5 gr.
Cire blanche......................	5 gr.
Racine d'orcanette pulvérisée........	5 gr.
Essence de laurier.................	0 gr. 20
Essence d'amandes.................	0 gr. 20

N° 124. — **Pommade rosat du Codex :**

Cire blanche......................	5 gr.
Huile d'amandes douces..............	10 gr.
Carmin n° 40......................	0 gr. 05
Huile volatile de rose...............	1 goutte

LES DENTS. — *Hygiène des dents.* — Je n'entrerai pas dans les détails, arides et connus de tout le monde, du nombre de dents, de leur composition, de leur structure, de leur rôle.

Mais j'insisterai un peu sur les soins journaliers dont on doit les entourer pour les conserver saines et belles.

Rien de plus agréable, en effet, que de voir une rangée de dents blanches, bien plantées, tranchant par leur pureté sur l'incarnat des gencives.

Ne croyez pas que les femmes, dotées d'une belle dentition, aient acquis cette beauté et cette régularité idéales, sans soins incessants.

Les lavages de la bouche doivent être faits au minimum trois fois par jour : au réveil, après le repas du midi, après celui du soir.

Certains aliments acides ou sucrés, certaines eaux calcaires (comme l'eau des puits) abîment les dents ;

les parcelles d'aliments se logent dans leurs interstices ; la brosse et le lavage seuls peuvent les enlever.

De plus, la salive renfermant une certaine quantité de sels de chaux, les dépose peu à peu sur les dents, sous forme de tartre, dont nous verrons plus loin les inconvénients.

Nécessité s'impose donc, pour détruire ces souillures, de laver la bouche et les dents trois fois au moins par jour et de les frotter avec une brosse appropriée à l'état des gencives.

La brosse à dents doit être choisie avec soin. Il est nécessaire d'employer une brosse à crins durs pour bien frotter et pénétrer dans les interstices dentaires, mais cependant sans faire saigner les gencives. La brosse à dents sera trempée dans une eau dentifrice antiseptique et tiède.

Les eaux dentifrices ne doivent contenir aucun acide, aucune substance irritante pour l'émail des dents.

Il en existe, comme on sait, un nombre incalculable et chaque parfumeur, coiffeur et pharmacien, en possède une de son invention, naturellement supérieure à celles de ses concurrents.

J'en donnerai seulement quelques formules choisies avec soin et qui répondent à toutes les exigences.

On trouvera d'ailleurs à l'article : les Auxiliaires de la Beauté, de nombreuses autres formules :

N° 125. — Elixir type pour dentifrice (MATHIS) :

Formol à 40 %.....................	2 gr.
Teinture de quinquina..................	60 gr.
Glycérine	60 gr.
Essence de menthe....................	2 gr.
— d'anis étoilé..................	1 gr. 50
— girofle	1 gr.
— cannelle	1 gr.
Alcool	100 gr.

N° 126. — Elixir dentifrice genre Botot :

Girofle	0 gr. 50
Cannelle	0 gr. 50
Badiane	0 gr. 50
Cochenille	0 gr. 25
Crème de tartre.....................	0 gr. 25
Essence de menthe..................	0 gr. 25
Alcool à 80°........................	80 gr.

N° 127. — Elixir dentifrice à l'eau oxygénée :

Alcool à 90°........................	75 gr.
Menthol	1 gr.
Thymol	1 gr.
Eau oxygénée........................	180 gr.
Teinture de ratanhia.................	5 gr.

N° 128. — Elixir dentifrice neutre :

Essence de cannelle de Ceylan......	
Essence de girofle..................	ââ 0 gr. 25
Acide thymique.....................	
Saccharine	
Essence de menthe..................	1 gr. 50
Alcool à 90°........................	100 gr.
Teinture de ratanhia...............	2 gr. 50

N° 129. — Elixir dentifrice à la badiane :

Crème de tartre...............	o gr. 50
Eau de rose...................	10 gr.
Essence de badiane............	o gr. 50
Essence de cannelle...........	o gr. 25
Essence de girofle............	o gr. 50
Essence de menthe.............	2 gr. 50
Essence d'anis................	o gr. 60
Teinture de myrrhe............	5 gr.
Alcool à 90°........ q. s. pour	250 gr.

N° 130. — Elixir dentifrice à l'alun :

Cochenille pulvérisée.........	50 gr.
Alun calciné..................	10 gr.
Alcool	1000 gr.
Essence de menthe.............	10 gr.
Essence d'anis................	5 gouttes
Essence de rose...............	10 gouttes
Thymol	1 gr.
Saccharine	o gr. 15

N° 131. — Elixir dentifrice au salol :

Acide phénique...............	o gr. 10
Salol	10 gr.
Saccharine	1 gr.
Essence de menthe...........	2 gr.
Teinture de vanille.........	1 gr.
Alcool à 90°....... q. s. pour	250 gr.

On peut employer encore les formules données au chapitre des Auxiliaires de la Beauté ou l'eau oxygénée diluée d'eau qui blanchit très bien les dents.

Quel que soit l'élixir choisi, il suffit d'en verser quelques gouttes dans de l'eau tiède, d'y tremper la brosse et de frotter toute la surface des dents, en avant et en arrière, en haut et en bas.

Les poudres dentifrices, à base végétale, sont les plus recommandables. Elles doivent, pour être bonnes, contenir un léger antiseptique et ne pas attaquer l'émail.

Pour ma part, je préfère l'usage des pâtes et surtout des *savons dentifrices,* tels que le savon Kenott, aux poudres. La mousse savonneuse pénètre dans les interstices dentaires, imprègne les gencives et sert de véhicule aux principes antiseptiques du produit employé.

On trouvera dans un autre chapitre de bonnes préparations. En voici d'autres assez modernes :

N° 132. — Poudre antiseptique dentifrice :

Salol pulvérisé	5 gr.
Saccharine	0 gr. 20
Carbonate de chaux	25 gr.
Carbonate de magnésie	10 gr.
Carmin	0 gr. 02
Essence de menthe	1 gr.
Essence de badiane	0 gr. 20

N° 133. — Poudre dentifrice à la quinine (PIESSE) :

Craie précipitée	50 gr.
Amidon	20 gr.
Poudre d'iris	25 gr.
Sulfate de quinine	0 gr. 15
Essence de menthe	20 gouttes

N° 134. — Poudre dentifrice neutre (MATHIS) :

Carb. de soude	60 gr.
Sulf. de quinine	2 gr.
Saponine	0 gr. 20
Essence de menthe	20 gouttes
Carmin	q. s. pour colorer.

N° 135. — **Poudre dentifrice dans le cas de gingivite** (MA-
THIS) :

    Chlorate de potasse.....................   20 gr.
    Poudre d'amidon.......................   60 gr.
    Laque carminée........................   4 gr.
    Saccharine dissoute dans l'alcool......   0 gr. 10
    Vanilline ....   0 gr. 01

N° 136. — **Poudre dentifrice alcaline** :

    Carbonate de chaux précipité..........   25 gr.
    Carbonate de magnésie.................   25 gr.
    Poudre de quinquina...................   25 gr.
    Essence de menthe.....................   0 gr. 25

N° 137. — **Poudre dentifrice au savon** :

    Essence de Wintergreen................   3 gouttes
    Acide phénique........................   5 gouttes
    Carbonate de chaux....................   25 gr.
    Carbonate de magnésie.................   20 gr.
    Savon médicinal pulvérisé.............   5 gr.

N° 138. — **Poudre dentifrice saponifiée** (LASSAR) :

    Carbonate de chaux précipité pur......   100 gr.
    Chlorate de potasse...............)
    Pierre ponce pulvérisée........... } ââ 2 gr. 5
    Savon médicinal.......................   25 gr.
    Essence de menthe poivrée.............   1 gr.

Voici enfin, une formule de savon dentifrice qui
pourra être utilisée avec avantage :

N° 139. — **Savon dentifrice astringent** :

    Thymol ....   1 gr.
    Extrait de ratanhia...................   4 gr.
    Glycérine ....   24 gr.
    Magnésie calcinée.....................   2 gr.
    Borax ....   16 gr.
    Essence de menthe.....................   4 gr.
    Savon médicinal.......................   80 gr.

Les soins de la bouche et des dents seront encore plus efficaces si l'on évite tout ce qui peut nuire à leur parfait état.

Les aliments acides : vinaigre, citron, sont les agents les plus actifs de la décomposition de l'émail. La carie est très fréquente dans les régions telles que la Picardie, la Normandie, la Bretagne où le cidre est en usage.

Les boissons glacées exercent aussi une influence néfaste et nous avons déjà signalé la nocivité des eaux de boisson calcaires.

Les fruits ont aussi une action destructive sur l'émail par l'acide citrique, malique qu'ils renferment, tandis que le sel marin est au contraire sans danger.

Que penser de l'influence des sucreries sur les dents et devons-nous en interdire l'emploi ?...

Avouez, chères lectrices, que nous vous priverions là d'un plaisir agréable et d'une satisfaction permise.

C'est ravissant de voir de jolies dents bien blanches, bien saines, croquer ces bonbons parfumés que les confiseurs ont créé pour vous plaire. Et si vous prenez bien soin de vous rincer la bouche, ainsi que nous vous l'avons recommandé, vous n'aurez rien à redouter de ce léger péché de gourmandise.

Marrons glacés, fruits confits, crottes de chocolat, grignottez tout cela sans crainte ; faites des plats sucrés à votre mari si gourmand lui aussi, mais promettez nous en revanche de vous nettoyer et de vous brosser consciencieusement les dents.

S'il est, parmi mes lectrices, des femmes qui aiment à griller une cigarette, qu'elles ne craignent pas non plus pour l'avenir de leurs dents. Le tabac les noircit, mais ne les carie pas. Il est même antiseptique jusqu'à un certain point et n'a que l'inconvénient, facile à masquer, de donner une haleine désagréable.

Les autres causes nocives aux dents sont les chocs durs, la mauvaise habitude de s'en servir comme casse-noix.

Il arrive quelquefois que des dents, saines en apparence, sont atteintes d'ébranlement précoce et continu. Une incisive, une canine, très blanche, bien soignée, est moins solide sur sa base. Les mouvements de la mastication lui impriment un léger déplacement et l'on évite, presque instinctivement, de manger sur cette dent, sans se rendre compte encore de l'importance de ce symptôme.

Mais en regardant de très près, on s'aperçoit que la gencive est surmontée, en un point avoisinant le collet, d'un liseré rouge, qui creuse de plus en plus et s'accompagne même d'une très légère suppuration de l'alvéole.

Le doigt constate que la dent est moins solide, qu'elle se déchausse, et, si rien ne vient entraver la marche de cette gingivite expulsive, la dent atteinte bouge de plus en plus et tombe inévitablement.

On se désole et on s'étonne qu'une dent, d'apparence saine et blanche, disparaisse ainsi. On incrimine les brosses trop rudes, les mauvais dentifrices, alors que la cause de cette chute prématurée est, le plus souvent, d'origine interne.

L'ébranlement et le déchaussement précoces des

11.

dents saines dépendent soit du rhumatisme, soit d'une affection d'origine arthritique.

Ceci explique pourquoi des femmes jeunes, prenant un soin minutieux de leurs gencives et de leurs dents, perdent si vite deux ou trois de ces petits os.

Je crois que le thermo-cautère, seul, peut arrêter la marche de l'arthrite alvéolo-dentaire. Deux ou trois cautérisations seront suffisantes mais il faudra, par des soins journaliers, empêcher le retour de la pyorrhée alvéolaire.

On fera donc chaque jour un attouchement de la gencive malade à l'aide d'un petit pinceau trempé dans de l'eau oxygénée à 12 volumes, on touchera de temps à autre le bord alvéolaire avec un peu de teinture d'iode et on traitera par le salicylate de soude, l'aspirine, les sels de lithine la cause rhumatismale ou arthritique de cette affection.

Si donc, vous prenez toutes ces précautions et tous ces soins, vous éviterez la chute prématurée des dents, leur déchaussement et les douleurs aiguës des maux de dents, mal d'amour, dit-on, mais mal d'amour réservé aux personnes peu soigneuses de leur beauté.

La visite au dentiste une fois par an au moins, s'impose, même pour des dents saines en apparence. Le dentiste vérifiera l'état de votre mâchoire et surtout vous débarrassera de ce tartre dentaire qui se dépose continuellement sur vos dents et que la brosse ne parvient pas toujours à enlever.

Le tartre dentaire, en effet, formé de phosphate de chaux, est un produit jaunâtre contenu dans la salive et qui tend à s'amasser au niveau du collet des dents. Ce tartre, sécrété en grande quantité, dans certaines circonstances, s'insinue entre la gencive et la couronne, durcit et forme une incrustation rebelle à la brosse. Il nuit à la solidité de la dent et peut en déterminer la chute prématurée. Le stylet du dentiste peut seul vous en débarrasser.

La *carie dentaire* se manifeste, vous le savez, par un point jaune, puis noir, qui apparaît sur la surface d'une dent. Ce point s'étend, se creuse et se transforme en une petite cavité qui pénètre bientôt jusque dans la pulpe dentaire et détermine ces douleurs épouvantables bien connues de ceux qui y sont sujets.

A la première rage de dents, certaines personnes peu courageuses veulent, à tout prix, faire enlever l'objet douloureux. C'est là une faute très grave à éviter si l'on tient à l'harmonie de sa bouche et si l'on songe combien la perte d'une dent peut nuire à la beauté.

Le nettoyage et l'obturation des dents est préférable à cette extraction désagréable.

L'or, l'étain, la gutta et les ciments suffiront à combler le vide creusé par la carie et à conserver un organe utile à l'hygiène et à la beauté.

Si vous êtes prises la nuit ou dans un endroit éloigné de tout cabinet dentaire, d'une violente rage de dents, vous pourrez, en attendant les soins du dentiste, vous contenter de calmer vos douleurs à l'aide d'une petite boulette de ouate trempée dans les mixtures suivantes et introduite dans la cavité de la dent malade.

N° 140. — Mixture contre les maux de dents :

    Chlorhydrate de cocaïne.............. o gr. 10
    Camphre ....)
    Chloral hydraté..................) ââ 5 gr.
    Eau distillée.................. quelques gouttes

N° 141. — Mixture anesthésique de la pulpe dentaire :

    Chloroforme .... 2 gr.
    Laudanum .... 2 gr.
    Créosote .... 2 gr.
    Teinture de benjoin.................. 10 gr.

Les dents artificielles serviront à remplacer les dents naturelles. Ces dents artificielles ne sont pas, comme on le croit généralement, de vraies dents arrachées à la mâchoire de vivants ou de morts ; ce sont des dents fabriquées de toute pièce au kaolin ou à la pâte porcelaine.

Les dentistes consciencieux abandonnent de plus en plus les dents à crochets qui exercent une traction néfaste sur les dents voisines et se déplacent facilement.

Les dents à pivot sont plus recommandables et peuvent être fixées dans la racine, de telle sorte qu'on ne puisse se douter de l'artifice.

Les dentiers complets ou partiels nécessitent des soins de construction que je n'ai pas à développer ; il s'agit là d'une partie mécanique réservée aux dentistes, mais j'estime fort commodes ces appareils légers à succion qui restent adhérents au palais et qui suppriment les crochets, ressorts et appareils démodés de l'ancienne prothèse.

La nuit, le dentier sera enlevé et déposé dans de

l'eau aromatisée à la menthe, pour le désinfecter et permettre aux gencives de se reposer.

La mauvaise haleine, si désagréable pour l'entourage de ceux qui en sont atteints, est une infirmité occasionnée par une maladie d'estomac, des poumons suspects, des fermentations intestinales et surtout par un mauvais entretien de la bouche.

C'est pendant la nuit que se font les fermentations les plus actives et c'est là la cause de l'haleine parfois fétide du réveil.

Il est donc nécessaire de pratiquer, ainsi que nous l'avons dit, les lavages de la bouche après chaque repas et au réveil. Celui du soir sera particulièrement important.

Ces soins suffiront, la plupart du temps, à faire cesser cet état désagréable.

Si cependant la fétidité de l'haleine était prononcée, on se servirait soit de pastilles de cachou, soit d'une des préparations suivantes :

N° 142. — Solution contre la fétidité de la bouche (THOR) :

Saccharine .... ⎱
Bicarbonate de soude............... ⎰ ââ 1 gr.
Acide salicylique.....................   4 gr.
Alcool .... 200 gr.

F. S. A. — Se gargariser la bouche avec quelques gouttes de mélange versées dans un verre d'eau.

N° 143. — Gargarisme contre la fétidité de l'haleine :

Décoction de fleur de camomille........ 300 gr.
Glycérine .... 80 gr.
Eau chlorée........................... 15 gr.

N° 144. — Autre Gargarisme désinfectant :

Infusion de feuilles de sauge........... 250 gr.
Glycérine .... 38 gr.
Teinture de lavande....................)
Teinture de myrrhe....................) 12 gr.
Liqueur de Labarraque................ 30 gr.

N° 145. — Gargarisme contre la fétidité de l'haleine :

Eau de menthe poivrée............... 300 gr.
Hydrolat de laurier cerise............. 30 gr.
Borate de soude..................... 10 gr.
Liqueur de Labarraque............... 25 gr.

Mettre quelques gouttes dans un verre d'eau.

N° 146. — Autre Gargarisme désinfectant :

Acide thymique.................... 0 gr. 50
Acide benzoïque................... 5 gr.
Essence de menthe................. 2 gr. 50
    — de badiane................. 2 gr.
Teinture de cochenille............. 5 gr.
Alcool à 80°...................... 250 gr.

Mettre quelques gouttes dans un verre d'eau.

En cas de persistance de la fétidité buccale, on ne devrait pas hésiter à employer le permanganate ou l'eau oxygénée.

Le permanganate sera utilisé, suivant la formule suivante, à la dose de 6 à 8 gouttes seulement dans chaque verre d'eau :

N° 147. — Solution désinfectante pour la bouche :

Permanganate de potasse........... 0 gr. 30
Eau distillée...................... 30 gr.

L'eau oxygénée à 12 volumes, une cuillerée à soupe dans un verre d'eau, remplira le même but.

Dans la journée on pourra sucer des pastilles de cachou ou celles de la préparation suivante :

N° 148. — Pastilles contre la fétidité de l'haleine :

Salol .... 20 gr.
Gomme adragante.................... 1 gr.
  — arabique .... 3 gr.
Saccharine .... 60 gr.
Essence de citron.................... 10 gouttes
Eau distillée................. q. s. pour 100 pastilles

Les soins concernant les gencives se confondent avec ceux à donner aux dents.

En cas de décoloration trop marquée, on devra en rechercher et en traiter la cause déterminante qui sera le plus souvent l'anémie, le lymphatisme.

Voici toutefois un dentifrice stimulant pour colorer les gencives en rouge vif et qui peut servir d'eau dentifrice ordinaire :

N° 149. — Dentifrice pour colorer les gencives en rouge :

Teinture de pyrèthre.................. 25 cmc
  — de cochenille.................. 125 cmc
Anéthol cristallisé..................... 2 gr. 50
Menthol cristallisé..................... 0 gr. 25
Alcool .... q. s. pour 250 gr.

Chez certaines personnes, les gencives saignent facilement au moindre contact. On peut corriger la susceptibilité de la muqueuse gingivale en la touchant avec une légère couche du collutoire suivant :

N° 150. — Collutoire contre la susceptibilité des gencives :

> Hydrate de chloral................ o gr. 40
> Teinture de cochléaria............. 40 gr.

On peut aussi employer un gargarisme astringent qui raffermira les gencives et empêchera le déchaussement prématuré des dents :

N° 151. — Gargarisme pour raffermir les gencives :

> Tannin .... 10 gr.
> Teinture d'iode.................... 2 gr.
> Iodure de potassium................ 1 gr.
> Teinture de cochléaria............. 2 gr.
> Eau .... 250 gr.

La mastication de fragments d'écorce de cannelle passe pour tonifier les gencives.

Nous ne voulons pas finir cet article sur la bouche sans dire quelques mots de la voix, cet auxiliaire éloquent de la beauté.

Bien que tout le monde ne soit pas doué de voix harmonieuse et ne puisse interpréter de façon parfaite les mélodies de Schumann ou de Massenet, chacun peut du moins s'exercer à modifier, à perfectionner le timbre de sa voix et la rendre encore plus séductrice.

Les artistes n'arrivent pas à acquérir du premier coup la voix qui fait leur réputation ; c'est à force de travail, d'exercices quotidiens qu'ils mettront en relief toutes les qualités de cet organe.

Les jeunes femmes musiciennes seront douées d'une voix juste, mais qui n'obtiendra d'ampleur, d'harmonie que par des exercices de solfège prudemment exécutés.

On doit s'exercer très jeune à chanter ou à solfier ; le chant ayant une réelle influence sur le mécanisme et la délicatesse de la voix, mais on ne devra jamais forcer la note supérieure à celle qu'on peut facilement atteindre.

L'électricité exerce une action éminemment efficace contre la faiblesse de la voix.

Le timbre rauque, éteint, de la parole, provient soit de végétations adénoïdes de l'arrière gorge, soit plus souvent de paralysie des cordes vocales.

Aussi la faradisation externe des muscles crico-aryténoïdiens du larynx, rendra-t-elle aux muscles atteints, la tonicité suffisante pour que la voix devienne agréable, forte et charmeuse.

Pour rendre la voix claire, faites évaporer très lentement à une légère chaleur une petite quantité d'eau additionnée de 30 gouttes de :

N° 152. — **Pour rendre la voix claire :**

Alcoolature de racine d'aconit..........	15 gouttes
Essence de gaulthérie..................	1 gr.
Teinture de cannelle..................	2 gr.
Essence de girofle....................	2 gr.

dont vous aspirerez les vapeurs.

N° 153. — **Pastilles contre la raucité de la voix :**

Chlorhydrate de cocaïne............	0 gr. 005
Chlorhydrate de morphine..........	0 gr. 005
Teinture d'aconit.................	2 gouttes
Fleurs de guimauve pulvérisée........	0 gr. 15
Sucre en poudre....................	q. s.

Pour faire *une* pastille. — En préparer *cent* semblables. M. S. — En prendre 8 à 10 par jour.

Je ne parlerai que très sommairement de l'extinction de voix due à la laryngite aiguë, consécutive à un rhume ou à un refroidissement.

Ce désagrément n'est que passager ; il peut d'ailleurs s'atténuer très rapidement par des inhalations faites avec la mixture suivante :

N° 154. — Inhalations contre l'aphonie (MESTADIER) :

Menthol .... 1 gr.
Teinture de coca..................... 60 gr.
— de benjoin................... 60 gr.
Baume du Pérou...................... 4 gr.

Une cuillerée à bouche pour chaque inhalation.

On peut encore utiliser la potion suivante :

N° 155. — Potion contre l'aphonie (DE BEAUREGARD) :

Ammoniaque liquide................... 10 gouttes
Sirop d'érysimum..................... 45 gr.
Infusion de tilleul................... 90 gr.

F. S. A.
Potion à prendre en 4 fois dans les 24 heures.

CHAPITRE IX

Les Oreilles

Hygiène de l'oreille. — L'écartement des oreilles. — Rôle du cérumen. — Liniment contre les douleurs d'oreille. — La surdité passagère. — Fard gras rose pour embellir les oreilles. — Engelures de l'oreille. — Pommade contre les engelures de l'oreille. — Le percement des oreilles.

Par sa situation apparente — et les bijoux qu'elle supporte — l'oreille attire l'attention et nécessite des soins journaliers. Car s'il est difficile de modifier la forme plus ou moins élégante de cet organe, on peut, du moins, prévenir les malformations consécutives à de mauvaises habitudes ou à une négligence d'éducation hygiénique.

Je fais allusion à la déformation consécutive à l'écartement des oreilles si fréquente chez les enfants et qui persiste plus tard. Les bonnets, les casquettes trop larges qui rabattent le pavillon en anses de panier, ne tardent pas à donner aux oreilles un écartement des plus désagréables. De même les coiffes serrées qui écrasent les oreilles contre le crâne, aplatissent et agrandissent celles-ci en forme de plats à barbe.

Il y a là un défaut de surveillance ou une négligence coupable qui porte sa répercussion sur l'esthétique de l'oreille externe et par là même sur l'harmonie du visage.

Pour être jolie, l'oreille sera courte, transparente et d'aspect rosé.

Des lavages quotidiens en entretiendront la fraîcheur et le charme ; mais l'hygiène et la beauté de l'oreille ne consistent pas simplement dans la toilette et le maquillage des seules parties visibles.

Le conduit auditif nécessite des soins constants, souvent négligés et que je rappellerai très brièvement.

L'oreille sécrète un enduit visqueux, jaunâtre, appelé cérumen.

Les sécrétions de cérumen qui se produisent normalement dans le canal auditif, ne seront enlevées que dans la partie visible seulement. Il est inutile et dangereux d'aller, avec des instruments quelconques, fourrager dans l'intérieur de l'oreille au risque d'y créer des lésions irrémédiables. Ce cérumen est, à mon avis, indispensable pour lubréfier le canal auditif et empêcher la pénétration des corps étrangers vivants arrêtés par son amertume et sa viscosité.

Nettoyez donc avec soin la partie visible et accessible à votre doigt, et n'enlevez du cérumen que la trop grande abondance. Surtout ne vous mettez jamais de coton dans les oreilles. C'est un usage disgracieux, bon pour les campagnards et les vieux messieurs, mais que le sentiment de l'esthétique doit vous faire rejeter. Si vous souffrez de douleurs d'oreille, appliquez un peu du liniment suivant :

N° 156. — **Liniment contre les douleurs d'oreilles :**

Menthol .... 0 gr. 05
Huile d'amandes...................... 25 gr.

et consultez votre médecin, mais évitez absolument tous les remèdes de bonne femme préconisés dans ce but sans l'avis d'un homme compétent.

Je ne parlerai pas ici des maladies de l'oreille qui peuvent entraîner la surdité et même des complications cérébrales ; mais je rappellerai à mes lectrices que bien souvent la surdité n'est qu'apparente et due à un bouchon de cérumen solidifié dans le fond du canal.

Une injection forcée avec une forte seringue suffira à débarrasser l'oreille du gênant obstacle, mais cette injection doit être faite avec soin, suivant un plan incliné.

Que de personnes se croient sourdes qui pourraient être guéries instantanément par cette méthode si simple ! La plupart du temps, l'injection essayée a été mal faite ou exécutée avec une pression insuffisante et je pourrais citer le cas d'une vieille dame, sourde depuis douze ans, malgré de fréquents lavages et qu'une injection débarrassa en trois minutes de son infirmité.

Il est assez difficile de remédier aux difformités de l'oreille, mais on peut, en revanche, les embellir sans trop de maquillage. Une légère couche de fard rose leur donnera un aspect de fraîcheur du plus joli effet.

N° 157. — **Fard gras rose pour les oreilles** :

Oxyde de zinc........................	10 gr.
Vaseline blanche.....................	15 gr.
Carmin pulvérisé.....................	0 gr. 15

Certaines personnes ont les oreilles particulièrement sensibles à l'action du froid. L'hiver elles sont couvertes d'engelures ou de gerçures désagréables et seraient heureuses d'être à l'abri de cette affection.

Les corps gras préservent du froid et l'usage d'une bonne pommade à l'oxyde de zinc suffira souvent à prévenir les engelures.

Si malgré cette précaution, celles-ci attaquaient le pourtour de l'oreille, on aurait avantage à employer la formule suivante :

N° 158. — **Pommade contre les engelures des oreilles** :

Baume du Pérou.....................		3 gr.
Oxyde de zinc......................	)	
Amidon	) ââ	4 gr.
Vaseline..........................	)	
Lanoline	) ââ	8 gr.

L'usage des boucles d'oreille s'est facilement répandu, car il donne à la femme coquette une occasion de faire parade de bijoux artistiques et d'un prix élevé.

Inclinons-nous donc devant cette mode, ou cette manie, qui ne peut offrir d'inconvénients qu'autant que les boucles d'oreille, par leur poids, entraînent des déchirures et des déformations du lobule.

Il est d'ailleurs regrettable que le percement des oreilles soit confié aux mains inexpérimentées d'un bijoutier.

Le percement de l'oreille ne doit pas être fait trop près de l'extrémité de l'oreille, de peur que le poids du bijou entraîne la déchirure complète du lobe.

C'est en revanche une opération inoffensive, si elle est faite proprement.

Exigez donc de la part du bijoutier chargé de cette petite intervention une propreté rigoureuse de son trocart. Vous éviterez ainsi les abcès, les suppurations et même, comme je l'ai vu, la gangrène consécutive.

Si votre oreille se déchire complètement sous la traction accidentelle ou permanente du bijou, recourez de suite à l'habileté de votre médecin qui pratiquera la suture immédiate de la plaie.

Les conseils très simples que je viens de donner sur le percement des oreilles et la minutieuse propreté de cette opération, ont beaucoup plus d'importance qu'on ne le croit généralement. Il suffit de savoir combien ces plaies se cicatrisent difficilement pour comprendre combien la négligence des principes d'hygiène, entraîne de conséquences fâcheuses.

On voit chaque jour des enfants présenter des suppurations du lobule de l'oreille consécutives soit à un percement mal fait, soit à la compression causée par des boucles d'oreille trop fortement serrées. Et ces suppurations sont interminables ; souvent même elles sont le départ d'eczéma ou d'impétigo d'autant plus difficiles à guérir qu'ils sont alimentés par un état général mauvais.

J'attire donc l'attention de mes lectrices sur les conséquences possibles d'une opération insignifiante, mais qui demande à être exécutée avec de grands soins de propreté et une minutie parfaite.

CHAPITRE X

Les Cheveux

Structure et développement des cheveux. — Hygiène de la chevelure. — Lavages de la chevelure. — Moyens divers de laver la chevelure. — Lotions et schampoings pour le nettoyage des cheveux.. — Formule de brillantine. — Bandolines pour l'ondulation. — La coupe des cheveux. — La chute des cheveux. Causes de la chute des cheveux. — La séborrhée. — Rôle de la séborrhée dans la chute des cheveux. — Traitements de la séborrhée du cuir chevelu. — Méthode du P. Lassar. — Lotions contre la séborrhée du cuir chevelu. — Nombreuses formules. — La sécheresse du cuir chevelu. — Inconvénients des lavages. — Lotions et pommades contre les cheveux secs. — Les pellicules. — Ce qu'elles sont. — Comment elles entraînent la chute des cheveux. — Lotions de nettoyage et pommades contre les pellicules sèches. — Lotions contre les pellicules grasses. — Pommade contre les grosses squames. — Chute des cheveux dans les maladies infectieuses. — Mixtures, lotions et pommade contre l'alopécie des convalescents. — Alopécies d'origine interne. — Cachets pour la nutrition des cheveux. — Alopécies consécutives aux transpirations du cuir chevelu. — Lotions contre l'alopécie avec transpirations. — Chute des cheveux et arthritisme. — Alopécie par suite de maladies de peau. — Onctions et lotions contre les parasites du cuir chevelu. — Le blanchiment des cheveux. — Moyens d'y remédier. — Les teintures pour cheveux. — Généralités sur les teintures. — Précautions à prendre. — Décoloration des cheveux. — Eau oxygénée. — Teintures à base métallique. — Teintures au plomb. — Formule de teinture progressive au plomb. — Teinture d'argent. — Tein-

I

La question de la chevelure est une de celles qui
intéresse le plus la femme moderne et celle qu'on
s'est efforcé de compliquer à plaisir.

Tous les traités de beauté, en effet, contiennent
une infinité de remèdes dénommés efficaces contre
la séborrhée grasse, la séborrhée sèche, les pellicules, le pityriasis, et leurs lectrices doivent se trouver fort embarrassées devant un tel flux de formules,
pour choisir celle qui peut convenir à leur cas.

Le corps médical semblait, il y a encore quelques
années, en complet désaccord sur cette intéressante
question et c'est ce qui explique la diversité infinie
des remèdes préconisés par les dermatologistes en
renom.

Grâce aux travaux des Professeurs Brocq, Sabouraud, Unna, Besnier, on tend aujourd'hui à dif-
férencier l'origine de l'alopécie spontanée et le traitement a pu être dirigé dans ce sens, avec quelque
succès.

Je parlerai, un peu plus loin, des causes et du
traitement de la chute des cheveux, et essayerai

d'apporter quelque clarté à cette question si controversée.

Je dois, en quelques mots préliminaires, donner des renseignements sur la structure et la pousse des cheveux, de façon à mieux faire comprendre le mécanisme de leur développement et de leur chute.

Abandonnés à leur croissance naturelle, les cheveux peuvent acquérir un développement considérable. Tout le monde connaît les longues nattes des Chinois et l'habitude qu'ont certaines peuplades sauvages de laisser leur chevelure atteindre une longueur de 1 m. 70 à 1 m. 80.

Ce développement semble toutefois réservé aux races jaunes, et en Europe la longueur de la chevelure ne dépasse pas, en moyenne, le milieu de la taille.

La grosseur des cheveux varie selon les sujets, elle est plus forte chez l'adulte que chez le vieillard.

Le cheveu n'a d'ailleurs pas une grosseur uniforme dans toute sa longueur. Il est plus large en son milieu qu'à ses extrémités.

La coloration des cheveux peut varier à l'infini. Certains auteurs, avides de statistique et poussant à l'excès le goût des collections, en ont trouvé vingt nuances différentes, que nous ramènerons aux cinq types suivants : noir absolu — brun foncé — châtain clair — blond — roux. Les autres nuances ne sont que des exceptions.

La quantité des cheveux est ordinairement plus abondante chez les blonds que chez les bruns. Sur les premiers, on peut compter environ 300 poils par centimètre carré et 245 seulement chez les personnes brunes.

Le cheveu est implanté dans une dépression de la peau appelée follicule pileux, rétrécie à sa partie superficielle, élargie dans sa partie profonde, au point de ressembler assez à une minuscule petite bouteille. Au fond de ce follicule, le cheveu se termine lui-même par un renflement, ou bulbe, chargé de puiser les liquides nourriciers, indispensables à l'alimentation du poil.

Chaque bulbe est baigné par une matière grasse spéciale destinée à lubréfier les cheveux ; matière sébacée qui s'écoule le long des poils en dehors de la peau et dont nous verrons bientôt le rôle et l'importance.

Cette matière grasse sébacée les préserve aussi de l'influence de l'humidité. Les cheveux sont très hygrométriques, c'est-à-dire très sensibles à l'action de l'humidité ; celle-ci les fait tomber et nous veillerons toujours à bien sécher notre chevelure après un lavage quelconque. Pour la même raison, aux bains de mer, nous protégerons nos cheveux à l'aide d'un bonnet en caoutchouc.

Une chevelure saine demande des soins quotidiens pratiqués par tout le monde ; mais au sujet desquels nous pouvons faire quelques remarques utiles.

C'est ainsi que pour éviter un tiraillement néfaste, on devra apporter son attention à la qualité du peigne. Celui-ci, destiné à démêler les cheveux, sera promené lentement, sans brusquerie, sur toute

la longueur de la chevelure et choisi en écaille ou
en ivoire. Les peignes en corne, en celluloïd, en
buis sont à rejeter ; leurs dents se fendillent, accro-
chent et arrachent les cheveux.

Le peigne fin ne sera employé qu'avec douceur
et en de rares occasions ; la brosse fine, soigneusement entretenue, suffira à entraîner les souillures
et les poussières extérieures.

On complètera ces soins préventifs par quelques
lavages.

Le cuir chevelu a une tendance bien connue à s'en-
crasser facilement. La transpiration, les sécrétions
sébacées, les poussières forment à sa surface un
magma qui nuit au libre fonctionnement de la peau.

Celle-ci sera nettoyée tous les quinze jours ou tous
les mois seulement, l'usage prolongé de l'eau étant
préjudiciable aux cheveux.

Ce lavage sera fait à l'aide d'eau chaude et de savon de Panama, ou bien à l'aide d'eau bouillie, additionnée d'un jaune d'œuf battu. On peut aussi avoir
recours à des lotions d'eau de chaux (500 grammes)
mélangée à 3 jaunes d'œufs ou mieux à des schampoings alcooliques choisis dans les formules suivantes :

N° 159. — Schampoing pour nettoyage des Cheveux :

Ecorce de Panama pulvérisée...........	100 gr.
Alcool à 70°......................	400 gr.
Essence de Bergamote...............	20 gouttes

N° 160. — **Schampoing pour nettoyer les Cheveux :**

    Saponine ....   20 gr.
    Alcool à 90° ....   150 gr.
    Eau de roses ....   800 gr.
    Essence d'amandes amères ....   1 gr.

N° 161. — **Lotion alcoolique pour nettoyage des Cheveux :**

    Savon blanc râpé ....   100 gr.
    Alcool ....   400 gr.
    Eau de Cologne ....   100 gr.

La racine de Saponaire 50 gr. dans 800 d'eau est recommandable.

Le lavage terminé, les cheveux seront séchés soigneusement, à l'aide de serviettes chaudes, ou d'un séchoir à air chaud, pour en retirer toute trace d'humidité et parfumés très modérément d'une couche très légère de brillantine :

N° 162. — **Brillantine pour les Cheveux :**

    Huile d'amandes douces ....   60 gr.
    Essence parfumée ....   20 gouttes

N° 163. — **Brillantine excitante pour les Cheveux :**

    Huile de ricin ....   20 gr.
    Chlorhydrate de quinine ....   0 gr. 10
    Chlorhydrate de pilocarpine ....   0 gr. 10
    Alcool à 90° ....   80 gr.
    Extrait de violettes ....   2 gr.

N 164. — **Brillantine pour la Chevelure :**

Chlorhydrate de Pilocarpine............ o gr. 50
Huile de Vaseline.................... 100 gr.

Voir aussi les formules 171 et celles données au chapitre des Auxiliaires de la Beauté.

Reste pour les coquettes la question des frisures.

La frisure au fer chaud est, quoiqu'on ait dit dernièrement, néfaste pour les cheveux.

Elle les brûle et en détruit le bulbe.

L'inoffensif bigoudis suffit, dans la plupart des cas, pour obtenir l'ondulation désirée.

Les cheveux rétifs, difficiles à maintenir frisés, se trouveront bien d'une des bandolines suivantes :

N° 165. — **Bandoline pour l'Ondulation :**

Gomme adragante.................... 10 gr.
Eau de roses....................... 200 gr.
Essence d'amandes amères........... o gr. 20

N° 166. — **Bandoline pour l'Ondulation :**

Borax en poudre.................... 40 gr.
Gomme arabique..................... 4 gr.
Alcool .... 100 gr.
Musc .... o gr. 10

N° 167. — **Bandoline pour onduler les Cheveux :**

Eau .... 500 gr.
Borate de soude.................... 20 gr.
Gomme blonde....................... 5 gr.
Faites chauffer pour dissoudre ; laissez refroidir et ajoutez :
Alcool camphré..................... 6 gr.
Huile essentielle de violette.......... 15 gouttes

Lotionnez avec cette préparation les cheveux à onduler ; enroulez-les encore humides sur vos bigoudis ou vos épingles et déroulez-les 12 heures après. — Vos frisures tiendront.

Doit-on couper les cheveux pour en favoriser la pousse ou laisser à la nature seule le soin de veiller à leur accroissement ?

Beaucoup de femmes, à chaque nouvelle lune, croiraient manquer aux règles les plus élémentaires de la prudence, en ne coupant pas l'extrémité de leurs cheveux.

Elles espèrent ainsi avoir une chevelure plus forte, plus luxuriante.

S'il s'agit de cheveux grêles, languissants, cette coupe de leur extrémité peut être avantageuse et dans aucun cas cette pratique ne peut être mauvaise.

Mais sacrifier, comme on le fait trop souvent pour les fillettes, toute une chevelure, dans l'espoir d'obtenir une toison plus abondante est un préjugé inutile et dangereux.

Il ne peut être indifférent à l'organisme de supprimer la quantité de silice, de fer, de potasse et de soufre que renferment normalement les cheveux et c'est ainsi qu'on a signalé des cas d'anémie consécutive à une coupe trop brutale ou trop complète des cheveux.

Contentez-vous donc de couper, très légèrement, si vous le voulez, l'extrémité de vos cheveux, mais dans aucun cas, ne sacrifiez votre chevelure entière pour un espoir absolument illusoire.

II

De la chute des cheveux

On voit souvent, à la devanture des parfumeries, des tableaux alléchants représentant une femme à la chevelure luxuriante et promettant la guérison certaine de toutes les calvities.

Quelques réclames poussent même la hardiesse jusqu'à nous montrer une tête photographiée absolument chauve et guérie trois mois après de sa calvitie par l'emploi de la fameuse eau capillaire du Professeur X...

Et l'on achète vite ce produit, persuadé que l'on a enfin trouvé la panacée universelle pour arrêter la chute de ses cheveux, sans se rendre compte qu'il est malheureusement impossible, par un seul et unique produit, de faire face à toutes les causes déterminantes de l'alopécie.

La chevelure, en effet, peut se clairsemer et tomber sous des influences bien différentes.

Tantôt l'anémie en supprimant au cuir chevelu la quantité de fer et d'hémoglobine nécessaires à sa nutrition occasionne la chute des cheveux ; tantôt les maladies infectieuses telles que la grippe, la fièvre typhoïde, les fièvres éruptives, entraînent la perte passagère de notre chevelure; tantôt les affections cutanées du cuir chevelu ; l'eczéma, l'impétigo, la teigne, la pelade, détruisent le cheveu jusque dans sa racine et, plus souvent, la séborrhée, par son hypersécrétion exagérée, étouffe le bulbe pileux et sert de repaire au parasite qui le ronge.

Ce serait un rêve et un beau rêve de trouver une formule unique de régénérateur applicable à tous les cas !

Mais malheureusement, ce qui agit dans un cas, échoue misérablement dans l'autre.

Méfions-nous donc de ces produits étiquettés sous des annonces mirobolantes et étudions bien, pour la combattre, la cause de la chute des cheveux.

1° *Séborrhée grasse du cuir chevelu.* — On sait que la peau saine est constamment le siège d'une excrétion graisseuse chargée de lubréfier les téguments.

Cette sécrétion de matière sébacée est beaucoup plus active sur le cuir chevelu et le front que sur les autres parties du corps, et chez certaines personnes prédisposées, elle est très abondante et très apparente.

Le front devient plus huileux, la peau plus grasse, les parties avoisinantes du visage, le nez en particulier, se couvrent de comédons ce qui donne à la peau un état particulier désigné du nom d'état séborrhéique.

Cette séborrhée est la cause la plus habituelle et la plus fréquente de l'alopécie. La matière sébacée, sécrétée normalement par la peau et nécessaire à la lubréfaction du poil, est devenue trop abondante et étouffe sa racine.

Cette séborrhée est, en un mot, une exagération anormale d'une fonction normale. De plus cette matière grasse ainsi excrétée, est devenue un excellent milieu de culture pour les microbes. Le sébumbacille y règne en maître et c'est ce qui explique qu'on ait pu écrire dernièrement, que presque toutes les alopécies étaient d'origine microbienne.

Sous l'influence de cette séborrhée, les cheveux deviennent d'abord plus grêles, s'atrophient et tombent plus ou moins lentement. Le peigne, chaque matin, en ramène des quantités considérables.

Les cheveux tombés sont remplacés par une série de cheveux de plus en plus médiocres, se reproduisant après la chute des premiers, jusqu'à la calvitie complète.

Neuf fois sur dix, la calvitie féminine est d'origine séborrhéique et toute femme observatrice sait justement signaler cet afflux de graisse et reconnaître que ses cheveux tombent, parce qu'ils sont gras.

Vers 35 ou 40 ans, la maladie subit un arrêt marqué mais passager.

A certaines périodes de l'année, en été principalement, la chute des cheveux est plus abondante et même, chez les femmes qui se soignent patiemment, la perte des cheveux, qui semblait enrayée par un traitement de longue durée, reprend de plus belle.

Malgré ces rechutes inévitables, un traitement bien conduit viendra à bout de toute calvitie et permettra de régénérer la moitié au moins des cheveux perdus.

Je viens de dire que l'alopécie séborrhéique pouvait être considérée comme une maladie d'origine microbienne.

Il est certain que la matière grasse sécrétée par les glandes sébacées offre un excellent terrain de culture à l'éclosion des germes pathogènes. Aussi ' traitement spécifique de cette maladie devra donc s'adresser autant à la séborrhée qu'à la nature microbienne de l'alopécie.

Mais quand on songe combien le bacille de la calvitie est difficilement accessible, qu'il se loge dans le follicule pileux où il s'entoure de lamelles protectrices ; on comprendra la difficulté qu'on éprouve pour détruire un microbe, si bien retranché. En tous cas, celui-ci du fond de son repaire, secrète un virus qui, mélangé à la matière sébacée, se répand sur toute la surface du cuir chevelu et vient ensemencer les follicules, les uns après les autres. Ceux-ci tombent, laissant à leur place un cheveu plus grêle, plus fragile, détruit à son tour et finalement en résulte la calvitie irrémédiable (Sabouraud).

C'est dans le but de combattre la séborrhée, de détruire le microbe dévastateur et d'en paralyser les toxines que le Professeur Lassar, de Berlin, a préconisé un traitement spécial.

Sa méthode offre le désagrément d'être un peu compliquée mais se montre efficace dans la majorité des cas.

Voici comment on mettra en œuvre la méthode de Lassar :

On commencera par un savonnage à l'eau chaude, fait, d'abord tous les jours, puis à des intervalles plus éloignés, lorsque la chute des cheveux diminue. Si les cheveux sont longs, on les divisera en plusieurs tresses, que l'on maintiendra fixées à la nuque.

Pour le savonnage, tous les savons peuvent être utilisés ; le savon au goudron donne de bons résultats. Chez les femmes blondes, on recommandera de préférence la formule suivante :

N° 168. — **Schampoing pour nettoyage des Cheveux blonds** :

Carbonate de potasse.................	15 gr.
— de soude....................	15 gr.
Savon ordinaire pulvérisé.............	70 gr.
Eau de roses.........................	100 gr.

Le savonnage sera suivi d'un lavage tiède ou froid avec un jet de douche. Puis, après dessiccation avec des serviettes chaudes, ou à l'aide d'un courant d'air chaud provenant des séchoirs modernes, les racines des cheveux seront mouillées avec la solution suivante :

N° 169. — **Solution antiseptique de Lassar contre la chute des Cheveux** :

Sublimé	0 gr. 40
Eau	300 gr.
Eosine.................... q. s. pour colorer.	

On laissera évaporer la lotion de sublimé ; puis on frottera jusqu'à dessiccation avec une solution alcoolique de thymol.

N° 170. — **Solution de Thymol de Lassar** :

Thymol	0 gr. 50
Alcool absolu........................	200 gr.

On terminera la séance en effleurant légèrement les cheveux à l'aide d'une brillantine excitante comme, par exemple, celle de la formule suivante :

N° 171. — **Brillantine excitante** (MESTADIER) :

Huile de ricin......................	12 cmc.
Nitrate de pilocarpine................	0 gr. 20
Extrait de jasmin....................	1 gr. 25
Extrait d'héliotrope blanc............	10 gr.
Alcool à 90°.............. q. s. p.	125 cmc.

La méthode précédente a pour but d'obtenir la désinfection radicale du cuir chevelu, d'enlever par lavages les substances adhérentes et fermentescibles, de neutraliser les toxines des agents parasitaires.

Celles de nos lectrices qui la trouveraient trop compliquée, pourraient se contenter des traitements suivants tout aussi recommandables. S'efforcer, avant tout, d'arrêter le flux séborrhéique par des lotions soufrées telles que la suivante :

N° 172. — **Lotion soufrée contre la Séborrhée du Cuir chevelu** (SABOURAUD) :

Alcool à 90°....................	100 gr.
Acide pyrogallique................	6 à 8 gr.
Soufre précipité...................	10 gr.

à appliquer avec une brosse de peintre trois fois par semaine. Au bout de ces trois applications, nettoyer les cheveux avec une décoction de 100 grammes de bois de panama pour une cuvette d'eau. Surtout, n'employez pas de savon pour ces nettoyages, sous peine de voir vos mains noircir.

Cette lotion diminue et arrête la chute des cheveux en quelques jours, d'une façon magique.

Lorsque grâce à cette lotion ou à l'aide d'une autre lotion soufrée, l'afflux séborrhéique sera sensiblement diminué, on aura recours à l'une des nombreuses formules que je vais énumérer.

Je multiplie à dessein le nombre de ces formules, car j'ai souvent remarqué que le cuir chevelu s'accoutume assez rapidement aux substances, même actives, que l'on fait agir sur lui. Au bout de quelque temps, la formule primitivement choisie perd son efficacité ; aussi est-il nécessaire de varier le traitement, quitte à revenir à la préparation première. D'un autre côté, les cas de séborrhée varient d'intensité et de degré, il est donc bon de donner des formules applicables à chaque particularité et j'ai fait un choix de formules efficaces, négligeant à dessein de reproduire celles qui me semblaient incertaines ou inutiles.

N° 173. — **Lotion contre la Chute des Cheveux d'origine séborrhéique** (SABOURAUD) :

Formol	1 gr.
Teinture de quillaya	25 gr.
— de jaborandi	25 gr.
Alcoolat de lavande	25 gr.
Coaltar saponiné	25 gr.
Alcool à 95°	200 gr.

Ajouter 2 à 5 gr. d'ammoniaque si le cuir chevelu est très gras.

N° 174. — Autre Lotion contre l'Alopécie d'origine séborrhéique (SABOURAUD) :

```
Alcool à 90°.......................... 150 gr.
Coaltar saponiné...................... 50 gr.
Ether officinale...................... 50 gr.
Eau distillée......................... 50 gr.
Chl. de pilocarpine................... 1 gr.
Bichlorure de mercure................. 0 gr. 30
Acide salicylique..................... 0 gr. 30
Alcoolat de romarin................... 15 gr.
```

N° 175. — Autre Lotion contre l'Alopécie d'origine séborrhéique (GAUCHER) :

```
Formol à 40 %......................... 0 gr. 10
Sublimé .............................. 0 gr. 15
Acide acétique........................ 1 gr.
Hydrate de chloral.................... 5 gr.
Résorcine ............................ 1 gr.
Alcool à 90°.......................... 200 gr.
```

N° 176. — Autre Lotion contre l'Alopécie de nature séborrhéique (DARIER) :

```
Thymol ............................... 0 gr. 50
Acide acétique........................ 2 gr.
Teinture de capsicum.................. 30 gr.
Baume de fioraventi................... 30 gr.
Alcoolat de lavande................... 140 gr.
```

N° 177. — Autre Lotion contre l'Alopécie de nature séborrhéique (DARIER) :

```
Chlorhydrate de quinine............... 1 gr.
Teinture de jaborandi................. 20 gr.
Liqueur d'Hoffmann.................... 80 gr.
Essence de verveine................... q. s.
```

N° 178. — Autre Lotion contre l'Alopécie séborrhéique :

Alcool à 90°...........................	200 gr.
Coaltar Saponiné.....................	50 gr.
Formaline à 1 p. 40..................	1 gr.
Acide Salicylique................... } ââ	1 gr.
Teinture de Benjoin.................)	
Bichlorure de Mercure................	0 gr. 20
Eau distillée........................	50 gr.
Chlorhydrate de Pilocarpine...........	0 gr. 75

N° 179. — Autre Lotion contre l'Alopécie séborrhéique (SABOURAUD) :

Alcool à 90°........................... } ââ	75 gr.
Acétone ....)	
Coaltar Saponiné.....................)	
Ether Officinal...................... } ââ	50 gr.
Eau distillée........................)	
Nitrate de soude......................	0 gr. 50
Chlorhydrate de Pilocarpine...........	0 gr. 50
Bichlorure de Mercure.................	0 gr. 20
Acide Acétique cristallisé.............	0 gr. 10
Acide Chrysophanique..................	0 gr. 15
Alcoolat de Romarin..................	10 gr.

Il faut savoir que l'acide chrysophanique contenu dans cette lotion est un médicament très actif, mais aussi très irritant ; en plus, c'est un tinctorial énergique qui donne aux cheveux une couleur blond doré.

N° 180. — Autre Lotion contre la Séborrhée du Cuir chevelu :

Alcool camphré........................	100 gr.
Teinture de Jaborandi................. } ââ	15 gr.
Essence de térébenthine..............)	
Ammoniaque	5 gr.
Sublimé	0 gr. 10

Nᵒ 181. — **Autre Lotion contre l'Alopécie séborrhéique**
(Cas intense) :

Liqueur d'Hoffmann......................	200 gr.
Coaltar Saponiné...................... } ââ	50 gr.
Liqueur de Van Swiéten............	
Nitrate de potasse................... } ââ	0 gr. 75
Chlorhydrate de Pilocarpine........	
Formaline	1 gr.
Ammoniaque liquide...................	5 gr.
Acide Salicylique....................	1 gr.
Naphtol	0 gr. 50
Essence de baies de génévrier..........	6 gr.
Acide Thymique......................	0 gr. 10
Essence de Santal et de Wintergreen....	10 gouttes

Nᵒ 182. — **Autre Lotion contre l'Alopécie séborrhéique**
(Cas moyen) :

Formol du commerce...................	1 gr.
Teinture éthérée de Cantharides........	5 gr.
Teinture de Capsicum annuum.........	10 gr.
Teinture de noix vomique.............	5 gr.
Teinture de Jaborandi................	20 gr.
Alcoolat de Lavande............... } ââ	30 gr.
Alcoolat de Romarin...............	
Alcoolat de Fioravanti................	100 gr.

F. S. A. une lotion ; us. ext.

Faire chaque jour une friction du cuir chevelu avec une brosse (brosse à dents assez dure) largement humectée de ce mélange.

Nᵒ 183. — **Autre Lotion contre la Séborrhée du Cuir chevelu :**

Alcool à 90°..........................	100 gr.
Ether officinal.......................	30 gr.
Coaltar saponiné......................	20 gr.
Formol au 40°........................	0 gr. 50
Teinture de Jaborandi.................	20 gr.

N° 184. — Autre Lotion contre la Séborrhée légère du Cuir chevelu (SABOURAUD) :

Chlorhydrate de pilocarpine...........	o gr. 50
Eau de roses......................	50 gr.
Alcool à 90°......................	200 gr.
Ether officinal...................	25 gr.
Alcoolat de lavande...............	25 gr.

N° 185. — Autre Lotion contre la Séborrhée du Cuir chevelu :

Teinture de capsicum...............	20 gr.
Alcoolat de romarin...............	30 gr.
Sel d'Alembroth...................	o gr. 30
Nitrate de potasse................	o gr. 50
Eau distillée.....................	50 gr.
Alcool absolu....................	200 gr.

N° 186. — Autre Lotion contre la Chute des Cheveux dépendant de la Séborrhée (SABOURAUD) :

Alcool à 95°......................	200 gr.
Ether officinal..................	50 gr.
Formol	1 gr.
Nitrate de potasse...............	o gr. 50
— de pilocarpine.................	o gr. 50
Eau distillée....................	20 gr.
Ammoniaque liquide...............	4 gr.

N° 187. — Autre Lotion contre la Chute des Cheveux d'origine séborrhéique (MESTADIER) :

Formol à 40 %....................	o gr. 40
Sublimé	o gr. 10
Alcool à 90°.....................	200 gr.
Teinture de jaborandi............	20 gr.
Alcoolat de lavande..............	25 gr.
Teinture de cantharides au 1/10........	5 gr.

N° 188. — Autre Lotion contre la Séborrhée grasse du Cuir chevelu avec Alopécie (MESTADIER) :

Alcool à 90°...........................	200 gr.
Huile de cade.........................	5 gr.
Soufre précipité.......................	10 gr.
Sublimé	0 gr. 20
Acide pyrogallique....................	0 gr. 50
Alcool de romarin.....................	10 gr.

N° 189. — Autre Lotion contre l'Alopécie d'origine séborrhéique (MESTADIER) :

Sublimé	0 gr. 20
Formol	0 gr. 50
Alcoolat de lavande...................	30 gr.
Hydrate de chloral....................	5 gr.
Teinture de cantharides...............	5 gr.
Alcool de fioraventi..................	100 gr.
Alcool de romarin.....................	30 gr.

N° 190. — Autre Lotion contre l'Alopécie, suite de Séborrhée (MESTADIER) :

Teinture de cantharides...............	10 gr.
— de jaborandi.................	20 gr.
— de capsicum.................	15 gr.
Alcool de fioraventi..................	100 gr.
Rhum	100 gr.
Acide acétique........................	2 gr.

Les personnes atteintes de séborrhée abondante du cuir chevelu doivent suivre le régime alimentaire prescrit contre l'acné qui est une manifestation de la séborrhée de la peau.

2° *Sécheresse du cuir chevelu.* — Sous le nom de séborrhée sèche, les auteurs ont compris généralement une foule d'affections pourtant très différentes les unes des autres. Le pityriasis sec, l'eczéma séborrhéique- le psoriasis, les hératoses pilaires ont été à tort confondus. A proprement parler, il n'existe pas de séborrhée sèche ; ce terme même est un non sens, car séborrhée veut dire sécrétion de matières grasses et une sécrétion de matières grasses ne peut évidemment pas être sèche !...

Mais, il y a lieu de ranger dans une catégorie spéciale, les chutes des cheveux provenant d'une sécheresse exagérée du cuir chevelu. Il s'agit, dans ce cas, d'un défaut de sécrétion due au mauvais fonctionnement des glandes sébacées.

Nous venons de voir qu'à l'état normal, la peau secrète, en quantité raisonnable, une matière grasse destinée à lubréfier les poils et les téguments.

Que cette sécrétion soit exagérée et la séborrhée apparaît ; que cette sécrétion soit, au contraire, diminuée ou tarie et le cuir chevelu devient sec, rugueux.

Dans ce dernier cas, les poils n'étant plus lubréfiés par la matière grasse nécessaire à leur vitalité, s'atrophient, se dessèchent comme une plante privée d'eau.

Ordinairement cette sécheresse du cuir chevelu s'accompagne d'une exfoliation, d'une petite poussière sèche plus ou moins apparente que nous étudierons bientôt sous le nom de pityriasis.

Le cuir chevelu cependant peut être sec par luimême, sans production de pellicules, par l'arrêt absolu de la sécrétion sébacée et ce sont ces cas particuliers que je comprends sous le nom de sécheresse du cuir chevelu.

Le traitement devra s'efforcer de suppléer à l'insuffisance de la sécrétion glandulaire, et, d'autre part, cherchera à réveiller les fonctions de la peau.

Les corps gras rempliront le but en lubréfiant les poils, en graissant les téguments ; les toniques (pilocarpine, cantharides, quinine) et les irritants (acide acétique, phénique, sublimé) exciteront l'activité des glandes.

Les lavages répétés sont à déconseiller. Ils dessèchent la peau. L'alcool, l'éther, l'éther de pétrole et en général tout ce qui sèche le cuir chevelu seront soigneusement évités.

Les corps gras seuls auront une action efficace, à condition toutefois d'être employés à doses modérées et par petite quantité à la fois. Ces corps gras seront appliqués à l'aide d'une brosse douce et devront être choisis parmi les préparations qui ne poissent pas les cheveux et qui ne rancissent pas.

Les meilleures préparations sont, à mon avis, le baume du Pérou, la moelle de bœuf, la vaseline, l'huile d'amandes douces, l'huile de vaseline, l'huile de cade, l'huile de bouleau.

Les lotions légèrement huileuses ou grasses donnent d'aussi bons résultats que les pommades.

On aura donc le choix, parmi les quelques préparations efficaces que je reproduis ici :

N° 191. — Lotion pour Cheveux secs (BIZARD) :

Teinture de jaborandi....................	20 gr.
Teinture de cantharides............	
Teinture de romarin....................	ââ 10 gr.
Alcoolat de fioraventi.................	50 gr.
Rhum	50 gr.
Vaseline	30 gr.
Borate de soude......................	2 gr.
Extrait fluide de Guaco..............	3 gr.
Essence de géranium.................	30 gouttes

N° 192. — Mixture pour Cheveux secs (BROCQ) :

Teinture de jaborandi.................	25 gr.
— de cantharide.................	25 gr.
Liniment savonneux..................	100 gr.

N° 193. — Pommade contre Cheveux secs (BROCQ) :

Vaseline	20 gr.
Résorcine	0 gr. 15
Pilocarpine	0 gr. 25
Teinture de cantharides..............	0 gr. 30

N° 194. — Pommade contre Cheveux secs :

Acide salicylique.....................	0 gr. 25
Résorcine	0 gr. 20
Soufre précipité......................	2 gr.
Vaseline pure........................	18 gr.
Baume du Pérou......................	q. s.

N° 195. — Pommade contre Cheveux très secs (BROCQ) :

Soufre précipité......................	6 gr.
Beurre de cacao......................	10 gr.
Huile de ricin........................	50 gr.

N° 196. — Lotion contre Cheveux secs chez les personnes brunes (LESLIE) :

Acide phénique........................	2 gr.
Teinture de noix vomique.............	7 gr. 50
— de quinquina rouge..........	30 gr.
— de cantharides................	2 gr.
Eau de Cologne.......................	420 gr.
Huile d'amandes douces...............	120 gr.

N° 197. — Lotion antiseptique et excitante pour Cheveux secs :

Baume de fioraventi..................	200 gr.
Teinture de quinquina................	15 gr.
— de capsicum.................	5 gr.
Résorcine	2 gr.
Sublimé	0 gr. 20
Huile de ricin......................	2 gr.

N° 198. — Lotion contre Cheveux secs (MESTADIER) :

Baume du Pérou......................	2 gr.
Huile de ricin......................	10 gr.
Rhum	60 gr.
Eau de lavande......................	80 gr.
Teinture de cantharides.............	5 gr.
— d'arnica	2 gr.

N° 199. — Lotion contre Cheveux secs (MESTADIER) :

Alcool de lavande...................	250 gr.
Teinture de cantharides.............	10 gr.
Acide acétique......................	1 gr.
Formol à 40 %.......................	0 gr. 50
Huile d'amandes douces..............	10 gr.

N° 200. — Pommade contre Cheveux secs (MESTADIER) :

Moelle de bœuf	100 gr.
Baume de tolu	2 gr.
Vanille	4 gr.
Teinture de cantharides	5 gr.
— de jaborandi	5 gr.

N° 201. — Pommade contre les Cheveux secs (LASSAR) :

Chlorhydrate de pilocarpine	2 gr.
Vaseline jaune	50 gr.
Lanoline	80 gr.
Huile de lavande	30 gouttes

N° 202. — Pommade contre les Cheveux secs (BAZIN) :

Moelle de bœuf	20 gr.
Huile d'amandes douces	10 gr.
Sulfate de quinine	2 gr.
Baume du Pérou	1 gr.

3° *Pellicules et pityriasis du cuir chevelu*. — Les pellicules ou pityriasis du cuir chevelu est une affection des plus fréquentes chez la femme et la jeune fille. Elle se confond souvent avec la séborrhée squameuse ou sèche et débute généralement vers l'âge de 16 ans.

Elle est due à l'exfoliation de la couche épidermique des téguments et se présente sous forme d'une fine poussière couvrant les cheveux, se répandant sur le col et le haut des vêtements.

Au début, le pityriasis est uniquement constitué par de fines desquamations furfuracées, grisâtres, sèches. Il constitue alors plutôt un désagrément qu'une maladie sérieuse, car en règle générale, le pityriasis sec est peu alopéciant.

Très peu de cheveux tombent et l'attention de la femme atteinte de pityriasis sec du cuir chevelu est plutôt attirée par la constatation des pellicules que par celle de la chute de ses cheveux.

Mais, peu à peu, ces déchets épidermiques se transforment. Ils sont plus épais, plus nombreux, prennent un caractère gras et la chute des cheveux, insignifiante au début, s'accentue. De plus ils s'accompagnent souvent d'une démangeaison désagréable.

On peut dire, sans crainte d'erreur, que l'alopécie est en rapport direct avec l'état gras de la peau et des squames.

Plus les pellicules sont épaisses et grasses, plus les cheveux tombent.

De plus, ceux-ci se divisent, à leur extrémité, en plusieurs branches, ils se fendillent et sont moins résistants.

Ainsi le pityriasis, de simple désagrément qu'il était au début, devient grave, en ce sens qu'il amène par sa chronicité la chute précoce des follicules pileux.

On ne se rend pas assez compte dans le public du caractère particulièrement gras des pellicules du cuir chevelu. Les desquamations peuvent, en effet, paraître sèches, mais pressez-les entre vos doigts, écrasez-les sur du papier de soie et vous remarquerez facilement l'état onctueux, gras, huileux, de ces pellicules.

Naturellement le traitement des pellicules variera

selon leur caractère plus ou moins gras. Aussi j'indiquerai ici dans les formules reproduites, celles qui conviennent à chaque cas particulier.

Contre le pityriasis furfuracé sec c'est-à-dire contre les pellicules poussiéreuses couvrant quelquefois la tête entière et se répandant sur les vêtements des jeunes filles, on lotionnera avec une des trois lotions que j'indique ci-après :

N° 203. — Lotion de nettoyage contre les pellicules sèches (SABOURAUD) :

Teinture de quillaya	20 gr.
Huile de cade	2 gr.
Eau chaude	100 gr.

N° 204. — Autre Lotion de nettoyage contre les pellicules sèches (BROCQ) :

Ammoniaque liquide	5 gr.
Rhum	100 gr.
Eau de feuilles de noyer, pour les brunes.	100 gr.

Pour les blondes, remplacer le rhum et les feuilles de noyer par eau et alcool à 60°.

N° 205. — Autre Lotion de nettoyage contre les pellicules sèches (MESTADIER) :

Hydrate de chloral	30 gr.
Liqueur de Van Swiéten	100 gr.
Eau de roses	170 gr.

et se servir ensuite pendant de longs mois, à intervalles plus ou moins espacés, d'une des préparations suivantes :

N° 206. — Pommade contre le Pityriasis sec furfuracé avec démangeaisons (Sabouraud) :

Résorcine	1 gr.
Turbith minéral.......................	1 gr.
Huile de cade.........................	10 gr.
Lainine	10 gr.
Vaseline	10 gr.

Cette pommade sera enlevée le matin avec un mélange d'alcool, d'éther et d'eau.

N° 207. — Pommade contre les Pellicules sèches (Brocq) :

Chlorhydrate de quinine..............	0 gr. 35
— de pilocarpine...........	0 gr. 35
Soufre	2 gr.
Vaseline	20 gr.
Baume du Pérou.......................	0 gr. 50

N° 208. — Pommade contre les Pellicules sèches (Vidal) :

Soufre précipité......................	6 gr.
Beurre de cacao......................	10 gr.
Huile de ricin........................	50 gr.
Baume du Pérou.......................	q. s.

N° 209. — Pommade contre les Pellicules sèches (Gastou) :

Baume du Pérou.......................	10 gr.
Baume de fioraventi..................	20 gr.
Acide salicylique.....................	2 gr.
Soufre précipité......................	3 gr.

N° 210. — Pommade contre les Pellicules sèches (Mestadier) :

Résorcine	1 gr.
Acide thymique.......................	0 gr. 10
Formol	0 gr. 10
Baume du Pérou.......................	10 gr.
Moelle de bœuf.......................	60 gr.

Les pommades précédentes seront enlevées le matin à l'aide d'un mélange à parties égales d'eau, d'alcool et d'éther.

Les formules 191 à 202, données à propos de la sécheresse du cuir chevelu, peuvent aussi être utilisées avec avantage.

Lorsque le pityriasis se présente sous forme de squames épaisses, larges et grasses et s'il s'accompagne, comme c'est la règle, de séborrhée du cuir chevelu on devra utiliser les formules 172 à 190 données à propos de la séborrhée grasse ou l'une des préparations suivantes :

N° 211. — **Lotion contre les Pellicules grasses** (SABOURAUD) :

Résorcine	1 gr.
Acide salicylique	1 gr.
Sublimé	0 gr. 30
Alcool à 60°	250 gr.
Alcoolat de mélisse	20 gr.

N° 212. — **Lotion contre Pellicules grasses, Alopécie et Séborrhée** (MESTADIER) :

Formol	0 gr. 50
Sublimé	0 gr. 15
Alcool à 60°	100 gr.
— de lavande	50 gr.
Teinture de romarin	10 gr.
— de jaborandi	25 gr.

N° 213. — Lotion contre Pellicules grasses avec Alopécie (MESTADIER) :

Ether	200 gr.
Alcool à 90°	50 gr.
Formol	1 gr.
Teinture de capsicum..................	10 gr.
— de jaborandi..................	25 gr.
Extrait de violettes....................	0 gr. 50

N° 214. — Frictions contre Pellicules grasses avec Alopécie (BROCQ) :

Alcool à 80°	80 gr.
Alcool camphré........................	5 gr.
Rhum	5 gr.
Teinture de cantharides...............	5 gr.
Glycérine	5 gr.
Essence de santal.....................	5 gouttes
Essence de Wintergreen...............	5 gouttes
Chlorhydrate de pilocarpine...........	0 gr. 50

N° 215. — Lotion contre Pellicules grasses (SABOURAUD) :

Chlorhydrate de quinine...............	0 gr. 50
Alcool à 90°	250 gr.
Tétrachlorure de carbone.............	25 gr.
Teinture de pyrèthre..................	15 gr.
— de romarin..................	10 gr.

N° 216. — Pommade contre les grosses squames grasses (SABOURAUD) :

Huile de cade.........................	5 gr.
Lainine	5 gr.
Vaseline	20 gr.
Cinabre	1 gr.
Soufre précipité......................	1 gr.

A appliquer trois fois seulement par semaine, savonner le

lendemain. Au bout de deux mois, ne faire qu'une application par quinzaine et utiliser le reste du temps une lotion d'entretien telle que les précédentes.

Quel que soit le traitement adopté, le succès dépendra de la persévérance et de l'exactitude du malade. Ce traitement sera long, ennuyeux à suivre mais efficace dans la majorité des cas.

4° *Chute des cheveux dans les maladies infectieuses.* — Plus rapide et plus encourageant sera le traitement de l'alopécie consécutive à une maladie infectieuse ou générale.

Il est bien certain que la chute des cheveux qui se produit dans la convalescence d'une fièvre typhoïde ou éruptive n'est pas définitive. Au lieu de se faire lentement comme dans la calvitie séborrhéique, cette alopécie se produit d'une manière plus rapide et de façon plus ou moins complète. Elle n'est du reste que passagère et au bout d'un temps variable, les cheveux repoussent spontanément.

C'est dans le but d'aider la nature, de hâter l'apparition des poils qu'on aura recours aux lotions ou pommades excitantes choisies parmi les préparations suivantes :

N° 217. — **Mixture contre l'Alopécie consécutive à une maladie** (Brocq) :

Huile de ricin...........................	20 gr.
Teinture de quinquina.................	10 gr.
— de romarin....................	10 gr.
— de jaborandi..................	10 gr.
Rhum	10 gr.

N° 218. — Lotion contre l'Alopécie des Convalescents (MAURIAC) :

> Alcoolat de romarin...................... 200 gr.
> Teinture de beaumé....................... 10 gr.
>   — de cantharides.................. 10 gr.
> Liqueur de Fowler........................ 10 gr.

N° 219. — Lotion excitante pour la repousse des Cheveux après maladie infectieuse :

> Chloroforme .... 5 gr.
> Huile de ricin........................... 5 gr.
> Teinture de benjoin...................... 5 gr.
> Goudron .... 0 gr. 25
> Alcool à 60°............................. 200 gr.

N° 220. — Lotion excitante contre l'Alopécie des Convalescents :

> Eau de Cologne........................... 250 gr.
> Glycérine .... 20 gr.
> Hydrate de chloral....................... 10 gr.
> Teinture de cantharides.................. 8 gr.
> Nitrate de pilocarpine................... 0 gr. 50

N° 221. — Lotion excitante contre l'Alopécie des Convalescents (pour personnes brunes) (MESTADIER) :

> Acide acétique........................... 2 gr.
> Teinture de jaborandi.................... 25 gr.
>   — de noix vomique............... 25 gr.
>   — de capsicum.................. 25 gr.
> Rhum vieux............................... 50 gr.
> Eau fleurs de noyer...................... 50 gr.

Pour les personnes blondes, remplacer le rhum et l'eau de noyer par une égale quantité d'alcool de lavande.

N° 222. — Lotion excitante contre l'Alopécie des Convalescents (MESTADIER) :

Baume de fioraventi...................	120 gr.
Baume du Pérou......................	10 gr.
Teinture de noix vomique...........	5 gr.
— de cantharides...............	5 gr.
— de jaborandi.................	5 gr.
Alcoolat de romarin..................	30 gr.

N° 223. — Pommade contre l'Alopécie des Convalescents (BAZIN) :

Moelle de bœuf......................	20 gr.
Huile d'amandes douces...............	10 gr.
Sulfate de quinine....................	2 gr.
Baume du Pérou.....................	1 gr.

Je trouve absolument inutile de donner, pour ces cas d'alopécie des convalescents, un plus grand nombre de formules, car, la plupart des formules excitantes, indiquées à propos de la séborrhée, des pellicules et de la sécheresse du cuir chevelu, peuvent convenir. On ne cherche d'ailleurs qu'à aider la nature en activant une repousse certaine, et toutes les préparations réussiront à coup sûr.

C'est là le triomphe des spécialités prônées dans les journaux avec preuves photographiques à l'appui et certificats légalisés !... Je n'insisterai donc pas.

· 5° *Les alopécies d'origine interne*, conséquence d'un trouble pathologique remontant parfois à une époque assez éloignée, et d'un mauvais état général (dénutrition), nécessitent un traitement à la fois interne et externe. Le premier sera même plus important que le second.

L'arsenic, la noix vomique, les phosphates agissant à la fois sur la faiblesse constitutionnelle et sur la nutrition du poil, seront donc utilisés sous forme de cachets :

N° 224. — Cachets pour la Nutrition des Cheveux (MESTADIER) :

Poudre de noix vomique...............	o gr. 02
Cacodylate de soude...................	o gr. 02
Glycérophosphate de chaux............	o gr. 20
Phosphate de soude...................	o gr. 20

Pour un cachet n° 30. — Deux par jour pendant 15 jours.

Les préparations données à l'article des alopécies consécutives aux maladies infectieuses, seront de grande utilité.

6° *Les alopécies consécutives aux transpirations excessives du cuir chevelu*, indépendantes de tout état séborrhéique, méritent un traitement un peu spécial.

L'indication comporte deux phases : diminuer la sécrétion sudorale et exciter la circulation du cuir chevelu.

L'éther, l'alcool et surtout le formol seront choisis de préférence à tout autre médicament en vertu de leur action anidrosique et excitante.

Voici quelques formules utiles à connaître :

N° 225. — **Lotion contre l'Alopécie avec transpirations** (Gastou) :

Acide acétique	2 gr.
Formol	20 gouttes
Xylol	10 gr.
Benzine	5 gr.
Alcoolat de lavande	30 gr.
— de romarin	30 gr.
— de citron	30 gr.

N° 226. — **Lotion contre l'Alopécie avec transpirations :**

Chloral	1 gr.
Acide phénique	4 gr.
Baume de fioraventi	30 gr.
Ether	30 gr.
Eau distillée	200 gr.

N° 227. — **Lotion contre l'Alopécie avec transpirations** (Mestadier) :

Formol à 40 %	1 gr.
Teinture de jaborandi	10 gr.
— de capsicum	5 gr.
Eau de Cologne	200 gr.

7° *Chute des cheveux et arthritisme.* — Sans nier absolument le rôle nocif de l'arthritisme sur la vitalité des cheveux et tout en sachant reconnaître que l'hérédité exerce une prédisposition évidente dans la calvitie prématurée, j'estime qu'on met, sur le dos de l'arthritisme, bien des méfaits dus à d'autres causes.

Si, dans un salon, une personne se plaint de chute de cheveux, de douleurs d'insomnies, on accuse l'arthritisme d'être la cause de tous ces maux.

Bien des médecins d'ailleurs, il faut le reconnaître, contribuent à propager cette erreur en mettant sur le compte de l'arthritisme, toutes les affections dont ils ne peuvent expliquer la provenance ou obtenir la guérison.

Le public croit ainsi que l'arthritisme crée une calvitie irrémédiable, que rien ne peut empêcher et qu'il est, par conséquent, inutile de combattre.

Je tiens à réagir contre cette erreur populaire qui conduirait au fatalisme et à l'inaction thérapeutique. Observez bien la tête du prétendu arthritique ; grattez son cuir chevelu ; examinez au microscope les cheveux ainsi enlevés et quatre-vingt-dix fois sur cent, vous trouverez les symptômes évidents de la séborrhée.

Je ne nie pas, je le répète, l'influence de l'hérédité et la prédisposition à la calvitie causée par l'arthritisme, mais je prétends que, presque toujours, une autre cause y est cachée.

L'arthritisme ne fait que créer un terrain favorable à la culture du sebumbacille, mais ne crée pas, de toute pièce, l'alopécie spontanée. Ce n'est pas parce que l'on est arthritique qu'on devient fatalement chauve ; bien des arthritiques conservent toute leur vie une chevelure abondante ; mais c'est parce qu'on est atteint, en même temps, d'une maladie du cuir chevelu.

Ne mettons donc pas sur le compte de cette maladie, d'ailleurs mal définie, tous les méfaits et les inconvénients qui accablent notre pauvre humanité. Cherchons plutôt à reconnaître la vraie cause de notre alopécie, pour diriger, contre elle, un traitement énergique.

Et selon que notre cuir chevelu sera sec ou gras, atteint de séborrhée, de pellicules ou de transpirations excessives, nous nous adresserons aux formules spéciales à chaque forme précédemment énumérées.

8° *Alopécie par suite de maladies de peau.* — La plupart des maladies de peau atteignant le cuir chevelu, peuvent amener la chute complète ou partielle des poils. Le traitement de ces calvities étant subordonné au diagnostic et, par là même, restant dans le domaine médical, sort du cadre de ce livre.

La pelade, la teigne, le sycosis sont, en effet, des affections si graves, pour l'intégrité de la chevelure, qu'il est de toute nécessité d'en confier le traitement à des spécialistes.

Je rappellerai simplement que ces maladies d'origine parasitaire ont trouvé dans les Rayons X une méthode curative rapide. La pelade, la teigne, le sycosis, l'eczéma, le psoriasis même se guérissent généralement en trois ou quatre séances de radiothérapie.

9° *Des parasites de mauvaise renommée* envahissent quelquefois la chevelure des jeunes filles. Bien que l'on regarde ces hôtes repoussants comme la preuve certaine d'une mauvaise hygiène du cuir chevelu, je suis persuadé qu'ils se propagent souvent sur des femmes et des jeunes filles soucieuses de la propreté de leur corps entier. Le contact d'enfant mal soignés, la convalescence des maladies fébriles, font apparaître ces parasites qui se dissimulent sous l'épaisseur des cheveux et ne trahissent leur présence qu'après s'y être multipliés.

Aussi voit-on souvent des mères de famille, des jeunes filles fréquentant l'école, demander conseil pour se débarrasser des poux.

Contre cette phtiriase, voici trois lotions qui réussissent assez rapidement :

N° 228. — Onctions contre la phtiriase (Jacquet) :

Pétrole .... 100 gr.
Huile d'olive........................ 50 gr.
Baume du Pérou..................... 20 gr.

N° 229. — Lotion de Saint-Louis contre la phtiriase :

Bichlorure de mercure................ 0 gr. 10
Essence de térébenthine.............. 13 gr.
Glycérine .... 17 gr.
Alcool camphré....................... 70 gr.

N° 230. — Lotion contre la phtiriase (Mestadier) :

Liqueur de Van Swiéten.............. 200 gr.
Hydrate de chloral.................. 20 gr.
Eau de roses........................ 50 gr.

Ces préparations seront appliquées à l'aide de ouate, non seulement sur le cheveu, mais surtout à la racine du cheveu. Pour cela, il faut diviser l'épaisseur de la chevelure en raies très rapprochées les unes des autres, de façon à ce que l'action parasiticide de ces préparations se porte sur tous les points du cuir chevelu, sans exception, et détruise les lentes et les parasites.

Le blanchiment des cheveux ou canitie est une décoloration naturelle de la chevelure due à la vieillesse à l'affaiblissement physiologique ou à une cause purement occasionnelle.

Les chagrins, les émotions vives, les travaux intellectuels peuvent hâter cette décoloration et l'on voit des femmes de 30 ans présenter des touffes de cheveux blancs, alors que des amies plus âgées ont conservé la coloration primitive de leur chevelure.

Le blanchiment des cheveux est dû au changement d'activité vitale des cellules amiboïdes du cheveu sous une action mettant en jeu la sensibilité et la motilité des cellules. Ce qui explique pourquoi les troubles émotifs violents agissant sur l'activité des cellules nerveuses, aient une répercussion marquée sur le pigment des poils de l'organisme.

La médecine n'a pas encore trouvé le moyen de retarder l'évolution de la vieillesse et d'empêcher la canitie prématurée.

Les teintures pour cheveux (1)

Les teintures pour cheveux nous offrent, toutefois, la possibilité de donner le change et de masquer, en partie, les ravages de l'âge mûr.

Elles n'ont pas la prétention de restituer au cheveu son pigment primitif, ni de l'empêcher de blan-

(1) La plupart des indications concernant les teintures nous ont été très obligeamment données par M. E. Schueller, chimiste de l'Université de Paris, ex-préparateur à la Sorbonne, créateur des teintures l'Oréal.

chir, mais simplement de le teindre, c'est-à-dire, de le recolorer par voie externe.

Le problème ainsi restreint est déjà plein de difficultés. Il s'agit, en effet, de fixer sur les cheveux une matière colorante comme on le fait en teinturerie pour les fibres textiles : coton, laine, soie, poils. Or, tandis que le teinturier d'étoffes dispose de bains multiples et bouillants, où il trempe ces fibres, et où, sous l'influence de la chaleur, leurs cellules s'écartent pour laisser pénétrer la matière colorante, tandis qu'il peut se servir d'appareils complexes, faire usage de produits toxiques, et, au besoin, attaquer un peu la fibre elle-même, le teinturier pour cheveux, pour atteindre le même but, ne peut opérer qu'à froid, n'a pour tout appareillage qu'une brosse, et ne doit recourir à aucune substance pouvant nuire à l'organisme ou à la solidité des précieuses fibres qui lui sont confiées.

Ces conditions sont telles que, malgré tous les efforts des chimistes, les teintures pour cheveux ne peuvent avoir ni la beauté, ni la solidité des teintures pour étoffes. Le très beau noir que fournit la plus puissante des teintures pour cheveux, la paraphénylènediamine, rougit au bout de quelques mois. Beaucoup de teintures pour cheveux rougissent, et parfois verdissent. Pour éviter ces reflets disgracieux, la seule ressource est de reteindre la chevelure entière, assez fréquemment, tous les trois ou quatre mois.

Nous ne pouvons, d'autre part, teindre que la partie du cheveu qui est en dehors du derme ; or, chaque mois, le cheveu pousse d'une dizaine de millimètres et, souvent, il faudra teindre les nouvelles racines.

La durée d'une application est variable. Pour mouiller une chevelure entière, au moyen d'une petite brosse, en ayant soin de laisser le moins possible de liquide arriver en contact avec le cuir chevelu et en répartissant également la solution, il faut environ une demi-heure ; pour permettre à ce liquide d'agir sur les cheveux, il faut, selon les cas, un temps variant entre quelques minutes et plusieurs heures. Si bien qu'une application totale, suivant qu'elle comportera le passage d'une ou deux solutions, demandera un temps très variable, mais qui ne sera jamais inférieur à 45 minutes.

A la durée de l'application proprement dite, on doit ajouter le temps des lavages qui la suivent et la précèdent. Ces lavages sont indispensables ; les cheveux, même les plus secs, contiennent naturellement des corps gras ; et si on n'a pas eu soin de les débarrasser de cette graisse par un lavage énergique au schampoing ou au carbonate de soude, les solutions de teintures glissent sur les cheveux, ne les pénètrent pas ou ne les pénètrent que partiellement, et l'effet final est une arlequinade d'apparence fâcheuse.

On peut procéder au second lavage aussitôt que la dernière solution appliquée est sèche. Il est utile à un triple point de vue : 1° Il élimine l'excès de teinture restée à la surface, et qui, dans la suite, viendrait salir la peau et le linge ; 2° il enlève les taches (car, quoi qu'en disent les réclames, toutes les teintures instantanées tachent la peau ; ces taches ne sont pas un grand inconvénient, puisqu'un simple lavage au savon, qui n'a aucune action sur la teinture des cheveux, suffit à les faire disparaître) ; 3° dans le cas de teintures dangereuses, ce lavage, qui doit alors être fait une heure après l'application, est le seul moyen que nous possédions pour éviter les accidents, qui sont dus à la pénétration dans l'organisme de l'excès de la teinture restée sur les cheveux ou sur l'épiderme.

Jusqu'ici, on peut dire d'une façon générale que le public s'est montré hostile aux teintures pour cheveux et cela pour deux raisons. La première, c'est que les teintures qui ont pour but de masquer totalement les cheveux blancs en leur donnant une couleur naturelle, ne remplissaient pas toujours bien leur but ; elles communiquaient une couleur terne et de faux reflets. D'un autre côté, il existait des produits dont l'emploi comportait de graves inconvénients pour la santé, et ces complications arrêtaient ceux qui étaient désireux de se teindre.

Ces préjugés sont actuellement en train de disparaître, car le public dispose de plusieurs procédés lui permettant de recolorer d'une façon parfaite les cheveux blancs et il n'existe aucune raison plausible de renoncer aux avantages offerts par cet artifice, pas plus qu'il n'en existe pour refuser la poudre, les faux cheveux, les fards et les produits de bonne qualité.

L'étude des teintures pour cheveux est fort complexe. La diversité même de ces produits s'explique par ce fait que chaque cheveu ne réagit pas de la même façon à l'action d'une même teinture ; dans tel cas il faut un produit, dans tel autre un produit différent. Aussi étudierons-nous les procédés les plus généralement employés, à l'heure actuelle, pour teindre ou décolorer les cheveux.

On confond, en effet, assez souvent la décoloration avec la teinture. Ce sont pourtant deux opérations dissemblables ; dans le premier cas, on se contente d'enlever aux cheveux naturels leur couleur ; dans le second cas, on imprègne les cheveux d'une matière colorante.

Parlons d'abord de la décoloration des cheveux.

I. — Décolorants

Chaque cheveu renferme dans les cellules qui constituent sa masse, des graines d'une matière colorante appelée pigment.

Certains composés chimiques et en particulier les oxydants sont capables de brûler ce pigment ou du moins de le détruire partiellement, si bien qu'en faisant agir ces oxydants sur les cheveux, on obtient une décoloration plus ou moins grande. C'est ainsi qu'au contact avec ces oxydants, les cheveux noirs prennent d'abord un ton roux, puis blond doré, puis blond fadasse. Ce blond fadasse est la limite extrême de la décoloration et il est impossible d'arriver au blanchiment parfait. D'autre part, ces oxydants ne permettent pas d'obtenir un ton cendré. Une personne brune ne peut devenir chatain clair cendré ; elle peut seulement devenir chatain clair roux, puis blond doré.

On conçoit facilement que ces différents oxydants,

qui ont une action énergique sur le pigment, ne soient pas sans présenter quelques inconvénients sur la texture même du cheveu.

La décoloration brûle le pigment, mais elle brûle aussi un peu les cheveux. C'est pourquoi les personnes soucieuses de leur chevelure, devront se garder, en décolorant leurs cheveux, de chercher à obtenir une nuance trop claire.

Une femme brune peut obtenir le ton chatain roux; une personne chatain clair peut arriver au ton blond roux, mais la première commettrait une folie en cherchant à obtenir des cheveux blond doré, et la seconde en cherchant à avoir des cheveux blond fadasse.

Le décolorant le plus employé est l'*eau oxygénée,* mais il faut remarquer que les eaux oxygénées sont préparées industriellement de façons très diverses. Les unes sont très vives tandis que les autres sont lentes. Celles qu'il faut employer pour la décoloration des cheveux doivent être choisies parmi ces dernières, pour causer le moins de dommages possible à la solidité du poil.

Il est de toute nécessité, sous peine d'insuccès, avant de se servir d'eau oxygénée, de débarrasser les cheveux de leur matière grasse. Sur les corps gras, aucun décolorant, aucune teinture ne prend. Un bon lavage avec de l'eau additionnée de 10 grammes de carbonate de soude remplira ce but. Après le lavage, rincez les cheveux et laissez-les sécher ainsi.

Appliquez alors, avec une brosse à longs poils, l'eau oxygénée sur toute la longueur de vos cheveux ; n'oubliez aucune partie et pour cela, divisez l'épaisseur de votre chevelure en parties nombreuses, afin qu'elles soient, toutes, bien mouillées.

Laissez sécher à l'air, lentement, sans essuyer et dès la première application la teinte de vos cheveux aura subi une métamorphose appréciable.

Le lendemain, faites de la même façon, une seconde application pour obtenir un blond ardent.

Cette teinte de blond ardent se maintient pendant longtemps aussi fraîche ; il n'est donc pas besoin de recourir souvent à l'eau oxygénée. Toutefois, il faudra songer, au fur et à mesure que les cheveux viendront à grandir, à colorer de la même façon, après les avoir dégraissés, les racines de cheveux dont la teinte primitive trancherait trop apparemment sur la nuance de la chevelure.

On n'oubliera pas, non plus, de faire subir la même transformation aux sourcils et aux cils dont la coloration doit toujours se rapprocher de celle des cheveux.

Il faut que toutes les parties du visage offrent, entre elles, une harmonie parfaite.

L'eau oxygénée est inoffensive pour l'organisme, mais elle est extrêmement désastreuse pour les cheveux ; elle les brûle et les amincit de telle façon qu'ils n'ont plus aucune résistance et que, lorsqu'on les mouille, ils deviennent élastiques comme de la gomme ; on ne peut alors les faire sécher que très difficilement ; c'est pourquoi les coiffeurs ne lavent jamais les cheveux décolorés à l'eau, mais qu'ils emploient l'essence minérale ou l'éther de pétrole, qui chez les coiffeurs s'appellent « *l'antiseptique* ».

Les personnes qui sans se décolorer les cheveux tiennent à donner à leur chevelure des tons roux ou dorés, auront plus d'avantage à recourir aux applications de henné.

II. — Teintures a base métallique

Les métaux qui forment la base des teintures chimiques sont le plomb, cobalt, le cuivre, l'argent.

Ces produits ont une mauvaise réputation et on les a accusés d'avoir occasionné des intoxications graves. Il est évident que si les sels de plomb ou d'argent contenus dans ces teintures étaient absorbés par la peau ou introduits directement dans l'organisme, ils pourraient donner lieu à des phénomènes d'empoisonnement, mais il faut bien remarquer qu'ils sont la plupart réduits à l'état de précipités insolubles qui ne peuvent pénétrer dans l'organisme et qu'on se contente de les déposer sur le cheveu.

Aussi les accidents attribuables aux sels de plomb, d'argent, de cuivre et de cobalt sont-ils exceptionnels. Il se vend en France par année plus d'un million de régénérateurs à base de plomb et personne ne s'est jamais plaint de la nocivité de ce produit.

Il n'en est pas de même, comme nous le verrons, des teintures organiques appelées à tort : teintures végétales !...

On peut donc considérer les teintures à base métallique comme étant inoffensives ; mais leur maniement est très délicat et le résultat obtenu dépend avant tout de la bonne qualité et de l'heureuse préparation du produit employé.

Les progressives au plomb sont des teintures qui, comme leur nom l'indique, teignent lentement, progressivement. Appliquées sur des cheveux blancs, elles les font d'abord passer au jaune, puis au brun roux, et enfin à un gris noirâtre. Cette dernière nuance n'est obtenue qu'après plusieurs semaines d'usage presque journalier. On entretient ensuite la nuance par des applications fréquentes.

L'emploi des teintures progressives à solution unique n'est qu'une exception apparente au mécanisme général des teintures métalliques. En effet, la matière du cheveu, la kératine, contient de 5 à 8 % de soufre, et les glandes du cuir chevelu exhalent, d'une façon continue, des vapeurs sulfureuses qui se mêlent à la matière sébacée et la rendent susceptible de réagir sur les sels de plomb pour former un sulfure noir. Il suffit donc d'amener, au contact de ce soufre, un sel de plomb pour déterminer la formation d'un sulfure noir, colorant le cheveu. La réaction se produit lentement au fur et à mesure que le plomb pénètre à l'intérieur du cheveu.

C'est à ce mordançage naturel que les progressives doivent tous leurs avantages : elles ne nécessitent que l'application d'une seule solution et ne tachent pas la peau, puisqu'elles n'ont d'action que sur les tissus qui contiennent du soufre, et qu'elles n'agissent pas sur l'épiderme qui n'en contient pas.

Mais, très souvent, ce mordançage naturel est insuffisant, et on est obligé d'ajouter du soufre aux progressives. La plupart des produits qu'on rencontre actuellement dans le commerce sont des solutions d'acétate de plomb dans l'hyposulfite de soude; quelques-unes déposent, au bout d'un certain temps, de l'hyposulfite de plomb au fond des flacons ; c'est pourquoi il est nécessaire de les agiter avant de s'en servir. On est alors obligé, pour déterminer l'adhérence de ce dépôt, d'ajouter à ces solutions une certaine quantité de glycérine, ce qui constitue un gros inconvénient des progressives ; car cette glycérine s'amasse sur les cheveux, les colle les uns aux autres, et les rend poisseux.

Tinctorialement, les progressives au plomb ne sont intéressantes que pour les personnes dont les sécrétions sébacées sont très riches en soufre.

Elles arrivent au bout d'un certain temps à colorer les cheveux, mais ce ne sont même alors que des palliatifs, et les nuances qu'elles fournissent sont très éloignées des nuances naturelles des cheveux.

Par contre, les personnes dont les sécrétions sébacées sont pauvres en matières sulfureuses, peuvent employer flacons sur flacons de ces régénérateurs sans arriver jamais à un résultat appréciable.

L'étude scientifique du mécanisme des progressives a permis, ces derniers temps, d'arriver à des formules plus actives et donnant lieu très rapidement à des précipités insolubles qui ne peuvent pénétrer dans l'organisme, et qui sont par conséquent beaucoup moins dangereuses.

Bien que j'engage mes lectrices à recourir toujours, pour le choix si important des teintures, à des produits spécialisés et connus, je donne ici, à titre de simple curiosité, une formule de teinture progressive à base de plomb.

N° 231. — **Teinture progressive à base de Plomb :**

Sous-acétate de plomb....................	25 gr.
Soufre précipité........................	25 gr.
Glycérine neutre à 30°..................	30 gr.
Extrait de jasmin......................	10 gr.
Eau distillée de rose..................	200 gr.
Eau distillée.............. q. s. pour 1 litre.	

Agiter vivement avant l'emploi. — Passer la teinture le soir sur les cheveux dégraissés. Les cheveux se colorent lentement en trois jours.

Surveiller l'emploi de cette formule qui peut être toxique par un usage immodéré ou trop prolongé.

Teintures au nitrate d'argent. — Ces teintures sont livrées au public en 2 ou 3 flacons ; le premier contient une solution de nitrate d'argent ammoniacale ; le second une solution d'acide pyrogallique ; le troisième, lorsqu'il existe, renferme une solution de sulfure alcalin.

On applique successivement ces solutions en laissant entre leurs différents passages, des intervalles de temps variant de 5 à 20 minutes, suivant que l'on veut obtenir des nuances plus ou moins foncées.

Ces teintures sont actuellement très répandues ; elles sont à peu près inoffensives et seulement contre-indiquées chez les personnes très sensibles au sulfure de sodium ou à l'ammoniaque. Elles donnent alors lieu, ou à une irritation de l'épiderme (nitrate et ammoniaque) ou à une brûlure chimique (sulfure de sodium).

Ces accidents sont toujours bénins.

Les teintures au nitrate sont extrêmement rapides. Ce sont les plus rapides des teintures pour cheveux ; celles qui conviennent le mieux pour les moustaches, par exemple.

Par contre, les teintures au nitrate ont de gros inconvénients :

Elles tachent profondément la peau. Ces taches ne peuvent s'enlever rapidement qu'avec des solutions concentrées de cyanure qui sont extrêmement toxiques et par conséquent ne peuvent être livrées à des mains inexpérimentées.

Les teintes obtenues ne se rapprochent en rien des teintes naturelles des cheveux. Ces colorations ne font que masquer les cheveux blancs sans les teindre ; de loin elles peuvent donner illusion, de près elles ne trompent personne.

Elles donnent des teintes d'un noir gris, terne, avec des reflets verts ou violacés. Ce ne sont pas des teintures, mais des sortes de palliatifs.

Ces palliatifs ont jusqu'ici à peu près suffi aux gens qui se teignent et qui, il faut l'avouer, sont peu difficiles.

Le nitrate d'argent, communément appelé « pierre infernale », attaque les cheveux fins et les casse. C'est un corrosif énergique.

M. Schueller est cependant parvenu, ces derniers temps, à atténuer très sensiblement ces inconvénients au moyen d'un nouveau procédé dans lequel il remplace le nitrate d'argent par des solutions de sels organiques ou d'oxyde d'argent qui n'ont aucune causticité, et en employant comme précipitant, au lieu d'acide pyrogallique, des solutions de ces dérivés organo-métalliques dont nous parlerons plus loin et qui donnent lieu à des laques colorantes beaucoup plus riches.

Ces dérivés organo-métalliques sur mordants d'argent ont la même puissance tinctoriale que le nitrate, avec les avantages de ne presque pas tacher, de donner des teintes beaucoup plus naturelles et de n'avoir aucune action corrosive sur les cheveux.

Voici, pour donner une idée à nos lectrices de la composition des teintures à base d'argent, la formule d'une teinture noire, à deux flacons :

N° 232. — Teinture noire progressive au Nitrate d'Argent (QUESNEVILLE) :

Flacon bleu n° 1.

Nitrate d'argent cristallisé.............. 15 gr.
Sulfate de cuivre pur.................. 1 gr. 25
Eau distillée........................ 125 gr.
Ammoniaque pure..................... q. s.
Eau distillée................. q. s. p. 500 gr.

Flacon jaune n° 2.

Acide pyrogallique....... 0 gr. 50 à 10 gr.
Acide acétique........................ 1 gr. 25
Eau de roses............... q. s. p. 500 gr.

En faisant varier la quantité d'acide pyrogallique de 0,50 à 10 gr., on obtient à volonté toutes les teintes comprises entre le chatain clair et le noir.

Mais il est prudent de commencer par des doses faibles (0,50 à 2 gr.) et de ne pas dépasser 5 gr.

D'ailleurs pour éviter l'ennui de multiples préparations à dose progressive, on peut se contenter de faire préparer une solution n° 2 d'acide pyrogallique à dose fixe de 5 gr. par exemple, et d'en varier le titre en ajoutant plus ou moins d'eau de roses selon la nuance que l'on désire.

Les cheveux bien dégraissés, on passe d'abord la solution n° 2 à l'acide pyrogallique ; on attend que le séchage soit obtenu, puis avec une autre brosse molle on passe sur les cheveux la solution d'argent.

On obtient ainsi toutes les teintes depuis le chatain clair jusqu'au brun foncé.

III. — TEINTURES A BASE DE DÉRIVÉS DE L'ANILINE

Il y a quelque vingt ans, on crut bien que le problème des teintures instantanées était résolu. On venait de lancer, sous le nom de « teintures végétales sans sels métalliques », des solutions d'un produit nouveau d'une puissance tinctoriale extraordinaire. La désignation était trompeuse ; et, s'il est vrai que ces solutions ne renfermaient aucun sel métallique, elles ne contenaient, par contre, aucun produit végétal. Elles étaient à base de paraphénylène-diamine, qui est un dérivé de l'aniline.

On sait que, si l'on chauffe la houille en vase clos, il distille, en même temps que les gaz qui constituent notre gaz d'éclairage, des liquides dont l'un des plus importants est le benzène. Ce corps, traité par l'acide nitrique, donne le nitrobenzène, qui, réduit par du fer et un acide, fournit l'aniline.

L'aniline, traitée elle-même par l'acide nitrique, donne la paranitraniline, $C^6H^5(NH^2)(NO^2)$, qui, réduite, fournit enfin le corps que les chimistes appellent la *paraphénylènediamine*, et les coiffeurs « le para » ; c'est la base active des teintures que ces derniers qualifient de « végétales » !

Ce corps, comme presque tous les dérivés de l'aniline, possède la propriété de se condenser sous l'influence des oxydants ; il donne ainsi une très belle matière colorante noire, appelée *base de Bandrowsky*, du nom du chimiste qui, le premier, l'a étudiée.

Il suffit donc d'imprégner les cheveux avec un mélange, préparé seulement au moment de s'en servir, d'un sel de paraphénylènediamine et d'eau oxygénée, pour qu'au bout d'un temps assez court il se soit formé sur le cheveu une véritable couleur d'aniline, possédant la beauté et la solidité caractéristiques de ces couleurs, mais aussi leur toxicité particulière.

Cette toxicité n'est due ni à la paraphénylènediamine, ni à la couleur, mais à un corps intermédiaire qui se forme, pendant l'oxydation, sur le cheveu lui-même : la *quinonediimide*.

Ce corps est un poison violent ; mais son action toxique, comme il arrive pour un grand nombre de poisons, et même pour certains aliments, tels que les moules et les fraises, ne se manifeste que sur certains organismes, laissant les autres indemnes. C'est ce qui explique pourquoi la même teinture peut être tantôt dangereuse, tantôt inoffensive. Il est impossible de reconnaître, *a priori*, ceux qui sont sensibles à son action ; nous ne savons même pas si le nombre de ces individus prédisposés est élevé. Si l'on compare le mouvement commercial des teintures à base de paraphénylènediamine aux accidents *graves* connus, on est obligé de reconnaître, à la vérité, que ces derniers sont en nombre infime. Mais il est certain que la plupart des accidents légers demeurent ignorés ; ils sont, en général, caractérisés par des éruptions cutanées, des démangeaisons intolérables, des maux de tête violents ; parfois ils occasionnent le gonflement des membres et le boursouflement de la figure et des paupières.

Cependant il semble que ces accidents pourraient être facilement évités, même par les personnes prédisposées, si elles procédaient, aussitôt après l'application, à un lavage soigneux de la chevelure, pour la débarrasser de l'excès de teinture qui y adhère.

Il faut, en effet, considérer qu'il existe, à Paris et dans toutes les grandes villes, des salons d'application où, du matin au soir, on teint à la paraphénylènediamine, et que l'on n'y constate pas d'accidents. Ceux-ci se produisent uniquement chez les particuliers qui appliquent eux-mêmes la teinture, ou chez les coiffeurs qui ne teignent qu'exceptionnellement, parce que les uns et les autres, confiants dans les réclames, ignorent le danger et ne prennent aucune précaution.

Le dernier accident publié par les journaux est extrêmement caractéristique à ce sujet. Il y a quelques mois, une dame d'une trentaine d'années, Mme R., habitant un des quartiers de l'est de Paris, se fit teindre les cheveux au moyen d'une de ces prétendues teintures végétales. Le coiffeur négligea de laver les cheveux après l'application ; les symptômes habituels de l'intoxication ne se manifestèrent qu'après plusieurs heures ; et, au milieu de la nuit, cette dame fut réveillée par d'intolérables démangeaisons. Mais le côté typique de cet accident réside dans le fait que le mari de cette dame, qui ne s'était pas teint, mais qui reposait près d'elle pendant la nuit, fut également atteint d'éruption ; partout où les cheveux de sa femme l'avaient touché, ils avaient laissé quelque parcelle de teinture qui, après s'être partiellement oxydée, avait déterminé une irritation de l'épiderme. Il est ici manifestement évident que si le coiffeur avait pris la précaution de laver les cheveux après l'application, le mari, tout au moins, n'aurait rien ressenti, et, très probablement, sa femme non plus.

La prudence commande donc de s'abstenir absolument de ces teintures, et de se méfier des appellations trompeuses sous lesquelles on les désigne quelquefois.

IV. — Teintures végétales

Les teintures végétales les plus employées sont à base de henné, d'indigo ou de succédanés du tannin.

Le henné est un arbuste qui croît un peu partout dans les pays chauds, mais plus particulièrement en Arabie et en Egypte. Sa grosseur est comparable à celle de notre lilas. On cueille ses feuilles vers le milieu de juillet, on les sèche au soleil, on les pulvérise. Il n'y a qu'une seule espèce de henné, mais cette espèce fournit plusieurs variétés, qui se distinguent par de légères différences dans la forme des feuilles. Les propriétés tinctoriales des poudres de ces différentes variétés sont identiques ; il n'existe pas de henné donnant une poudre noire.

Le henné servit d'abord aux Orientaux comme topique dans les maladies de la peau ; on en mettait dans les bains, ce qui avait pour effet de colorer la peau en rouge. On s'habitua à cette coloration et on la regarda comme salutaire et nécessaire ; la coquetterie s'en mêla et on en fit une mode. C'est pourquoi, aujourd'hui encore, les Orientaux se colorent au henné les ongles et le bout des doigts, ainsi que la paume des mains et la plante des pieds. Ils l'emploient rarement pour teindre les cheveux ; ils n'admirent que les cheveux noirs et ils se servent, pour obtenir cette teinte, surtout de rastik et de produits à base de plomb.

Le henné naturel n'est guère employé en Europe que par quelques élégantes qui tiennent à donner à leurs cheveux un ton rouge ardent ; mais c'est un procédé rudimentaire et imparfait. C'est une palette de peintre sur laquelle il n'y a qu'une seule couleur, le rouge.

Nous répétons que le henné ne teint qu'en rouge ; il est impossible avec sa poudre seule d'obtenir du noir, du chatain ou du blond, c'est-à-dire de rendre aux cheveux leur couleur naturelle.

Tous les produits en poudre, en pâte ou en solutions, qualifiés « teintures végétales, poudres ou extraits de henné », donnant du noir, du châtain ou du blond, sont, soit à base de sels métalliques en combinaison avec des sulfures alcalins ou des dérivés organiques, soit à base de matières colorantes d'aniline. On a ajouté à ces corps de la poudre de henné et même de la suie, pour leur donner de la couleur et légitimer le qualificatif de « henné noir »; mais, dans ces mélanges, le henné n'a aucune action.

Ce n'est que par la combinaison du henné, de l'indigo et d'autres végétaux qu'on a réussi à obtenir, comme nous allons le voir, des nuances naturelles et parfaites.

L'indigo, en effet, est une matière colorante soluble donnant une nuance bleue, mais il ne teint qu'à chaud et en présence de vapeur d'eau. Il n'est donc utilisable que dans les contrées où l'habitude des longs bains de vapeur permet la réalisation facile de ces conditions de chaleur et d'humidité. De fait, les Perses sont presque seuls à s'en servir ; ils vont aux bains comme les Français vont au café ; et, pendant les longues heures que tous, riches ou pauvres, hommes et femmes, couchés et nus, passent dans les étuves à vapeur, les « délaks » ou baigneurs prennent soin de leur chevelure. Ils commencent par faire une application de henné ; une ou deux heures après, ils enlèvent ce cataplasme pour le remplacer par un second, qu'ils font avec une pâte verdâtre ressemblant à nos épinards, et qui est une variété d'indigo dénommée « knah ». La superposition de ces deux cataplasmes donne aux cheveux une belle couleur noir jais.

Il est donc impossible d'obtenir avec le henné

seul ou avec l'indigo la nuance que l'on cherche, car l'on obtient un ton trop rouge, trop bleu, quelquefois même violet.

Ce n'est guère que tout récemment que l'on est parvenu à faire une poudre entièrement végétale, susceptible de donner par cataplasme très rapide, en moins d'une heure, la nuance naturelle cherchée.

Les résultats obtenus par cette application de cataplasme sont absolument parfaits ; il est impossible à qui que ce soit de déceller l'artifice et de reconnaître des cheveux teints ; on peut même dire que ce cataplasme donne aux cheveux de la force, de la souplesse et un brillant plus beau que celui de la nature.

Ce henné spécial, appelé l'Oréal, s'applique de la façon suivante :

Laver les cheveux au savon, les rincer, puis appliquer à l'aide d'un pinceau de peintre ce henné spécial délayé dans deux fois son volume d'eau chaude. Cette crème est laissée sur les cheveux pendant le temps indiqué (1/2 heure à 1 heure), puis on rince la chevelure à grande eau et l'on fait suivre d'un schampooing.

Immédiatement après l'application, les cheveux paraissent à peine teintés ; ce n'est que sous l'influence de l'air que la nuance se fait peu à peu et au bout de deux à trois jours le résultat voulu est définitivement acquis.

Les retouches ultérieures nécessitées par la pousse des cheveux, peuvent être faites facilement par n'importe qui, mais l'application entière du cataplasme au henné nécessite le concours d'un coiffeur.

Le procédé de teinture par cataplasme est de tous les procédés le plus parfait, le plus sûr et le plus inoffensif.

C'est celui que nous recommandons par dessus tout, car il permet d'obtenir tous les tons depuis le blond cendré, jusqu'au brun.

Il existe d'autres produits végétaux, rarement utilisés comme teinture sérieuse, car ils ne peuvent donner que des teintes incertaines et peu tenaces.

Aussi me contenterai-je de les signaler :

La *Camomille allemande* se prépare en mettant 100 grammes de fleurs de matricaire dans un litre d'eau et en faisant réduire, à petit feu, de moitié, cette décoction. Cette préparation renouvelée et appliquée pendant toute une semaine donne aux cheveux des reflets dorés. De plus, en mélangeant à froid 100 centimètres cubes de cette solution ainsi réduite avec un litre d'eau oxygénée à 12 volumes, on donnera à la chevelure une teinte dorée, plus agréable encore que celle obtenue avec l'eau oxygénée seule.

La *Noix de Galle* ne donne des résultats vraiment utilisables pour la teinture, que lorsqu'elle a été torréfiée et mélangée à des sels de cuivre ou de fer. C'est ce qu'on nomme, en Orient, un Rastik. En Europe, ces onguents sont absolument délaissés, car ils nécessitent des lavages nombreux et une perte de temps considérable. La teinte obtenue par le rastik à la noix de Galle est d'un brun foncé tirant sur le rouge. Le principe actif de la noix de Galle est le tannin.

Le *Safran,* à la dose de 3 grammes macérés dans

100 centimètres cubes d'eau donne une teinte or pâle agréable, mais peu tenace.

La *Rhubarbe* colore aussi les cheveux en blond.. On l'emploie à la dose de 300 grammes pour un litre de vin blanc, bouilli jusqu'à réduction de moitié.

Ces dernières teintures ne sont pas tenaces, ne peuvent être recommandées et si j'en donne une formule c'est plutôt pour satisfaire la curiosité de mes lectrices que pour en conseiller l'emploi.

N° 233. — **Teinture végétale à la Noix de galle** (Cerbelaud) :

Noix de galle pulvérisée...............	50 gr.
Eau distillée de rose..................	50 gr.
Alcool à 90°.......................	20 gr.
Eau distillée simple...................	50 gr.

Faire macérer 5 à 6 heures la noix de galle dans l'Eau de rose, filtrer, et verser sur le résidu une quantité suffisante d'eau bouillante, de façon à obtenir 80 cmc. de liquide, auquel on ajoutera après refroidissement l'alcool à 90°.

N° 234. — **Teinture végétale au Henné et à la Noix de galle** (Cerbelaud) :

Henné pulvérisé.....................	50 gr.
Noix de galle pulvérisée..............	30 gr.
Feuilles de noyer pulvérisées..........	20 gr.
Alcool à 90°.......................	80 gr.
Eau distillée de rose.................	100 gr.
Eau bouillante.......................	q. s.
Glycérine neutre à 30°...............	6 gr.
Essence d'Ylang-Ylang................	0 gr. 60

Faire macérer pendant 4 à 5 jours le henné, le noyer et la noix de galle dans l'alcool, filtrer, ajouter alors les 100 gr. d'eau de rose sur le résidu et, au bout d'une heure, ajouter une quantité d'eau bouillante suffisante pour obtenir 300 grammes de produit filtré. Mélanger alors le tout à la glycérine et à l'essence, puis filtrer de nouveau.

On passe cette teinture sur les cheveux dégraissés, la coloration est progressive ; pour l'activer, on lave ensuite avec une solution de 10 grammes d'ammoniaque dans un litre d'eau ; on laisse sécher les cheveux et on fait une seconde application de teinture.

N° 235. — **Teinture végétale au Brou de Noix** (Cerbelaud) :

Infusion de brou de noix..............	50 gr.
Teinture de henné....................	100 gr.

L'infusion de brou de noix s'obtient en faisant macérer, huit à quinze jours, dans un litre d'alcool à 90°, un kilogramme de brou de noix concassé et abandonné vingt-quatre heures à la cave, pour favoriser l'oxydation.

N° 236. — **Rastik à la Noix de galle** (Cerbelaud) :

Noix de galle torréfiée................	200 gr.
Limaille de fer......................	5 gr.
Limaille de cuivre...................	0 gr. 20
Musc Tonkin........................	0 gr. 25

La noix de galle torréfiée et pulvérisée est mélangée aux limailles métalliques. Le tout est conservé à la cave.

Pour l'usage, on ajoute un peu d'eau de rose, de façon à former une pâte molle qui donne aux poils une teinte brun foncé.

Les postiches. — La mode actuelle semble prendre une revanche complète sur les préjugés d'autrefois.

Il y a quelques années encore, l'usage des faux cheveux, toupets, transformations, était réservé à celles qui avaient perdu la parure naturelle de leurs cheveux et caché soigneusement aux yeux des profanes.

Nous avons encore tous présentes à l'esprit, les satires dirigées contre les postiches et la vue de caricatures représentant la femme, courant éplorée dans la rue à la poursuite de ses faux cheveux, entraînés par un coup de vent, à la grande joie des passants. Bien que ce dernier tableau prêterait encore de nos jours au sourire, les préjugés de nos pères sur le port d'une chevelure artificielle ont complètement disparu.

D'ailleurs la chevelure abondante nécessitée par la mode actuelle oblige chaque femme à recourir, sans pudeur, à l'usage presque immodéré des postiches.

A l'heure où ce livre paraîtra, la façon de se coiffer sera peut-être changée, mais je doute fort que la femme rejette complètement ce moyen d'augmenter artificiellement et si facilement l'ampleur si élégante de sa chevelure.

Les postiches, faux cheveux ou transformations, doivent être choisis d'une nuance exactement semblable à celle de votre coiffure naturelle.

Les cheveux que votre peigne ramène chaque matin en assez grand nombre, mis soigneusement de côté et confiés à un coiffeur habile, serviront à confectionner les plus élégants, les meilleurs des postiches.

A défaut, adressez-vous à un posticheur qui vous livrera des cheveux en rapport avec les vôtres.

Mais, sur ce sujet, ne lésinez pas, pour le prix, si vous désirez quelque chose de bon et de sain.

Les postiches du commerce sont en général tirés de la chevelure naturelle d'une personne qui pour des raisons de religion, de santé, ou de spéculation en fait un lucratif abandon.

Les cheveux coupés après la mort, sont rejetés, parce qu'ils sont cassants et difficiles à travailler.

Puisque la mode tolère et autorise ces postiches, sachez en disposer utilement pour agrémenter votre chevelure, mais ne négligez pas de les entretenir vous même en bon état de propreté minutieuse.

Ce serait une erreur de croire que les faux cheveux n'exigent aucun soin particulier.

Ils doivent être peignés, brossés tous les jours et enduits de temps en temps d'une couche légère de brillantine pour en entretenir la souplesse.

On imbibe une petite brosse d'une faible quantité de cette brillantine que l'on passe en long sur ces cheveux.

Voici, du reste, une formule de brillantine utile pour l'entretien des faux cheveux :

N° 237. — **Brillantine pour l'entretien des postiches et faux cheveux :**

Huile d'amandes douces....... q. s. p. 125 cmc.
Alcool à 90°............................. 35 gr.
Essence de vanille.................... 0 gr. 15

Cette brillantine a pour but de rendre les cheveux plus souples et plus lustrés. Sans elle, le postiche présenterait un aspect sec, hérissé et les cheveux se casseraient facilement.

En même temps, la brillantine soigneusement appliquée à la brosse, sur un coussinet spécial, conserve l'ondulation des postiches.

CHAPITRE XI

Le cou et les épaules

Il me semble que la femme coquette doit préférer l'été à l'hiver, non seulement parce que pendant la saison chaude la beauté est plus en relief, mais parce qu'elle peut, par de savants décolletages, montrer la forme svelte et ferme, le velouté laiteux de son cou.

Car rien n'est plus gracieux qu'un cou bien blanc et bien plein, rond, établissant une transition harmonieuse entre le buste et la tête.

La beauté du cou dépend de sa pureté et de sa blancheur.

Il ne doit pas être trop maigre, sous peine de faire saillir les cordes disgracieuses des muscles ou les reliefs désagréables du larynx.

Son aspect doit être d'un blanc uni, souple, flexible et gracieux.

Les poètes, toujours épris d'un idéal irréalisable, nous vantent à l'envi le cou de cygne ou d'albâtre de leur héroïne !

Je ne leur en fais pas compliment et je ne trouve rien de plus désagréable à voir que ces péronnelles emmanchées d'un long cou maigre, osseux, outrageusement décolleté.

N'exagérons rien et découvrez votre cou si vous l'estimez joli ; cachez-le, au contraire, sous un col élégant, si vous le croyez trop long, trop maigre ou trop noir ; bien que ce dernier défaut puisse être facilement corrigé.

Le hâle de la peau, en effet, occasionné par la morsure prolongée du soleil ne s'observe que chez les personnes qui négligent de garantir leur figure des rayons solaires.

Les ombrelles, les voilettes rouges ou jaune-paille, sont des instruments de protection efficaces.

Mais lorsque le cou est déjà hâlé, on s'efforcera d'en atténuer la terneur par des lotions à la teinture de benjoin, au citron, ou des applications d'eau oxygénée.

Celle-ci sera employée à 12 volumes, ou mieux incorporée au glycérolé d'amidon et laissée au contact de la peau plusieurs heures de suite :

N° 238. — Glycérolé oxygéné contre le hâle :

Glycérolé d'amidon épais.............. 30 gr.
Eau oxygéné à 100 volumes.......... 6 gr.

Laver ensuite au savon.

On pourra encore utiliser la formule suivante :

N° 239. — **Pommade contre le hâle :**

Naphtol B............................	10 gr.
Oxyde de zinc.......................	15 gr.
Vaseline jaune......................	40 gr.

Laisser cette pommade pendant une heure et l'enlever à l'aide d'eau amidonnée tiède. Cette pommade irrite un peu l'épiderme. Cette irritation sera calmée à l'aide de la pommade ordinaire à l'oxyde de zinc.

Par ailleurs, les soins de beauté nécessaires à cette partie du corps sont les mêmes que ceux que j'ai conseillés pour la beauté du teint : lotions tièdes, additionnées de teinture de benjoin ou d'une petite quantité de ces excellentes eaux de toilette dont je donne plus loin les formules ; puis emploi de crèmes et poudres de riz de bonne qualité.

Pour le choix des crèmes, fards et poudres, mes lectrices auront avantage à se reporter à l'article spécial des auxiliaires de la beauté où se trouvent reproduites un assez grand nombre de bonnes préparations.

Cette souplesse, cette beauté du cou que nous admirons chez la femme coquette, peuvent être compromises, chez les jeunes filles, par l'apparition de glandes scrofuleuses.

Sous la poussée du lymphatisme, de la croissance, de l'anémie, les glandes normales du cou prennent un développement considérable et se transforment en des masses molles et douloureuses. La peau à leur niveau subit une transformation de couleur, rougit, s'ulcère et donne lieu à ces vilains abcès de durée indéfinie, qui suppurent sans cesse et déterminent des cicatrices disgracieuses et indélébiles.

Ces humeurs froides, ces adénites cervicales, entraînent pour toujours une déformation esthétique, lorsqu'elles ne suscitent pas, par leur aspect, la répugnance de l'entourage.

De toutes façons, elles sont le signe d'un mauvais état général qu'il importe d'améliorer par l'exercice, le grand air, l'huile de foie de morue et les arsenicaux.

Si la peau de ces glandes rougit et tend à suppurer, mieux vaut recourir à l'intervention du bistouri que de laisser à la nature le soin d'éliminer le pus. Les cicatrices produites par l'instrument tranchant sont infiniment moins disgracieuses que celles résultant d'une suppuration naturelle.

Je crois aussi utile de signaler, à ce sujet, les merveilleux résultats obtenus par les Rayons X sur ces adénites tuberculeuses. Ce procédé est encore peu connu et reste pourtant le seul véritablement efficace. Naturellement, ces Rayons X ne peuvent être maniés par le premier venu ; ils nécessitent une installation et des études qui n'appartiennent qu'à un spécialiste et à cette condition peuvent être utilisés sans aucun inconvénient.

Sous l'influence de quelques séances de radiothérapie, j'ai pu obtenir la disparition, la fonte de ces adénites sans aucune cicatrice. En même temps, l'état général du sujet s'améliorait considérablement.

Le gros cou, le double menton dûs à un plastron

graisseux, pourront être facilement diminués par l'usage de l'électricité galvanique faite de la façon suivante : une plaque de plomb de 20 centimètres de long sur 15 de large, garnie, sur une de ses faces, de six épaisseurs de ouate mouillée, sera fixée dans le dos et reliée par un fil de cuivre à la borne positive d'un appareil à courants continus. Une seconde plaque de même métal, de la grandeur et de la forme de la partie que l'on veut diminuer, et garnie aussi de ouate mouillée, sera fixée sur le plastron graisseux et reliée par un autre fil à la borne négative de l'appareil. Les choses étant ainsi en place, le courant sera débité lentement jusqu'à l'intensité maxima supportable. Ces séances, d'une durée de 10 minutes chaque jour, seront encore plus efficaces si l'on prend le soin d'imbiber la plaque placée sur la région à traiter, d'une solution d'iodure de potassium à 5 pour 100. L'iodure se décompose sous l'influence du courant et les particules d'iode viennent au contact des parties grasses en activer la fonte. (Pour plus de détails, voir l'article consacré à l'adiposité locale et à l'électricité.)

On complètera ce traitement par des massages faits à l'aide d'un savon ou d'une pommade iodurés analogues à ceux des formules 7, 8, 9, 10, et l'application d'une solution astringente et tonique (formule 11), destinée à empêcher la flaccidité de la peau.

Les furoncles, si communs au cou, et qui laissent à leur suite des cicatrices disgracieuses, prennent naissance dans le tissu superficiel de la peau. Ils sont

dûs à la pénétration d'un parasite appelé staphylo-
coque qui s'implante dans le derme et y détermine
une suppuration rapide.

A son début, le furoncle dépasse à peine le niveau
de la peau et se présente sous forme de saillie légère, rose et sensible à la pression. Les jours suivants, la saillie augmente de volume, la peau rougit
de plus en plus, la douleur s'accentue ; puis la suppuration s'établit et chacun sait combien lente est la
réparation des pertuis purulents produits par le furoncle.

Il faut aussi envisager les suites déplorables des
furoncles placés sur les parties visibles du corps.
Au cou, principalement, les cicatrices qu'ils déterminent sont indélébiles et rien ne peut être aussi
sensible à la beauté féminine que la présence néfaste d'une cicatrice qui enlaidit le décolletage harmonieux de cette partie, exposée à tous les regards.

Aussi devra-t-on s'efforcer d'empêcher l'évolution
des furoncles dès leur apparition. Il suffira d'en
toucher le sommet une ou deux fois chaque jour,
avec la mixture suivante :

N° 240. — Topique pour faire avorter les furoncles :

Iode métallique......................... 4 gr.
Acétone .... 10 gr.

pour arrêter leur marche envahissante et les faire
avorter.

Si les furoncles sont trop avancés, je conseillerai
d'imprégner, plusieurs fois par jour, les parties
atteintes, avec une certaine quantité d'huile d'aman-

des douces phéniquée au dixième, préparée sans alcool. L'huile pénètre profondément dans l'intimité des tissus et exerce une action parasiticide indéniable.

Les cataplasmes sont à rejeter, car ils ensemencent les clous et en activent la propagation et le nombre.

Les épaules. — De belles épaules sont, on peut le dire, la revanche de la femme sur la jeune fille. Il est rare, en effet, que chez cette dernière, les épaules soient parfaites et suffisamment formées.

Elles restent grêles, incomplètes. Leur plein épanouissement ne survient que vers trente ans et cette partie du corps se conserve superbe, alors que le visage peut déjà porter les marques précoces de la maturité.

Aussi dans un dîner ou une représentation de gala, les épaules découvertes des femmes offrent un spectacle charmant et agréable à la vue, à condition toutefois que ces épaules soient bien blanches, bien arrondies et sobrement poudrées.

La trop grande maigreur produit des épaules anguleuses, où les omoplates et les clavicules dénotent leur présence par des saillies ou des dépressions disgracieuses.

On a bien essayé, dans certains établissements de beauté, de combler les salières par des injections sous-cutanées de paraffine ou de vaseline stérilisée.

C'est là une méthode à effets certains, mais qui n'est pas à l'abri de vifs reproches.

Il est plus rationnel de traiter l'état de maigreur générale par les procédés que j'ai indiqués plus haut, pour remédier ainsi, par une transformation de tout l'organisme, à cette pauvreté des épaules.

Je conseillerai aussi la pratique de la culture physique, du sandow et surtout de l'exercice matinal dont j'ai donné la description dans le chapitre consacré à la culture physique.

Il arrive aussi très souvent que par suite d'une mauvaise conformation, les deux épaules ne sont pas sur le même plan : l'une est plus haute que l'autre.

Cette difformité si visible chez la femme, provient d'un défaut de surveillance pendant la croissance de l'organisme.

Quelquefois aussi des vêtements trop serrés, une défectueuse position pour écrire déterminent, à la longue, cette surélévation de l'épaule ; mais plus souvent qu'on le croit, ce défaut est consécutif à une déviation plus ou moins apparente de la colonne vertébrale.

Examinez celle-ci et vous constaterez qu'elle n'est ni droite, ni régulière. La saillie, formée par les apophyses vertébrales, au lieu de suivre une ligne bien verticale, est déviée à droite ou à gauche.

Il est donc nécessaire de redresser la colonne vertébrale par un allongement progressif et méthodique. L'appareil de Sayre que je signale comme moyen pratique de grandir et qui est employé dans tous les hôpitaux pour le redressement des déviations du rachis, rendra dans ces cas de réels services. Les premières séances de redressement seront faites sous la direction d'un médecin ; le traitement pourra ensuite être continué à domicile.

Je ne dirai que peu de choses au sujet de l'entretien des épaules et des soins nécessaires pour leur conserver leur aspect uni et ferme.

Les ablutions froides pratiquées, chaque jour, serviront à tonifier l'épiderme et à lui conserver son éclat de jeunesse, jusque dans un âge avancé.

Le maquillage nuit aux épaules ; toutefois avant d'aller au bal, où le décolletage est de rigueur et où la transpiration peut imprimer des traces visibles, il sera prudent d'utiliser une préparation bien adhérente, analogue, par exemple, à celle de la formule suivante :

N° 241. — Fard liquide blanc pour les épaules :

Sous-nitrate de bismuth	20 gr.
Glycérine	10 gr.
Eau de rose	40 gr.
Eau de menthe	10 gr.
Essence de géranium	5 gouttes

suivie d'une application de bonne poudre de riz.

Certaines petites affections, boutons, acnés, hâle, furoncles, peuvent venir altérer la pureté des épaules. Leur traitement ne diffère en rien de celui que nous avons indiqué à propos de ces mêmes affections sur le visage et nous y renvoyons le lecteur.

Nous constaterons simplement que ces éruptions, fréquentes à l'âge de la puberté, entre quinze et vingt ans, ont une durée éphémère. Ordinairement elles disparaissent d'elles-mêmes sans le secours d'aucun médicament, dès que l'évolution sexuelle de la femme s'est régulièrement établie.

CHAPITRE XII

La poitrine et les seins

De bonne heure, la jeune fille doit s'efforcer d'acquérir l'ampleur de la poitrine, nécessaire au complet épanouissement de sa beauté physique.

Les seins, en effet, sont des organes faciles à développer par des exercices et des soins journaliers, surtout lorsque la nature semble, sous ce rapport, devoir se montrer d'une parcimonie regrettable.

Les jeunes filles apprendront, dès l'âge de 15 à 16 ans, à bien cambrer leur buste, à faire saillir en avant les muscles pectoraux. Elles feront chaque jour une ablution d'eau froide sur leur poitrine et leurs épaules. A l'aide d'une grosse éponge, exprimée très fortement, elles laisseront ruisseler, à plusieurs reprises, le bienfaisant contact de l'eau ou se serviront d'un de ces appareils mammaires à douche, qui permettent d'arroser les seins, sans contusionner le mamelon.

Dans le but de les tonifier, elles pourront ajouter à l'eau des ablutions une cuillerée à bouche du mélange suivant :

N° 242. — **Solution de vinaigre de toilette :**

Vinaigre ....
Teinture de benjoin............... } ââ 100 gr.
Eau de roses.....................

mais les simples lotions d'eau fraîche suffiront à entretenir leur fermeté et à prévenir leur chute.

Ces ablutions doivent faire partie des soins journaliers de la toilette, au même titre que le lavage quotidien du visage et des mains, car il serait imprudent d'attendre que les seins aient perdu leur tonicité pour remédier à leur déchéance. Ce serait trop tard et l'on regretterait de n'avoir pas mis en pratique, au moment opportun, les moyens si simples de conserver à nos tissus leur fermeté première.

Pour que la poitrine atteigne sa plénitude et l'épanouissement idéal, je conseille, en plus des ablutions, des exercices de culture physique propres à développer l'amplitude thoracique et à faire saillir en avant les muscles pectoraux.

Deux mouvements me semblent recommandables.

Le premier consistera à imiter le geste du nageur ; il sera fait debout, les coudes rapprochés le long du corps, les mains appuyées par la paume l'une contre l'autre. A mesure que les bras s'allongeront et élargiront le cercle, on aspirera profondément par le nez l'air ambiant. L'expiration se fera tandis que les bras se rapprocheront du corps.

Le second mouvement consistera à croiser les avant-bras en arrière du corps, au-dessous des omoplates, et à fléchir le haut du corps également en arrière, de façon à bomber la poitrine.

Le volume des seins peut être diminué ou exagéré de façon anormale.

Quelquefois ils sont si petits qu'ils ne remplissent pas le corsage et donnent une poitrine plate, analogue à celle des pudiques Anglaises.

D'autres fois, au contraire, ils atteignent un volume exagéré et retombent par leur propre poids en une masse disgracieuse.

L'excès en tout est un défaut, et dans l'un et l'autre cas, on devra s'efforcer de remédier à la parcimonie ou à l'opulence de la nature.

COMMENT DÉVELOPPER LE VOLUME DES SEINS. — Les seins formés d'une glande spéciale sont normalement doublés d'une légère couche de graisse qui en forme le volume.

C'est donc en restituant à ces organes la graisse absente et en faisant dilater la glande qu'on arrivera à restituer aux seins trop petits leur volume normal.

Le traitement appliqué à la maigreur générale

conviendra donc tout spécialement : engraissez et votre poitrine suivra le mouvement.

Il arrive cependant que des femmes bien proportionnées, assez grasses même et jeunes soient affligées de seins minuscules et tombants. A les voir, habillées et coquettes, on jurerait que leur poitrine est en rapport avec leur embonpoint ; mais, au déshabillage, les seins se montrent frêles, atrophiés, sans ampleur.

C'est un traitement local qui convient à ces déshéritées et pour accroître le volume des seins, je conseillerai l'usage de préparations arsénicales et végétales.

Les éleveurs avaient remarqué depuis longtemps que certaines plantes activaient la sécrétion lactée des animaux soumis à leur surveillance et dilataient les glandes mammaires. Aussi s'efforçaient-ils de choisir comme fourrages à leurs bêtes, des plantes telles que l'ortie, le fenouil, l'anis et le galega, dont l'action galactogogue leur semblait hors de doute.

Quelques médecins eurent l'idée d'employer ces mêmes plantes pour ramener la sécrétion lactée chez les nourrices épuisées et constatèrent leur efficacité.

D'un autre côté, tout le monde sait que l'arsenic exerce une action des plus manifestes sur l'activité glandulaire. Ce médicament fait engraisser et on a édifié, sur ces données un peu empiriques, un traitement qui semble donner un bon résultat. C'est l'association de ces plantes avec l'arsenic.

L'on peut prescrire avec avantage :

N° 243. — **Pilules pour activer le Développement des Seins** (MESTADIER) :

Extrait de galega...................... 0 gr. 10
Extrait de kola...................... 0 gr. 10
Cacodylate de soude................... 0 gr. 01
Poudre de noix vomique............... 0 gr. 01

Pour 1 pilule. A prendre 2 à chaque repas.

———

N° 244. — **Potion pour activer le Développement des Seins** (MESTADIER) :

Teinture de kola...................... 15 gr.
— de fenouil.................... 10 gr.
Extrait de galega..................... 25 gr.
Arseniate de soude.................... 0 gr. 20
Sp. de capillaire..................... 410 gr.

Une cuillerée à bouche avant chaque repas.

La bière de malt, les farineux, les farines de maïs, de châtaignes, d'avoine, les pâtisseries et les corps gras seront prescrits avec avantage.

Mais à mon avis, ce traitement resterait insuffisant s'il n'était aidé par l'influence précieuse de l'électricité faradique. Celle-ci réveille, mieux que tout autre agent thérapeutique, l'inactivité glandulaire, raffermit la poitrine et contracte l'élasticité des fibres musculaires. En quelques séances, les résultats sont appréciables. Il est nécessaire que cette électricité soit appliquée selon une technique spéciale et qu'on agisse à la fois sur la glande et les muscles pectoraux. Car l'électricité est une arme à deux tranchants : bien appliquée, elle fait des merveilles ; maladroitement employée, elle produit quelquefois des résultats contraires à ceux qu'on désire et c'est cette raison qui a procuré aux médisants et aux ignorants, la possibilité d'en maudire les effets. Du reste, certains appareils à construction défectueuse, garnis de trembleurs rapides et bruyants, sont dangereux à employer et je ne saurais trop engager mes lectrices à nous consulter sur ce point et sur la façon pratique de tirer de l'électricité tout le bénéfice possible.

Voici comment on devra procéder :

Une petite plaque mouillée étant assujettie entre les deux seins, sera reliée par son fil à l'une des bornes de l'appareil faradique ; l'autre fil aboutira à un petit rouleau ou petit balai métallique que les constructeurs livrent avec l'appareil. Ce rouleau ou ce balai sera promené chaque jour, en rond autour du sein et on réglera le courant de fa;on à obtenir une vibration légère mais apparente.

Dix minutes de faradisation pratiquée, matin et soir, pendant plusieurs semaines, suffiront pour obtenir le résultat rêvé.

Je suis aussi assez partisan des ventouses mammaires. Ces ventouses placées quelques instants sur chaque glande, exercent une tension sur elle, l'attirent en quelque sorte et augmentent momentanément la circulation périphérique. Elles auraient l'inconvénient de flétrir les seins, si l'électricité faradique, qui doit toujours occuper la première place du traitement, ne remédiait par son action tonique à cette déchéance possible.

Les douches d'eau froide, les exercices musculaires, la gymnastique capable de faire saillir en avant les muscles pectoraux, la culture physique telle que je l'ai précédemment décrite viendront ajouter leurs efforts à ceux de l'électricité.

Je ne parlerai, que pour les blâmer, des injections de graisse ou de vaseline stérilisées faites dans le but d'accroître le volume des seins. C'est une méthode que l'on voit effrontément préconisée dans certains ouvrages de beauté et que je m'efforcerai toujours de combattre.

Autant je suis partisan des injections de paraffine faites à froid pour combler les dépressions laissées par les rides, les difformités du nez, les cicatrices, autant je suis l'adversaire de ces mêmes injections pratiquées dans des organes aussi fragiles que les seins.

Quand on connaît l'anatomie et la constitution des seins, on se rend facilement compte du danger qu'il y aurait de faire pénétrer, dans cette glande, une substance étrangère, quelque stérilisée qu'elle puisse être. Au-dessous de la peau, il n'y a aucun muscle, aucune charpente solide. Il n'existe qu'une couche de graisse recouvrant la glande mammaire. C'est dans cette couche graisseuse sous-cutanée, souvent peu épaisse, que doit porter l'injection. Sous peine de produire de graves désordres, l'aiguille de la seringue ne doit pas dépasser l'épaisseur du tissu adipeux, et l'on conviendra qu'il est souvent difficile de calculer exactement l'étendue de cette couche graisseuse et de limiter la portée de l'injection.

J'ai vu, pour ma part, quelques accidents inflammatoires graves consécutifs à des injections pratiquées, malgré ma défense, par des opérateurs moins scrupuleux et plusieurs cas analogues ont été présentés, en 1908, à la Société de Chirurgie.

D'ailleurs, en dehors de cette inquiétante question de complications, se pose celle des avantages obtenus. J'estime que les quelques centimètres cubes de vaseline ou de paraffine injectés dans le but de restaurer la région mammaire seront bien insuffisants pour lui donner la tonicité et la fermeté rêvées !

Les avantages retirés ne compensent certainement pas les risques courus et je préfère, dans ce cas, essayer de réveiller la contractilité de la glande par des excitations faradiques.

Si la beauté nécessite des soins sévères ; ceux-ci ne doivent toutefois pas nuire à la santé et entraîner de désordres pires que le mal. Et ce serait, à mon avis, rendre un mauvais service à mes lectrices que leur préconiser un moyen esthétique contraire à l'hygiène et pouvant entraîner, dans l'avenir, des accidents regrettables.

COMMENT DIMINUER LE VOLUME DES SEINS. — L'excès de volume des seins constitue aussi un préjudice à la beauté de la poitrine. Ce développement exagéré de la glande mammaire, s'il n'est proportionné à la taille et à l'embonpoint de la femme, la désole d'autant plus que les seins forts sont souvent relâchés, mous et tombent d'eux-mêmes en une masse disgracieuse.

Les ablutions froides pratiquées chaque matin en conservent la fermeté.

Contre le volume exagéré des seins on pourra, avec avantage, les frotter chaque matin et chaque soir avec l'un des savons iodurés indiqués précédemment aux formules 7, 8, 9 et 10. puis on les recouvrira d'un linge trempé dans la solution astringente, formule 11, pour en entretenir la fermeté.

Certains livres de beauté ne craignent pas de préconiser le massage contre le développement exagéré des seins. C'est là une grosse faute de thérapeutique esthétique contre laquelle je mettrai mes lectrices en garde.

Les tissus qui constituent les seins sont des tissus complètement différents de ceux des autres parties du corps. Ils ne se composent que d'une glande et d'une couche de graisse plus ou moins abondante. Les muscles peuvent subir sans inconvénients des massages énergiques ; les seins, n'étant pas soutenus par un support musculaire, ne tarderaient pas à se flétrir et à tomber, de telle sorte que le remède serait pire que le mal.

Influence de l'électricité contre l'adiposité des seins. — Il est d'ailleurs facile, sans avoir à redouter ces inconvénients, d'obtenir par l'électricité iodurée la disparition de la couche graisseuse qui double les seins.

Cette électricité iodurée offre le grand avantage de faire maigrir localement et de raffermir en même temps les parties soumises à son action. Elle permet de transporter sur les parties que l'on veut faire maigrir, les particules du médicament nécessaire à la fonte des tissus.

Je donne ici quelques détails sur la manière pratique de procéder, indications qui n'ont jusqu'à présent été signalées dans aucun livre.

L'appareil électrique nécessaire au traitement, sera un appareil à courants continus, assez puissant, au bisulfate de mercure ou au chlorure de zinc, de 24 ou 32 éléments. Cet appareil contient deux bornes : l'une positive marquée du signe + ; l'autre négative indiquée par le signe —, bornes destinées à attacher les fils qui iront porter le courant sur les tissus. Les constructeurs livrent ordinairement, avec leur appareil, 2 fils et 2 plaques en zinc recouvertes de peau de chamois. Ces plaques sont insuffisantes pour le traitement qui nous occupe, elles sont trop petites et dangereuses à employer ! Remplacez-les par d'autres plaques plus larges que l'on construira de la façon suivante : dans une grande plaque de plomb ou d'étain de faible épaisseur, taillez une plaque de forme rectangulaire mesurant 20 centimètres de long sur 15 de large ; arrondissez les angles, adaptez-y l'extrémité d'un de vos fils et recouvrez-la entièrement, sur l'une de ses faces, de huit épaisseurs d'ouate hydrophile mouillée dans une solution iodurée. Cette ouate a pour but de protéger l'épiderme contre l'action caustique de l'électricité. Il faut qu'elle soit très humide et déborde légèrement les bords de la plaque.

Cette plaque, ainsi garnie de ouate mouillée, sera placée et fixée dans le dos ; son fil viendra aboutir à la borne positive, borne +, de l'appareil.

La seconde plaque, destinée aux seins, aura la forme et les dimensions de cet organe. On lui donnera donc l'aspect d'une ventouse, percée à son sommet (pour laisser libres le mamelon et son aréole) et on la garnira intérieurement d'une épaisse couche de ouate mouillée dans une solution de 5 grammes d'iodure pour 150 grammes d'eau. Cette ouate permettra de donner un contact plus intime entre la plaque et le sein. Elle sera reliée par un fil à la borne négative de l'appareil.

Les choses étant ainsi disposées (plaque dans le dos, plaque spéciale sur un des seins), on fera passer lentement et progressivement le courant jusqu'à l'intensité maxima supportable. La sensation éprouvée au niveau des plaques, sera celle d'un cataplasme sinapisé.

En aucun cas on ne doit souffrir et le courant doit être réglé de telle sorte qu'on puisse le supporter sans douleurs et sans brûlure.

D'ailleurs la précaution que l'on prend de recouvrir les plaques d'une bonne épaisseur de ouate mouillée permet d'obtenir une intensité de courant assez fort sans crainte d'aucune sorte.

Au bout de dix minutes de cette électricité, on abaissera lentement et graduellement le courant et on tonifiera les seins à l'aide de la solution astringente indiquée à la formule n° 11.

Les séances d'électricité seront faites chaque jour pendant plusieurs semaines (voir chapitre de l'électricité.)

Cette méthode réussit également bien contre l'adiposité du cou, du menton, du ventre et des hanches. Il suffira de modifier la grandeur et la forme de la plaque négative qui devra se rapporter comme forme

et comme dimensions à celles de la partie soumise
au traitement.

Si le volume des seins tient à une obésité générale,
le traitement de l'obésité par les bains de lumière,
joint aux moyens locaux que je viens d'indiquer,
viendra facilement à bout de cette exagération adipeuse.

POUR OBTENIR LA FERMETÉ DES SEINS. — Les seins
peuvent tomber et déchoir sous des causes nombreuses. La maigreur ; les grossesses répétées ; les
maladies générales ; l'influence de l'âge qui ramollit
les tissus dépourvus, comme les seins, de charpente
osseuse ou musculaire ; les affections de l'utérus,
dont la répercussion sur les seins est bien connue
des médecins ; l'obésité en engendrant une exagération anormale de leur volume et par suite l'impossibilité de conserver leur fermeté, sont autant de
causes diverses aboutissant à la déchéance de ces
organes.

Dans tous ces cas, la peau qui recouvre les seins
a perdu son élasticité première. C'est donc en excitant la contractilité des fibres musculaires de la peau
qu'on combattra cette déchéance organique.

On s'adressera dans ce but, aux lotions froides
abondamment pratiquées chaque jour, à la gymnastique, à des médicaments toniques et reconstituants
et surtout à l'électricité faradique qui réveillera,
mieux que tout autre moyen, la paralysie des fibres
musculaires lisses. Cette électricité sera faite de la
même façon que celle que nous indiquons à propos
du développement des seins.

On pourra faire usage, à l'intérieur, des pilules à l'arsenic que nous avons données plus haut, et à l'extérieur d'applications de la solution astringente n° 11 et de crème Géorgia ; mais, nous le répétons, l'électricité faradique conviendra parfaitement au traitement de la chute prématurée des seins, que ceux-ci tombent par suite d'un trop gros ou trop petit volume.

Les vergetures des seins. — Les vergetures des seins sont dues à des déchirures du tissu cellulaire, ou plutôt à l'élongation et à la rupture d'un certain nombre de fibres élastiques du derme.

Normalement, le derme est constitué par un feutrage régulier de faisceaux entrecroisés dans tous les sens. Par suite de la distension exagérée produite par l'obésité et par le gonflement des seins gorgés de lait, ces faisceaux se sont désunis et rompus par place, laissant après eux des vergetures d'abord violacées, puis nacrées. De là, ces traces blanchâtres sinueuses, sillonnant les seins et constituant des marques, souvent indélébiles.

Je ne voudrais pas apporter à mes lectrices un espoir factice et serais heureux de leur indiquer un moyen certain de faire disparaître ces vilaines vergetures. Malheureusement, la méthode que nous indiquons ci-après ne réussit pas dans tous les cas. Elle se montre quelquefois incomplète, mais chez les personnes jeunes elle produira néanmoins d'excellents résultats. Il est bien certain que lorsque les tissus sont encore rétractiles, qu'ils n'ont pas absolument perdu leur élasticité normale, on peut, jusqu'à un certain point, resserrer par une médication astringente, les tissus rompus.

On sait que l'électricité a la grande propriété de faire contracter les muscles paralysés. Sous son influence, la peau se rétracte, se raffermit, devient plus lisse ; les fibres musculaires vibrent plus énergiquement, reprennent une vitalité nouvelle, se resserrent plus intimement.

C'est donc à cette méthode qu'on s'adressera, avec quelques chances de succès, pour atténuer et faire disparaître les vergetures disgracieuses des seins.

On appliquera chaque jour sur les vergetures, une plaque de zinc recouverte d'une bonne épaisseur de ouate mouillée dans une solution faible de sulfate ou mieux de chlorure de zinc. Cette plaque sera reliée, par un fil, à la borne négative d'un appareil à courants continus, pendant qu'une autre plaque, également garnie de ouate et reliée à l'autre borne de l'appareil, sera assujettie dans le dos. L'électricité sera alors débitée lentement jusqu'à ce que le contact des plaques fasse ressentir l'impression d'un léger cataplasme sinapisé.

De cette façon, les particules de zinc entraînées par le courant, parviendront au milieu des tissus et contribueront à les resserrer considérablement (voir le paragraphe consacré à l'électricité).

Les séances d'électricité seront faites chaque jour pendant vingt minutes et devront être suivies d'applications locales de ouate trempée dans la solution suivante :

N° 245. — **Solution astringente contre les Vergetures :**

Eau de Pagliari......................	150 gr.
Teinture d'aloès......................	30 gouttes
Sulfate de zinc......................	0 gr. 30
Extr. fl. de ratanhia.................	1 gr.
Eau de roses........................	150 gr.

Le traitement précédent est certainement le meilleur de ceux que l'on a préconisés contre les vergetures du sein. Cela ne prouve pas qu'il soit infaillible ; tout dépend de la vitalité et de la qualité du derme atteint et chez quelques personnes il ne donne que des résultats incomplets.

Mais il est des charges que la maternité imprime à la beauté et qui restent comme autant de blessures glorieuses. Chaque enfant coûte à la mère une parcelle de beauté, mais, en revanche, donne à celle-ci des consolations d'avenir et de tendresse qui durent plus longtemps que la rapide déchéance d'une fugitive jeunesse.

Ceci m'engage à parler de l'influence de la maternité sur la beauté des seins.

Il est incontestable que l'allaitement ramollit les seins et porte préjudice à la fermeté marmoréenne de ces organes. La lactation gonfle les glandes mammaires d'une façon exagérée et laisse après elle une flétrissure et une déchéance manifestes. Et puisqu'il est dans la nature que la femme nourrisse son enfant, je ne puis que recommander de limiter la distension exagérée du tissu mammaire, par le port d'un soutien-gorge approprié, maintenant le sein sans le comprimer.

Après le sevrage, on continuera de porter, pendant longtemps, ce soutien-gorge et on cherchera à empêcher la déchéance consécutive des glandes par des lotions froides, des douches mammaires et par les moyens indiqués au sujet du raffermissement des seins.

CHAPITRE XIII

Les bras, les mains et les ongles

La beauté des bras. — Hygiène des bras. — Crème pour la
beauté des bras. — Transpiration des aisselles. — Lotions
et poudre contre la transpiration des aisselles. — Le duvet
des bras. — Crème décolorante pour le duvet des bras. —
Soins et hygiène de la main. — Lavage des mains. —
Comment avoir les mains blanches. — Pommade aux concombres pour les mains. — Poudre et pâtes pour blanchir
les mains. — Gelée glycérinée, amandine, émulsine, farine
pour les mains. — La transpiration des mains. — Contre
la congestion des mains. — Formule contre les mains rouges.
— Préparation contre la sécheresse et rudesse des mains. —
Crevasses, gerçures, engelures des mains. — Pommades
contre les engelures ulcérées. — Moyens de faire disparaître les verrues. — Eau de mer contre les verrues. —
Soins à donner aux ongles. — La beauté des ongles. —
Poudre pour faire briller les ongles. — Pour rendre les
ongles solides. — Pour activer la pousse des ongles. —
L'onycophagie. — Comment la combattre.

Des bras ronds, harmonieux, blancs et fermes,
se détachant avec grâce de chaque côté d'épaules
bien arrondies, constituent un élément important
de la beauté féminine. C'est, avec le cou et la poitrine, une des rares parties du nu féminin qu'il nous
soit permis de contempler ; aussi doivent-ils se montrer irréprochables et charmants.

La beauté du bras tient autant à sa forme qu'à la pureté, la blancheur de l'épiderme.

Les soins hygiéniques nécessaires à leur entretien sont à peu près les mêmes que ceux que nous avons conseillés pour le visage. Comme lui, ils réclament des ablutions quotidiennes à l'eau tiède additionnée de teinture de benjoin, et l'application d'une légère couche de crème analogue à celle de la préparation suivante :

N° 246. — Crème pour la Fraîcheur des Bras :

Acide stéarique pur.....................	30 gr.
Glycérine neutre........................	90 gr.
Eau de rose.............................	120 gr.
Lessive de soude........................	5 gr.
Essence de géranium rosat..............	0 gr. 50

Cette crème donnera au bras une teinte marmoréenne du plus joli effet.

Les boutons, rougeurs qui peuvent venir en ternir l'éclat seront traités ainsi que nous l'avons dit plus haut.

Remarquons simplement combien est désagréable à la vue l'aspect des cicatrices blanches de vaccin placées à la face externe du bras.

Ces marques indélébiles sont plus rares à notre époque où le médecin, soucieux de la beauté, pratique la vaccination sur les membres inférieurs.

Le dessous du bras, les aisselles, demandent des soins particuliers qui nous arrêteront un instant.

Très riches en glandes sudoripares, les aisselles y sont le siège d'une transpiration continuelle, augmentée par la chaleur et le contact des vêtements.

En général, cette sécrétion sudorale des aisselles ne présente aucune odeur désagréable, elle gêne seulement par son abondance et son acidité, traverse les étoffes et en ronge la teinte primitive.

Chez les personnes qui négligent, dans leurs ablutions quotidiennes, cette partie du corps, la sueur peut amener par son contact une irritation de l'épiderme traduite par des abcès, des furoncles, de l'eczéma ou des démangeaisons désagréables.

Des lotions faites, chaque jour, avec de l'eau tiède additionnée de deux cuillerées de la solution suivante :

Nº 247. — **Lotion contre la Transpiration des Aisselles :**

Eau de Cologne.....................
Teinture de benjoin................. } ââ 100 gr.
Eau de roses.......................

viendront à bout de ces petits inconvénients.

Si par exception, cette transpiration entraînait avec elle une odeur trop forte, on pourrait avec avantage employer une des préparations suivantes :

Nº 248. — **Lotion contre la Transpiration des Aisselles :**

Formol .... 30 gr.
Eau de Cologne...................... 50 gr.
Alcool .... 20 gr.
Eau de roses......................... 400 gr.

Nº 249. — **Poudre contre la Transpiration des Aisselles :**

Acide salicylique..................... 5 gr.
Poudre d'alun........................ 55 gr.
Magnésie calcinée.................... 10 gr.
Talc .... 10 gr.

Le duvet des bras. — Je ne parlerai pas ici de l'épilation du creux des aisselles, opération commune en Orient, mais qui n'est pas encore entrée dans nos mœurs.

Les poils et duvets placés sur l'avant-bras et qui sont d'autant plus désagréables qu'ils siègent sur une partie constamment exposée à la vue, peuvent être facilement décolorés par l'eau oxygénée à 30 volumes selon la technique indiquée à propos du duvet des lèvres.

S'ils sont trop nombreux, on aura recours à la radiothérapie (voir duvet des lèvres).

Pour enlever les tatouages. — Les tatouages sont rares chez la femme moderne. Aucune coquette ne voudrait, avec juste raison, orner son bras de dessins plus ou moins artistiques ou faire graver sur son épiderme des maximes et des serments d'amour. Les serments s'envolent et les tatouages demeurent !

Il m'est arrivé cependant, plusieurs fois, d'être consulté par des actrices, assez imprudentes ou assez faibles, pour s'être laissé graver sur l'avant-bras des cœurs entrelacés ou des guirlandes de fleurs !

Je dois donc reproduire ici le procédé indiqué par le Dr Variot pour faire disparaître ces tatouages. Verser sur le dessin une solution concentrée de tannin ; puis avec un jeu d'aiguilles analogues à celles dont les marins se servent pour tatouer, faire des piqûres serrées sur toute la surface du tatouage. Passer alors un crayon de nitrate d'argent sur les points ainsi piqués. Laisser agir pendant quelques instants la solution de nitrate d'argent jusqu'à ce que les piqûres se détachent en noir foncé, essuyer alors. La surface traitée est devenue noire par formation de tannate d'argent. Dans les jours qui suivent immédiatement l'intervention, il y a une assez forte réaction inflammatoire. Puis ensuite les parties piquées au tannin prennent une teinte noir foncé et se recouvrent d'une croûte adhérente. Au bout de 20 jours, la croûte tombe, le derme et l'épiderme sont réparés et ne montrent qu'une cicatrice rouge superficielle qui disparaît finalement deux mois après le traitement.

Comme on le voit, ce n'est pas sans souffrances et sans ennuis qu'on obtient la disparition des tatouages et je ne pense pas que mes lectrices éprouvent jamais le désir d'imiter ces Américaines ayant essayé, mais bien vainement, de mettre en honneur l'art quelquefois artistique, mais bien vulgaire, des dessins à l'encre de Chine.

LA BLANCHEUR DES MAINS. — Autant que le visage, la main attire l'attention et dénote la nature et l'origine plus ou moins aristocratique de la femme.

Comme lui, elle charme, plaît et nous pouvons regretter que l'usage ou l'égoïsme plus grand des hommes ait aboli la gracieuse coutume du baise-main d'autrefois.

Quoi de plus charmant que cet hommage respectueux, déposé sur la main blanche de la femme comme témoignage d'admiration chevaleresque ! Quelle différence avec la rapide et sèche poignée de main qu'on se donne si cavalièrement aujourd'hui entre gens bien élevés !

C'est surtout lorsque je vois une jolie main blanche, élégante, parfumée, ornée de bagues et terminée par des ongles roses et brillants que je déplore l'abandon de cette coutume.

Les manucures connaissent l'art de transformer la main ; de faire d'une main disgracieuse un objet charmant et de lui donner cet aspect enchanteur dont sont si justement fières, nos coquettes modernes.

Sans être obligées de recourir aux soins des manucures, nos lectrices peuvent aisément transformer et entretenir la beauté de leurs mains.

Les soins du ménage, le contact des objets, les mille occupations de l'existence en altèrent la pureté et l'éclat.

L'eau de pluie même, avec laquelle on se lave si fréquemment, en ternit la souplesse.

Aussi, s'il est nécessaire de faire chaque jour de nombreux lavages des mains, est-il indispensable de se servir pour ces ablutions d'eau tiède ou d'eau bouillie refroidie.

L'eau glacée est mauvaise, car elle congestionne les mains; l'eau chaude ramollit l'épiderme et l'expose aux crevasses et engelures.

Servez-vous donc d'eau légèrement tiède et de savon de bonne qualité ; passez ensuite une couche de farine de maïs incorporée à cette eau et frottez-vous avec cette pâte qui communiquera à votre épiderme une blancheur éclatante.

Nombreux sont les moyens indiqués pour obtenir

des mains blanches. Exposons les plus efficaces, en vous laissant libre de choisir à votre gré celui qui vous conviendra le mieux.

Quelques femmes emploient avec succès une autre pâte faite avec 125 grammes d'amandes pilées, mélangées à trois jaunes d'œufs frais et à un double décilitre de lait. Par la cuisson, on obtient une pâte consistante.

D'autres se servent d'un mélange de pulpe de pomme de terre et de jus de citron.

A ces procédés, certainement efficaces, je préfère l'emploi d'un mélange à parties égales de jus de citron et de glycérine suivi d'un lavage à l'eau oxygénée à 12 volumes.

On peut encore employer l'une des préparations suivantes :

N° 250. — Pâte pour les Mains :

Amandes douces pilées	125 gr.
Eau de roses	600 gr.
Cire blanche	7 gr.
Blanc de baleine	7 gr.
Savon blanc râpé	7 gr.
Alcool à 60°	7 gr.

N° 251. — Poudre pour blanchir les Mains :

Farine d'amandes amères	125 gr.
Farine de marrons d'Inde	100 gr.
Carbonate de potasse	10 gr.
Poudre d'iris	30 gr.
Essence de citron	0 gr. 30
— de lavande	0 gr. 20
— de bergamote	1 gr.

N° 252. — Pâte savonneuse pour les Mains :

Savon blanc râpé...................... 100 gr.
Pâte d'amandes........................ 150 gr.
Fécule de pomme de terre............. 15 gr.
Essence de citron...................... 5 gr.
—   de bergamote................ 2 gr.

N° 253. — Pâte d'Amandes pour les Mains :

Amandes douces et amères pilées...... 250 gr.
Jus de citron.......................... 50 gr.
Lait .... 30 gr.
Huile d'amandes douces................ 90 gr.
Alcool faible.......................... 150 gr.

N° 254. — Gelée glycérinée pour les Mains :

Savon blanc râpé...................... 10 gr.
Glycérine pure........................ 15 gr.
Huile d'amandes douces................ 150 gr.
Essence d'amandes amères............. 10 gouttes

N° 255. — Amandine parfumée pour les Mains :

Miel blanc............................ 50 gr.
Gomme adragante en poudre.......... 15 gr.
Savon blanc liquide................... 20 gr.
Huile d'amandes douces.............. 250 gr.
Jaune d'œuf........................... 1 gr.
Lait de pistache...................... 30 gr.
Essence d'amandes amères............ 0 gr. 50

N° 256. — Émulsine parfumée pour les Mains :

Crème de savon....................... 7 gr.
Sirop de gomme....................... 10 gr.
Huile à la violette ou jasmin ou rose.. 200 gr.

N° 257. — **Farine de Pistaches pour les Mains** :

Pistaches décortiquées et pulvérisées.... 70 gr.
Poudre d'iris........................... 70 gr.
Essence de citron...................... 10 gouttes
— de bergamote................. 1 gr.

Voir encore les formules du dernier chapitre.

Je n'insiste pas davantage. Les préparations précédentes suffiront à entretenir la blancheur des mains ; mais le soir, avant de vous mettre au lit, prenez la précaution d'enduire vos mains d'un corps gras, d'huile d'amandes par exemple et de les recouvrir de vieux gants.

Les mains moites qui sont le siège d'une transpiration incessante et qui donnent au toucher une sensation visqueuse et désagréable, réclament des soins particuliers et patients.

Cette infirmité est plus pénible qu'il ne semble au premier abord.

Il est assez difficile, en effet, de supprimer complètement et sans dangers pour la santé cette sécrétion anormale, mais on peut du moins en atténuer l'abondance et le désagrément.

Les lavages avec du citron, les applications de poudres astringentes, telles que l'alun, l'acide salicylique, pourront jusqu'à un certain point corriger cette transpiration.

Le savonnage au savon de tannin et l'usage, trois à quatre fois par jour, d'une bonne friction faite avec le mélange suivant :

N° 258. — **Lotion contre la Transpiration des Mains :**

Formol .... 25 gr.
Eau de Cologne...................... 200 gr.
Teinture de belladone................ 20 gr.
— de benjoin.................... 10 gr.
Eau .... 250 gr.

seront plus efficaces encore.

La congestion habituelle des mains, des mains rouges, est ordinairement imputable à une circulation générale défectueuse.

Cette congestion peut accompagner celle du visage et sera traitée efficacement par l'hamamelis, l'ergot de seigle et en général par les moyens qui ont été signalés dans l'étude de la couperose.

Mais si les mains seules sont le siège de cette congestion qui leur donne un aspect rouge du plus vilain effet, on cherchera par des massages répétés, pratiqués du poignet à l'extrémité des doigts à activer la circulation.

Les personnes qui ont les mains rouges se laveront, été et hiver, à l'eau chaude additionnée d'alcool camphré et de benjoin. Elles pourront ensuite appliquer la préparation suivante :

N° 259. — **Pommade contre les Mains rouges** (BERLINER KLIN) :

Lanoline .... 100 gr.
Paraffine liquide..................... 25 gr.
Vanilline .... 0 gr. 10
Essence de roses...................... 1 goutte

Pour onctions, matin et soir.

Mains rugueuses. — Les mains sèches, à peau rugueuse, de sensation moins désagréable que celle des mains moites, offrent néanmoins une impression pénible au toucher. Il semble que la peau soit écailleuse, parcheminée, comme desséchée.

On remédiera à cette sécheresse de l'épiderme par des onctions à l'huile d'amandes douces et par la préparation suivante :

N° 260. — **Préparation contre les Mains dures :**

Amandes douces et amères pilées......	125 gr.
Jus de citron..........................	30 gr.
Huile d'amandes douces...............	50 gr.
Alcool faible.........................	100 gr.

La nuit on portera de vieux gants imbibés d'huile d'amandes douces.

Engelures et gerçures. — Les engelures sont, chacun le sait, la conséquence des phénomènes produits sur nos tissus par l'action du grand froid. Elles affectent les parties de notre corps exposées à l'air, mal protégées ou mal réchauffées et je n'ai pas besoin de décrire l'évolution des engelures qui commencent par un simple gonflement rouge pour se terminer par une ulcération lente à guérir.

Il semble que cette affection s'observe de préférence chez les personnes lymphatiques, à peau fine, à complexion délicate, mais ce n'est pas là une règle absolue. Les artério-scléreux, à mauvaise circulation, y sont fréquemment sujets, ce qui prouverait, qu'en dehors du terrain lymphatique, il y a dans cette maladie un trouble portant sur la circulation locale.

Aussi le massage, les frictions sèches, les exercices, tout ce qui en un mot, active la marche du sang dans les vaisseaux capillaires peut être employé comme traitement préventif. En élevant les bras dans la position verticale, puis en les abaissant rapidement plusieurs fois de suite, chaque jour, on se préserverait, dit-on, des engelures.

Je recommanderai aux personnes prédisposées, des bains locaux de formol au tiers, une cuillerée de formol pour trois d'eau.

Des bains d'eau oxygénée à 6 volumes empêchent très souvent l'épiderme rougi et sensible de s'ulcérer. C'est un moyen qui réussit souvent à prévenir les engelures.

Ce bain, d'une demi-heure de durée doit être pris chaud et être suivi d'une onction de vaseline. Si l'eau oxygénée à 6 volumes occasionnait une légère sensation de brûlure, il serait nécessaire d'ajouter à cette eau, au moment de l'emploi, une cuillerée à café de borate de soude.

Ce moyen réussit également bien contre les engelures ulcérées.

La plupart du temps, cependant, on aura recours à l'une des nombreuses pommades préconisées par les auteurs, parmi lesquelles je choisis celles qui suivent :

N° 261. — **Pommade contre les Engelures ulcérées** (MESTADIER) :

Elixir parégorique....................	4 gr.
Baume du Pérou.....................	5 gr.
Oxyde de zinc......................	2 gr.
Lanoline	} ââ 15 gr.
Vaseline	

N° 262. — Pommade contre les Engelures :

Antipyrine	1 gr.
Oxyde de zinc	5 gr.
Acide borique	1 gr.
Ext. de morphine	0 gr. 10
Lanoline	15 gr.
Vaseline	15 gr.
Ext. Hamamelis	3 gr.
Baume du Pérou	1 gr.

N° 263. — Autre Pommade contre les Engelures ulcérées :

Icthyol		5 gr.
Baume du Pérou		5 gr.
Vaseline	ââ	15 gr.
Lanoline		

N° 264. — Autre Pommade contre les Engelures simples :

Baume du Pérou	4 gr.
Extrait de Saturne	4 gr.
Axonge	30 gr.

N° 265. — Lotion anglaise contre les Engelures simples :

Acide phénique	0 gr. 30
Alcool camphré	8 gr.
Alcool à 90°	16 gr.
Teinture d'opium	8 gr.
Eau	45 gr.

Je pourrais multiplier les formules ; celles qui précèdent suffiront comme traitement local.

J'estime que les personnes sujettes aux engelures doivent suivre un traitement interne général et je citerai à cet effet les excellentes pilules préconisées ci-dessous par le Dr Brocq :

N° 266. — Pilules toniques contre le Lymphatisme des Personnes sujettes aux Engelures :

Sulfate de quinine	o gr. o6
Ergotine	o gr. o4
Pommade belladone	o gr. o1
Pommade au tannin	o gr. o1

Pour 1 pilule de 4 à 6 par jour.

La plupart des préparations précédentes peuvent servir contre les crevasses et les gerçures occasionnées par l'éclatement de l'épiderme.

Les verrues des mains sont éminemment inoculables. Aussi n'est-il pas rare de voir une multiplication de ces excroissances se faire sur les traînées que laisse, sur la peau, le grattage des ongles. Elles constituent de la sorte une affection d'aspect repoussant, qui vient porter préjudice à la beauté des mains.

On a maintes fois obtenu la disparition spontanée des verrues par des traitements internes, faciles à mettre en pratique. Un verre d'eau de chaux mélangée à du lait pris après le déjeûner du matin, pendant plusieurs semaines, ou mieux du carbonate de magnésie à la dose répétée de o gr. 50 par jour peuvent déterminer leur disparition.

Il en est de même de la liqueur de Fowler, à doses faibles et répétées.

Comme traitement local, je recommanderai volontiers les bains répétés d'eau de mer. Les mains seront trempées deux à trois fois par jour, pendant dix minutes, dans une cuvette remplie d'eau de mer chaude.

A défaut d'eau de mer on pourrait se servir utilement de sel marin dissous dans de l'eau chaude jusqu'à concentration. Au bout de quinze jours, les verrues disparaissent.

Il sera toutefois prudent de joindre à ces médicaments, un traitement externe approprié et de toucher par exemple chaque verrue avec une goutte d'acide acétique pur ou d'acide chromique.

Ce dernier acide qui constitue, à mon avis, le remède de choix a l'inconvénient de colorer fortement en jaune les tissus. Cette coloration disparaît en quelques jours.

On peut encore utiliser le thermo-cautère, l'électrolyse électrique, le collodion salicylé, les Rayons X, ou se contenter, pour les épidermes très sensibles, d'une des préparations suivantes :

N° 267. — Pommade contre les Verrues :

Vaseline	20 gr.
Acide salicylique......................	1 gr.
Résorcine	0 gr. 20

N° 268. — Topique contre les Verrues (KAPOSI) :

Bichlorure de Hg......................	1 gr.
Collodion	30 gr.

Déposer avec soin une fois par jour une goutte du topique précédent. Ne pas en mettre à côté.

LA BEAUTÉ DES ONGLES. — L'ongle, pour être beau, doit prendre la forme du bout des doigts, être taillé en amande et porter à sa base un croissant

blanc, tranchant par sa pâleur avec la teinte rosé:
de l'organe.

Son entretien demande des soins délicats dans
lesquels excellent les manucures, mais qu'une femme
coquette peut facilement pratiquer.

Avant de le tailler, laissez tremper un instant,
l'extrémité des doigts dans un peu d'eau tiède pour
l'amollir. Servez-vous de petits ciseaux courbes et
donnez à l'ongle une forme ovale, en arrondissant
les coins ; limez le bord libre de l'ongle pour le
rendre plus régulier.

Repoussez ensuite les chairs qui tentent d'envahir
la base de façon à dégager la lunule blanchâtre qui
en fait la beauté. Introduisez vos doigts l'un après
l'autre, dans la pulpe d'un citron, vos ongles seront
parfaitement nettoyés.

On vend un peu partout dans le commerce d'excellentes préparations pour rendre les ongles brillants
et leur donner un éclat rosé du plus agréable aspect.

Le plus grand nombre de ces spécialités se rapprochent des formules suivantes :

N° 269. — Poudre pour faire briller les Ongles :

Essence de lavande.................... 1 gr.
Oxyde d'étain en poudre............... 15 gr.
Carmin.................... q. s. pour colorer.

Se servir d'une peau de gant ou d'un petit polissoir en
peau.

N° 270. — Pour polir les Ongles :

Glycérine .... 5 gr.
Magnésie .... 10 gr.
Poudre de carmin..................... 0 gr. 20

Voir aussi les formules des poudres et rosées unguéales.

Chez certaines personnes, les ongles se cassent avec une facilité désagréable. A peine la lamelle cornée dépasse-t-elle le rebord libre du lit de l'ongle que celui-ci, sans cause appréciable, se casse, se fendille en largeur ou en longueur.

Par lui-même, l'ongle peut rester dur ou s'amollir, et le traitement variera selon qu'on aura affaire à une lamelle unguéale dure ou amollie.

Dans le premier cas, l'usage répété d'une pommade astringente telle que les suivantes :

N° 271. — Pommade contre la Friabilité des Ongles :

Huile de lenstique...................	15 gr.
Sel marin...........................	2 gr.
Colophane	1 gr. 50
Alun	1 gr. 50
Cire vierge.........................	1 gr. 50

N° 272. — Pour rendre les Ongles solides :

Colophane	2 gr. 50
Huile de noix......................	15 gr.
Alun	1 gr.

remédiera en partie à cette friabilité désespérante.

Lorsqu'au contraire, la mollesse de l'ongle sera en jeu, on activera la vitalité et la force de résistance du tissu corné, par une médication à la fois interne et externe.

Je suis, en effet, persuadé que la solidité de la substance unguéale est en rapport direct avec l'ossification du squelette et la nutrition de l'organisme.

Un être chétif, rachitique ou anémié présente des tissus de moindre résistance.

D'un autre côté, toutes les maladies qui intéressent la nutrition du derme peuvent amener des altérations dans la structure des ongles. Il n'est pas rare de voir l'accroissement en longueur des ongles s'arrêter, par le fait d'un ralentissement passager de la nutrition, chez des personnes d'apparence saine.

La friabilité de l'ongle est donc, le plus souvent, sous la dépendance d'un état général défectueux ou plutôt d'une mauvaise nutrition du derme.

C'est sur ce dernier qu'il faut agir, en choisissant des médicaments capables d'activer la nutrition du derme et la solidité de la substance cornée.

L'arsenic, les glycérophosphates, me semblent répondre à ce double but. A l'intérieur, ils pourront être administrés sous forme de liqueur de Fowler, de vin phosphaté, de cacodylate de soude, sous le contrôle médical.

A l'extérieur, je donnerai volontiers la préférence à l'excellente pommade suivante, dont j'ai, à maintes reprises, constaté les heureux effets :

N° 273. — Autre Pommade pour la Solidité des Ongles :

Lanoline	10 gr.
Oxyde de zinc.......................	1 gr.
Glycérophosphate de chaux...........	1 gr.
Arséniate de soude..................	0 gr. 05
Nitrate de pilocarpine..............	0 gr. 10
Extrait de noix vomique.............	0 gr. 50
Cochenille pour colorer.............	q. s.

Le soir, enduire les ongles de cette pommade et la conserver toute la nuit sous de vieux gants.

Les pommades précédentes peuvent servir à activer la pousse des ongles ; celles de nos lectrices qui désireraient une formule plus simple pourraient utiliser un mélange d'huile d'amandes douces, de cire fondue au bain-marie et d'un jaune d'œuf.

Les points blancs sur les ongles seront touchés tous les jours avec une goutte de cette préparation :

N° 274. — **Topique contre les Points blancs des Ongles :**

Acide sulfurique......................	2 gr.
Teinture de myrrhe....................	1 gr.
Eau de roses.........................	40 gr.

Ce n'est pas sortir de notre rôle de médecin que de dire quelques mots de l'onycophagie et de la manière de combattre l'habitude de se ronger les ongles.

Les préparations d'aloès et autres amers, dont on enduit l'extrémité des doigts des sujets enclins à cette habitude, restent absolument sans effets.

L'habitude de se ronger les ongles est plus forte que la bonne volonté et a lieu souvent au moment où l'enfant est pris par un travail qui absorbe toute son attention.

Aussi a-t-on imaginé dernièrement un petit appareil fort ingénieux que l'on adapte aux dents de l'enfant et qui empêche la mâchoire de se fermer hermétiquement.

Le sujet ne pouvant plus serrer entre ses dents le fruit défendu perd peu à peu sa mauvaise habitude.

Dans certains cas cependant rien n'y fait ; l'onycophagie résiste à tous les traitements mécaniques ou médicamenteux.

Seule, la suggestion hypnotique vient à bout des cas les plus rebelles.

CHAPITRE XIV

Le dos, le ventre et les hanches

Le dos doit être droit, blanc, harmonieux. Le décolletage de la nuque entraîne forcément celui d'une partie du dos et celui-ci comporte les mêmes ablutions et les mêmes soins que ceux que nous donnons aux régions de notre être constamment exposées aux regards.

L'extrême maigreur, en projetant sous la peau l'arête trop visible de deux omoplates proéminantes, en détruit la ligne ; l'embonpoint lui-même, en y accumulant des couches exagérées de graisse le rend lourd, pâteux, disgracieux.

Cette seconde cause est plus facilement curable que la première.

Un massage bien exécuté parviendra aisément à faire disparaître ces replis adipeux et à rétablir la ligne. Ce massage peut être fait d'une façon énergique, car cette partie de notre corps supporte aisément les frictions les plus pénibles. La peau et le tissu adipeux seront saisis à pleine main, malaxés, pétris en quelque sorte. On cherchera à écraser la graisse entre les doigts et à activer en même temps, par la réaction et circulation consécutives, l'assimilation de ces dépôts graisseux.

On se servira avec avantage, pour aider l'action du massage, d'un savon ioduré, l'iodure ayant, aux points d'application, une action résorbante bien connue et l'électricité iodée, faite selon la technique indiquée au chapitre de l'adiposité partielle, activera très rapidement la fonte du plastron graisseux.

Contre la maigreur, nous nous trouvons beaucoup plus désarmés, et c'est en s'adressant au traitement général qu'on remédiera, jusqu'à un certain point, à cette pauvreté physique.

LE DOS ROND. — COMMENT LE COMBATTRE. — Le dos rond, résultat d'attitude vicieuse prise pendant l'adolescence, peut être facilement évité et corrigé.

A l'âge de 10 ou 15 ans, les os n'étant pas complètement formés, prennent la direction que leur donnent les mauvaises positions du corps. L'enfant insuffisamment surveillé, tend pour s'appliquer à ses devoirs, à incurver sa colonne vertébrale. Il se penche sur ses cahiers, fait saillir son épaule droite et donne peu à peu à son dos une voussure anormale.

Cette attitude vicieuse, se répétant chaque jour, deviendra permanente à moins que des exercices physiques et un changement radical de position, ne viennent la corriger à temps.

La méthode de travail a donc une importance capitale dans la genèse des dos ronds. L'attention des parents et des maîtres s'efforcera de donner au corps de l'écolier une position normale et un matériel approprié à sa taille.

Dans la plupart des écoles, les tables et les bancs sont tous construits sur le même modèle, alors que la taille diffère pour chaque voisin d'étude.

Il serait à souhaiter que l'emploi des pupitres mobiles, pouvant à volonté s'abaisser, se relever, s'incliner et s'adapter en un mot à la stature de l'enfant se généralise davantage.

En aucun cas, ce dernier ne doit s'incurver vers son devoir.

Ces considérations s'appliquent également à la jeune fille qui fait un ouvrage de couture ou étudie son piano et permettront de conserver une attitude rectiligne et parfaite.

Le dos voûté, le dos rond, dû comme nous venons de le voir, à une incurvation de la colonne vertébrale pendant la croissance, peut, à cet âge, être facilement corrigé.

L'appareil de Sayre préconisé au sujet du développement de la taille, rendra d'inappréciables services. La tête étant entraînée en haut par les courroies, la colonne vertébrale se trouve allongée progressivement jusqu'au maximum possible.

L'examen du dos d'un sujet ainsi étiré, montre que toute trace de déformation disparaît et que cet exercice de traction, répété chaque jour, vient à bout des déviations les plus prononcées.

Je le recommande vivement.

D'autres exercices aideront au redressement des dos ronds. On exercera l'enfant à marcher la tête droite, portant en équilibre, sur celle-ci, un objet quelconque.

De plus les coudes fléchis seront portés fortement en arrière du corps et maintenus dans cette position, à l'aide d'un bâton passé horizontalement au devant d'eux.

Cet exercice redressera la colonne vertébrale et fera disparaître la saillie disgracieuse des omoplates.

On complétera le traitement à l'aide de suspension par les mains aux anneaux ou à la barre fixe, de l'escrime, des haltères, des mouvements latéraux et horizontaux des bras.

Le corps étant bien droit et les talons joints, les mains armées de petites haltères, seront élevées à la hauteur des épaules, puis verticalement, de toute leur longueur, au-dessus de la tête ; redescendues aux épaules, elles seront étendues horizontalement en avant et sur les côtés.

Ces exercices seront répétés chaque jour.

J'attache une très grande importance à cette méthode, surtout à l'appareil de Sayre si employé dans les hôpitaux et suis persuadé que toute voussure du dos chez un adolescent traité de cette façon, disparaîtra complètement.

Ce n'est que dans le cas de déviation rachitique très accusée, de véritable bosse, que les corsets plâtrés et orthopédiques rendront des services. Ces corsets ne conviennent pas, à notre avis. au simple dos rond, en ce sens qu'ils empêchent le libre développement de la taille et entravent l'amplitude respiratoire.

Ces observations m'amènent naturellement à dire ce que je pense du corset.

LE CORSET. — QUE DOIT-IL ÊTRE ? — Nous ne sommes plus au temps où le corset cambré suscitait l'indignation des médecins qui le rendaient responsable de toutes sortes de méfaits et réclamaient sa suppression.

Pour ma part, j'estime, que le corset dans la mode actuelle est absolument indispensable à la femme et qu'on a beaucoup exagéré ses inconvénients.

Il est cependant certain que le corset cambré en comprimant l'estomac et le cœur, gênait les phénomènes de la digestion, de la circulation et de la respiration. Il est du reste condamné sans appel et toute critique posthume serait inutile.

Depuis que l'on a adopté, du moins dans une certaine classe de la société, l'usage presque exclusif du corset droit, nous aurions mauvaise grâce, nous autres médecins, à ne pas reconnaître les efforts louables faits par la mode en faveur de l'hygiène.

Est-ce à dire que le corset droit atteint la perfection ?...

A mon avis, il remonte généralement trop haut dans sa partie antérieure et ne dégage pas assez l'épigastre.

Le corset, en effet, n'a pas pour rôle de maintenir les seins ; le soutien-gorge suffit à cette tâche. Il doit se borner à soutenir la taille, à effacer les hanches, à donner à la toilette cette ligne esthétique recherchée par la mode et imparfaitement reproduite.

Mais il doit aussi permettre aux mouvements du corps de rester onduleux, flexibles, souples et animés, ce qu'il ne fait pas toujours !

De plus, le corset uniquement droit, écrase le ventre, traumatise les intestins et les fait déborder sur les côtés de son bord inférieur. Il écrase en plus l'hypogastre par son busc droit et rigide.

Mais, me dira-t-on, puisque vous condamnez absolument le corset cambré et que vous critiquez le corset droit, quel genre de corset vraiment hygiénique faut-il porter ?...

Un corset formé de deux parties distinctes : l'une thoracique, l'autre abdominale, appelé encore corset pelvien et souvent désigné par une appellation plus ou moins médicale.

Il reste, bien entendu, que les seins qui demandent aide et soutien, seront maintenus par un soutien-gorge.

Le corset pelvien est formé de deux parties indépendantes : une sangle abdominale et un corset proprement dit, ayant chacune un serrage spécial.

Naturellement ce corset devra être fait sur mesure. La partie abdominale sera placée la première, le corset thoracique sera lacé en dernier lieu.

Le ventre maintenu par la sangle ne remonte pas, les organes abdominaux restent bien maintenus, ne sont pas blessés par la partie inférieure du busc qui épouse la courbure normale de l'abdomen et le corset, par sa forme et son mode de serrage, ne peut exercer aucune compression par sa partie supérieure. Il ne surelève pas la gorge comme avec le corset cambré.

C'est donc une modification du corset ligne que nous préconisons à nos lectrices ; et puisque le corset est absolument nécessaire à la femme coquette, celle-ci trouvera dans ce corset pelvien un instrument rationnel, alliant, en un même modèle, la mode avec l'hygiène.

Le corset droit, le corset abdominal et pelvien dissimulent à la vue, le *gros ventre* et pourraient suffire à eux seuls à masquer cette déformation esthétique, si les soins de la beauté ne devaient s'appliquer à prévenir et à faire disparaître les défauts apparents et cachés de notre corps.

Le gros ventre. — Comment le combattre. — On a dit que la maternité créait le gros ventre. Exagération manifeste d'un défaut plastique dû plutôt à un manque de précautions après l'accouchement qu'à l'accouchement lui-même.

Les femmes de la campagne, insouciantes par nature, surtout en ce qui concerne la sauvegarde de leurs charmes et même de leur santé, ne prennent aucune précaution après leur délivrance.

Pressées de reprendre leurs occupations, elles se lèvent trop tôt, se livrent à des travaux pénibles avant que leur utérus ait eu le temps de reprendre sa place normale. De plus, elles ne portent aucune ceinture, aucun corset rationnel et distendent, par une alimentation défectueuse et flatulente, leur paroi abdominale trop relâchée.

Mais dans les classes plus aisées, où l'on a quelque souci de la beauté physique, les femmes prennent plus de précautions et seul l'embonpoint crée, chez quelques-unes, des replis adipeux qui s'étalent en nappes tombantes, au devant de l'abdomen.

Contre ce relâchement des tissus, on pourra avoir recours au massage énergique, friction et pétrissage des couches adipeuses. Celles-ci seront saisies à pleine main, pétries de la même façon qu'on pétrit les pâtes alimentaires et frictionnées à l'aide d'une pommade iodurée analogue à celle des formules 7, 8, 9 et 10, données à propos de l'adiposité locale.

A la suite de ces frictions iodurées, on appliquera des compresses trempées dans :

N° 275. — Solution contre l'Adiposité du Ventre :

Vinaigre scillitique....................	200 gr.
Iodure de potassium....................	10 gr.

Bien que j'ai, dans le massage, une certaine confiance pour faire disparaître les replis adipeux de l'abdomen, je suis certain que son action résolutive sera facilement aidée par l'ionisation iodurée. Je suis arrivé, en maintes occasions, à faire fondre le plastron graisseux si fréquent sur le ventre à l'aide d'applications galvaniques intenses.

Une grande plaque de métal recouvrant toute la partie adipeuse et garnie d'une épaisse couche de ouate hydrophile trempée dans une solution iodurée à 5 pour 100, portera sur cette région les 50 à 60 milliampères d'électricité nécessaires à la fonte des tissus. Cette application très efficace, sera surveillée de près, en raison de l'intensité, relativement élevée, du courant électrique et répétée tous les deux jours. Les résultats sont ordinairement rapides et favorables (voir article de l'électricité).

Il est bien entendu que si l'adiposité du ventre est sous la dépendance de l'obésité générale, c'est à celle-ci qu'on devra s'attaquer en utilisant l'action combinée du régime et des bains de lumière.

Les vergetures de l'abdomen. — La distension exagérée des fibres musculaires lisses de la peau, sous l'influence de l'obésité ou de la maternité, détermine sur l'abdomen des stries superficielles, légèrement déprimées qu'on appelle vergetures.

Celles-ci sont, en réalité, dues à l'éclatement du feutrage dermique trop fortement distendu.

Normalement, le derme est constitué par un feutrage régulier de faisceaux entrecroisés en tous sens. Au niveau d'une vergeture, par suite d'une distension mécanique, les faisceaux se sont désunis, rompus par place.

Les vergetures, au début, ont une teinte rosée, quelquefois violacée ; peu à peu elles pâlissent et prennent une couleur blanche et nacrée.

La coloration rose des vergetures récentes tient, très probablement, à l'amincissement de la peau qui rend plus apparent le réseau sanguin superficiel, tandis que la décoloration ultérieure est le résultat de l'oblitération progressive des vaisseaux étirés.

Il y a des femmes dont la peau très souple et très résistante peut se distendre, sans se rompre ; mais chez la plupart de celles qui paient leur tribut à la maternité ou qui sont atteintes d'obésité, les tissus se rompent avec une facilité désespérante, le tissus cellulaire sous-cutané se fendille et des vergetures viennent faire leur apparition sur la paroi de l'abdomen.

Il existe à ce sujet une susceptibilité très nette selon l'état particulier des téguments. Les femmes qui possèdent de mauvais tissus — celles surtout qui sont facilement déchirées au moment de l'accouchement — sont particulièrement prédisposées aux déchirures sous-dermiques. La ptose abdominale, c'est-à-dire la tendance au ventre tombant, est une cause fréquente aux mêmes vergetures.

On préviendra donc les vergetures en soutenant l'abdomen à l'aide d'une bonne ceinture abdominale. Cette ceinture sera portée dès le réveil et restera maintenue, sous le corset, pendant toute la journée. On aura, de plus, recours aux ablutions d'eau froide, à l'électricité faradique pratiquée de la même façon que celle indiquée au sujet du raffermissement des tissus, aux lotions astringentes faites avec la solution de la formule 11.

Mais lorsque les vergetures sont formées et présentent déjà un aspect blanc et nacré, on essayera de rappeler la vitalité du derme, de ramener sa contractilité et de remédier à l'oblitération des vaisseaux superficiels par l'électricité et par des solutions très resserrantes.

Ce n'est pas chose facile, j'en conviens, et beaucoup d'auteurs regardent les vergetures comme des cicatrices indélébiles. On peut néanmoins les atténuer et les faire disparaître à force de persévérance et de soins intelligents.

L'électricité a la grande propriété de resserrer les fibres musculaires. On disposera donc sur les vergetures une plaque d'étain, bien garnie de ouate mouillée dans une solution faible de chlorure de zinc, cette plaque sera reliée par un fil à la borne négative d'un appareil à courants continus (voir article de l'électricité) ; l'autre plaque, positive, sera placée sur une partie quelconque du dos et le courant sera débité jusqu'à ce que l'on ressente, au niveau des plaques, la sensation d'un cataplasme sinapisé. Le courant passant à travers la plaque négative transportera, dans l'intimité même des tissus relâchés, des particules de zinc qui aideront puissamment à resserrer les fibres élastiques du derme.

A la suite de ces applications faites chaque jour pendant 4 à 5 minutes, on appliquera une large compresse de toile fine trempée dans la solution suivante :

N° 276. — **Solution astringente contre les Vergetures :**

Eau de Pagliari.......................	150 gr.
Teinture d'aloès.......................	1 gr.
Sulfate de zinc.......................	0 gr. 50
Extrait fluide de ratanhia.............	1 gr.
Eau de roses.......................	150 gr.

Cette compresse restera une demi-heure au contact des vergetures.

Adiposité des hanches. — Le volume trop apparent des hanches cédera facilement aux efforts persévérants d'un massage bien fait. Par cette méthode, on obtient de véritables transformations, mais les résultats ne seront durables, qu'autant on se soumet d'une façon patiente à l'action de cette fragmentation mécanique des particules adipeuses.

Ce massage sera puissamment aidé par l'usage d'une des pommades iodurées dont j'ai donné les formules, à l'article consacré à l'adiposité locale. Pour éviter des répétitions inutiles, j'y renvoie mes lectrices.

CHAPITRE XV

La jambe et le pied

Hygiène de la jambe. — Les varices. — Comment les combattre. — La marche et les varices. — Pommades contre les varices. — Soins hygiéniques des pieds. — Rôle de la chaussure. — Les cors aux pieds. — Coricide efficace. — Ongle incarné. — La transpiration des pieds. — Poudre contre la transpiration des pieds. — Lotions efficaces contre la transpiration fétide. — Les engelures des pieds.

Ce n'est plus guère qu'au bord de la mer, sur les plages à la mode ou dans les petits trous pas chers, qu'on peut admirer à l'heure du bain, et l'élégance de la jambe et la forme du pied féminins.

Les robes longues en cachant aux yeux indiscrets la cambrure des mollets, les chaussures montantes qui emprisonnent la cheville d'une gaine adhérente et souvent nuisible, en masquent la rotondité gracieuse.

Il est vrai que bien des femmes soucieuses de tout ce qui se voit, négligent cette partie du corps sous le faux prétexte qu'elle reste cachée aux regards, et c'est pourquoi lorsque le vent ou la pluie les forcent à retrousser plus haut que de coutume les jupons de dessous, laissent-elles apercevoir des

jambes trop grêles ou des mollets mal proportionnés.

Cette maigreur tient souvent à un mauvais état
général et, dans ce cas, le traitement particulier de
la maigreur tel que nous l'avons indiqué, viendra
en partie à bout de cette pauvreté esthétique.

Si malgré la noble proportion des autres parties
du corps, les mollets restent maigres et fluets, on
aura avantage à recourir aux exercices physiques
tels que la marche, la bicyclette et surtout à l'action
mécanique de l'électricité faradique.

Je n'insisterai pas sur les soins de propreté nécessaires aux membres inférieurs. Les lotions tièdes
savonneuses et l'application d'huile d'amandes douces suffiront à entretenir la souplesse et la blancheur
des tissus.

Une seule affection, les varices, peut venir en
ternir l'harmonie.

Les varices. — Ces dilatations veineuses dessi-
nent sur la jambe des sinuosités serpentines du plus
vilain effet. Le membre paraît déformé, épaissi, d'autant plus qu'il s'accompagne, ordinairement, d'un
œdème qui augmente dans la station debout. Les
déformations serpentines, les crampes, fourmille-
ments, démangeaisons et enflure des jambes sont des
symptômes trop connus de tous ceux — hélas nombreux ! — qui en sont atteints, pour que j'essaie de
les analyser et de les rappeler.

Je m'occupe des moyens pratiques et efficaces de
combattre les varices et constate qu'on n'a rien fait,

jusqu'à présent, pour soulager les infortunés variqueux : c'est qu'on est parti d'une théorie fausse.

On croit assez généralement dans le public, que la gymnastique, la marche activent et font naître les varices et l'on voit encore certains médecins, épousant des idées surannées, recommander l'immobilisation et le repos du membre atteint !

C'est là une conception complètement erronée et en complet désaccord avec la genèse de cette affection.

La marche, la gymnastique, le massage en favorisant la circulation du sang empêchent et préviennent l'apparition de cette infirmité.

Vous ne rencontrerez jamais de varices chez les facteurs de campagne qui pratiquent, chaque jour, des marches de longue durée ; tandis que vous les rencontrerez, presque à coup sûr, chez les cuisinières, les grooms, les employés de magasins obligés à une station immobile debout, longtemps prolongée.

Les varices, fréquentes chez la femme, sont encore favorisées par tout ce qui s'oppose à la libre circulation du sang. Le port des jarretières en est une cause fréquente.

Rien n'est donc plus néfaste que d'empêcher le retour de cette circulation par une compression permanente et un repos forcé.

Il est, au contraire, d'observation courante que le massage et la gymnastique excitent la circulation, la nutrition des tissus et font disparaître les œdèmes. Sans doute, on ne devra jamais agir de façon brutale ou violente ; les frictions et le pétrissage des indurations variqueuses sont des moyens trop brusques et dangereux. Mais en s'adressant à l'effleurage léger du membre, on réussit à décongestionner rapidement les parties atteintes et à rétablir la circulation.

La marche, du reste, n'est qu'un massage des muscles. Par la contraction musculaire, elle agit sur l'hypertension veineuse et les troubles circulatoires.

« Quand le pied pose à terre, écrit le Dr Marchais, l'action du poids du corps et la contraction des muscles plantaires déterminent une notable compression des veines profondes : leur contenu s'écoule en partie dans les veines profondes de la jambe, en partie dans les veines superficielles. A chaque pas, le fait de porter alternativement le poids du corps sur l'un et l'autre pied et de contracter les muscles plantaires, est en lui-même une cause puissante d'accélération du cours du sang. »

Mais la marche doit se faire à vive allure, d'une façon en quelque sorte méthodique et durable. La cadence sera de 110 à 120 pas à la minute et d'une demi-heure de durée. Peu à peu, on augmentera jusqu'à 2 heures la durée de la promenade, en marchant d'une allure décidée et toute militaire. Les périodes de repos auront lieu dans la position assise et les jambes complètement allongées.

On obtient ainsi, par une circulation normale, la disparition des stases veineuses et de l'œdème qui les accompagne.

On peut, avec avantage, remplacer cette marche rythmique par l'électricité, sous forme de courants faradiques à interruptions lentes et profondes, de façon à produire des contractions musculaires apparentes. Mais je proscris, pour ma part, toute bande compressive, tout bas élastique ; ces moyens allant à l'encontre du but qu'on se propose.

Et les médicaments, me direz-vous ?... Prenez-en, mais n'en abusez pas. Je ne crois pas beaucoup, en effet, à l'efficacité réelle des teintures d'hamamélis, d'hydrastis universellement employées, car je n'ai jamais constaté de guérison du fait de ces vaso-constricteurs. Mais en revanche, j'accorderai une certaine confiance au traitement, lent mais contrôlé, par la teinture de marrons d'Inde. Ce n'est qu'au bout de 80 jours de soins journaliers et persévérants que les résultats seront atteints, mais combien de personnes préféreront se soigner pendant trois mois consécutifs et être débarrassées de ces gênantes varices !

Dix gouttes d'alcoolature de marrons d'Inde prises avant chacun des deux principaux repas exerceront une action manifeste sur la dilatation veineuse. Ce traitement peut être utilement renforcé par les gouttes de Lo-lo-tsé et l'application de pommade à la même base :

N° 277. — **Pommade contre les Varices :**

Alcoolature de marrons d'Inde........	20 gr.
Lanoline	60 gr.

Cette pommade déposée sur des compresses de toile légère sera appliquée sur le trajet des varices et maintenue en place, plusieurs heures par jour.

Dans le même ordre d'idées, on pourra aussi faire des onctions tous les soirs, sur la région malade, avec :

N° 278. — **Pommade contre les Varices :**

    Iodure de potassium.....................   4 gr.
    Ergotine Bonjean......................   3 gr.
    Extrait de noix vomique...............   1 gr.
    Axonge benzoïnée......................   30 gr.

SOINS HYGIÉNIQUES DES PIEDS. — Les soins d'hygiène consacrés à un organe doivent se rapporter aux fonctions dévolues par la nature à cet organe.

L'hygiène du pied consistera donc à favoriser la résistance de l'épiderme si cruellement influencé par la marche et les chaussures défectueuses.

Les bains prolongés amollissent considérablement la fermeté des tissus et ne conviennent pas aux pieds. On se contentera de savonner et de brosser chaque jour le pied, à l'aide d'un savon au formol ou d'un savon ordinaire trempé dans une solution très étendue de formol.

Ce médicament constitue certainement le meilleur des produits pour l'hygiène plantaire. Une solution de formol à 10 pour 1000 offre l'avantage de raffermir l'épiderme et d'en combattre les fermentations si pénibles.

En cas de fétidité, le titre de la solution serait porté à 30 grammes par litre d'eau, ainsi que nous le verrons plus loin.

La transpiration diminue aussi la fermeté des tissus. Il est donc utile de chercher à favoriser l'évaporation des sécrétions sudorales par l'aération continuelle du pied et le port des chaussures découvertes.

Cette aération sera encore facilitée par l'usage d'une semelle en crin tissé ainsi que le conseille le Dr Zulch.

L'usage d'une chaussure rationnelle fait partie de l'hygiène du pied.

La chaussure devrait toujours être faite sur mesure et adaptée au pied ; dans la pratique malheureusement, c'est ce dernier qui doit s'adapter à la chaussure. Aussi le pied de la femme perd toute sa beauté naturelle et se déforme péniblement.

Les doigts comprimés, dans une gaine trop étroite, se tassent, quelquefois même grimpent les uns sur les autres et restent ainsi dans une position défectueuse, conforme peut-être avec la mode actuelle, mais assurément en désaccord avec l'hygiène.

Bien que toutes mes lectrices apprécient le bien fondé de ma remarque, et qu'elles reconnaissent, comme moi, les inconvénients des chaussures modernes, elles continueront d'acheter les bottines étroites, à haut talon, que la mode exige.

Aussi je n'insiste pas, ce serait peine perdue et je me bornerai à indiquer les remèdes à apporter aux souffrances des cors, durillons, ongle incarné, conséquences inévitables de cette malformation volontaire.

Il existe un très grand nombre de coricides réputés et promettant la guérison certaine en quelques jours de ces proliférations épidermiques. Mais aucun n'enlève définitivement le cor.

Au bout de quelques jours, celui-ci repousse et on est obligé de recourir à de nouvelles applications du coricide.

Les Rayons X seuls, prudemment maniés parviendront à détruire radicalement le cor et sa racine. C'est là un traitement malheureusement onéreux.

Aussi, indiquons-nous ci-après une excellente formule de coricide facile à faire exécuter par le pharmacien :

N° 279. — **Coricide type :**

Extrait de chanvre indien.............	0 gr. 50
Teinture de panama..................	1 gr.
Éther sulfurique.....................	2 gr. 50
Acide salicylique....................	1 gr.
Collodion élastique..................	5 gr.

Mettre chaque jour quelques gouttes de ce liquide sur le cor. Au bout de six applications, prendre un bain de pieds prolongé ; le cor se détachera de lui-même sous une légère traction.

Ongle incarné. — Les ongles des pieds ne doivent pas être taillés en rond comme ceux des mains. La compression exercée par la chaussure peut en effet amener le contact trop énergique des tissus sur le bord coupant de l'ongle et déterminer la douloureuse affection appelée ongle incarné. L'ongle incarné siège presque toujours au gros orteil, d'un seul ou des deux côtés, presque toujours sur le bord externe. Les parties molles comprimées outre mesure se laissent pénétrer par l'ongle ; d'où la formation d'un bourrelet exubérant qui s'ulcère, s'enflamme, et recouvre une portion du tissu corné.

Dans les cas simples, on essaiera de relever le bord libre de l'ongle, en glissant au-dessous, une petite couche de ouate. L'ongle redressé, poussera au-dessus des chairs.

S'il y a inflammation ou bourgeonnement, on recommandera au malade de porter des chaussures larges et de tailler l'ongle de telle façon que les angles latéraux de son rebord antérieur dépassent légèrement la pulpe de l'orteil.

Puis, suivant le conseil du professeur Rehn : on trempe un petit tampon d'ouate, monté sur un morceau de bois, dans une solution diluée de chlorure de fer, pour en imbiber aussi bien les parties molles enflammées que le bord incarné de l'ongle. Il faut que le tampon pénètre aussi profondément que possible et que le chlorure agisse pendant un certain temps ; c'est là une recommandation d'autant plus importante que l'opération n'est nullement douloureuse. Point n'est besoin de laisser un tampon à demeure. On recommence de vingt-quatre en vingt-quatre heures. De la sorte, le chlorure de fer dessèche rapidement les bourgeons charnus et les racornit ; en même temps, l'ongle devient tendre, la douleur disparaît.

Dans les cas légers, la guérison est rapide ; les processus phlegmoneux eux-mêmes disparaissent sûrement. Un repos au lit de quelques jours ne s'impose que lorsqu'il existe des phénomènes inflammatoires accentués.

De la sorte, en quinze jours au plus, la guérison serait obtenue.

TRANSPIRATIONS FÉTIDES DES PIEDS. — Les pieds pourvus de glandes sudoripares nombreuses et emprisonnés dans des chaussures imperméables à l'air sont le siège d'une transpiration continuelle qui donne lieu, l'été, à des sueurs fétides.

Dans le cas où cette transpiration n'est pas accentuée, on cherchera à en combattre l'odeur désagréable par des frictions à sec au savon ordinaire et par l'emploi de poudres absorbantes :

N° 280. — Poudre absorbante contre la Transpiration des Pieds :

Coaltar	2 gr.
Carbonate de chaux	50 gr.
Alun	50 gr.
Acide salicylique	5 gr.
Acide borique	30 gr.

N° 281. — Autre Poudre contre la Transpiration des Pieds :

Talc	60 gr.
Sous-nitrate de bismuth	32 gr.
Acide salicylique	5 gr.
Permanganate de potasse	2 gr.

Dans les cas graves, surtout dans les cas accompagnés de fétidité désagréable, ces poudres seront insuffisantes et devront être remplacées par la méthode suivante que je recommande tout spécialement.

Après un bon lavage et savonnage à l'eau chaude,

on essuiera les pieds et on les laissera tremper dix minutes dans une cuvette renfermant la solution suivante :

N° 282. — Lotion très efficace contre la Transpiration :

    Formol .... 40 gr.
    Eau froide................................ 1 litre.

c'est-à-dire deux bonnes cuillerées à bouche de formol par litre d'eau. Après cette lotion, on laissera les pieds sécher à l'air, sans les essuyer. Cette lotion désodorise complètement la transpiration. En répétant ce lavage tous les 8 ou 10 jours, on peut être assuré d'être à l'abri de l'inconvénient désagréable de l'hyperhydrose plantaire.

A l'intérieur des chaussures, on pourra laver avec la même solution ou déposer une semelle de papier à filtrer imbibée de la solution :

N° 283. — Solution pour désodoriser les Chaussures :

    Permanganate de potasse.............. 2 gr.
    Eau distillée........................... 200 gr.
    Thymol .... 0 gr. 60

Les engelures des pieds seront traitées de la même façon que celles que nous indiquons à propos des mains.

CHAPITRE XVI

Les maladies qui nuisent à la beauté

Symptômes et traitement des : Abcès du cou. — Abcès du
sein. — Anémie et chlorose. — Aphonie. — Artério-sclérose.
— Brûlures. — Cancers. — Chlorose. — Cicatrices. —
Constipation. — Crevasses des seins. — Dyspepsies. —
Eczémas. — Entérite muco-membraneuse. — Fibrômes. —
Flueurs blanches. — Furoncles. — Gerçures. — Gingivites.
— Goitre. — Hémorroïdes. — Lupus. — Migraine. —
Neurasthénie. — Prurits. — Ulcères variqueux. — Urti-
caire. — Vitiligo.

La beauté ne peut exister sans la santé. C'est là
un axiome d'observation courante et de toute évi-
dence.

Nous avons déjà vu au cours de ce livre, l'importance de la santé sur les maladies de la peau et la
corrélation qui existe entre la digestion et la parfaite
harmonie du teint.

Toutes les affections qui apportent un trouble
quelconque au fonctionnement des voies circulatoires,
respiratoires ou digestives sont autant d'ennemies
qu'il importe de combattre.

Rien ne sert de traiter les symptômes de ces maladies si l'on ne s'adresse à la cause même qui les
produit.

Nous passerons rapidement en revue les principales affections qui peuvent apporter quelque trouble à la beauté féminine. Le cadre de cet ouvrage ne nous permet pas de nous étendre longuement sur ces maladies ; nous n'avons pas l'intention du reste de nous substituer au médecin, seul capable de déceler la vraie cause de nos malaises, mais d'attirer l'attention sur des affections méconnues ou négligées et qu'on peut qualifier avec juste raison : d'ennemies de la beauté.

1° ABCÈS FROIDS DU COU. — Ces abcès dénommés encore adénites scrofuleuses ou plus vulgairement humeurs froides sont dus à une exagération anormale des ganglions cervicaux et sous-maxillaires. Sous l'influence d'un état lymphatique ou scrofuleux, ces ganglions augmentent de volume, viennent faire saillie sous la peau de chaque côté du cou et donnent lieu bientôt à une suppuration de durée indéfinie.

En vain, essaie-t-on de les combattre par des pommades fondantes, des cataplasmes ; la thérapeutique reste inefficace. La suppuration, une fois établie, se poursuit désespérante et laisse après elle des cicatrices blanches, difformes, indélébiles, du plus mauvais aspect. Et les jeunes filles restent ainsi marquées, pour toute leur vie, de ces stigmates, d'autant plus disgracieux qu'ils siègent sur une partie découverte du cou !...

Il est certain que ces abcès froids sont sous la dépendance d'un mauvais état général. C'est donc au traitement interne qu'on devra avoir recours pour les combattre.

L'iode, l'huile de foie de morue, le cacodylate de soude, le sirop iodo-tannique et les préparations ferrugineuses bien comprises, améliorent notablement l'organisme et lui permettent de se défendre efficacement contre ces poussées scrofuleuses.

Si les glandes développées menacent de suppurer, il ne faut pas hésiter à recourir à l'incision chirurgicale plutôt que d'attendre l'ouverture spontanée de l'abcès. Les cicatrices laissées par l'instrument restent infiniment moins visibles et moins disgracieuses que celles créées par la nature.

Depuis quelque temps on a utilisé avec succès l'aide précieux des Rayons X. Ces radiations, qui ne sont nullement dangereuses, permettent de faire disparaître sans opération ces glandes désagréables. Sous leur influence, l'adénite disparaît sans aucune cicatrice, sans traces visibles. C'est là, à notre avis, le traitement de choix de cette affection, si préjudiciable à la beauté du cou.

2° ABCÈS DU SEIN. — Chez les nouvelles accouchées qui allaitent pour la première fois et surtout chez les femmes jeunes à peau fine, à tempérament lymphatique, il est assez fréquent de voir le mamelon devenir douloureux, se crevasser et donner lieu à un abcès plus ou moins étendu.

En dehors de la souffrance occasionnée par ces abcès, peut persister une cicatrice désagréable qui porte préjudice à la beauté du sein.

Les cataplasmes que l'on s'empresse d'appliquer,

dans ce cas, ne servent qu'à faciliter la suppuration qui tend à se faire jour à travers la peau. Là encore, le bistouri est indispensable et doit débrider largement l'abcès.

On peut toutefois se contenter de pratiquer une légère incision, d'appliquer ensuite une ventouse sèche, selon la méthode de Bier, pendant cinq minutes. Au bout de ce temps on la retire pour la remettre de cinq en cinq minutes à la même place et cela pendant une heure. La ventouse aspire la suppuration, diminue la souffrance et la durée de l'affection et permet à la glande cicatrisée de conserver son aspect normal.

3° ACNÉS. — Voir chapitre V.

4° ALOPÉCIE. — Se reporter au chapitre consacré à la chute des cheveux.

5° ANÉMIE ET CHLOROSE. — Voir à l'article chlorose.

6° APHONIE. — L'extinction de voix peut tenir à une maladie du larynx et dans ce cas sera du ressort médical. Nous n'avons en vue ici que l'aphonie accidentelle, l'extinction de voix survenant à la suite du froid ou occasionnée, ainsi qu'on le rencontre chez les femmes nerveuses, par l'approche des règles.

Des inhalations répétées avec le mélange suivant mis dans un litre d'eau réussiront à arrêter en quelques heures cette aphonie passagère :

N° 284. — Inhalations contre l'Extinction de Voix et contre les Laryngites :

Menthol	o gr. 20
Teinture de coca..................	
— d'eucalyptus	āā 5o gr.
— de benjoin..................	
Baume du Pérou....................	2 gr.

A mettre dans un litre d'eau.

7° ARTÉRIO-SCLÉROSE. — Bien que l'artério-sclérose ne soit pas, à proprement parler, une maladie portant un préjudice très visible à la beauté, elle favorise si souvent la vieillesse prématurée et trouble si profondément l'organisme qu'il ne m'est pas permis de la passer sous silence.

Aujourd'hui, d'ailleurs, il n'est question que d'artério-sclérose ; tout le monde en parle et je dois relater ce qu'il faut penser de cette maladie.

L'artério-sclérose est une affection siégeant sur les artères. Comme son nom l'indique, elle produit, dans nos tissus, une sorte de sclérose, amenant des troubles variables en intensité et en durée. On l'accuse, avec raison, de créer la vieillesse.

Cela ne veut pas dire que l'artério-sclérose soit une maladie spéciale aux vieillards. On peut la rencontrer chez des personnes de 35, 40 et 50 ans, mais elle favorise la vieillesse prématurée en ce sens qu'elle cause une perturbation profonde dans toute l'économie. Par suite de l'irrigation sanguine défectueuse à travers des artères dures, difficilement extensibles, la pression du sang qui, normalement, est à 15 degrés, monte à 20, 24 et 26 degrés. Il en ré-

sulte une gêne circulatoire considérable, une hypertrophie du cœur et une mauvaise nutrition de tous
les organes internes.

Les artério-scléreux sont donc des malades chez
qui la circulation est très défectueuse, et qui sont
prédisposés aux anévrismes, à l'éclatement des artères, à la mort subite, tant que la pression du sang
n'a pas été ramenée à la normale.

Il est certain que la plupart des cas de mort
subite, que l'on attribuait autrefois à l'embolie et
à l'anévrisme, avaient pour cause déterminante la
sclérose des vaisseaux sanguins.

Je ne veux pas faire passer devant vos yeux
l'épouvantail de la mort subite, mais je tiens à vous
rappeler surtout que l'artério-sclérose vieillit avant
l'âge et reste la principale cause de la vieillesse prématurée.

Je n'ai pas la prétention d'énumérer ici tous les
symptômes variés de cette affection ; cela relève du
rôle médical ; mais je puis, du moins, vous citer
les manifestations les plus habituelles de cette maladie. C'est ainsi que l'angoisse pré-cardiaque, sensation de « douleur au cœur » très pénible et survenant par intervalles plus ou moins espacés, est une
preuve à peu près certaine d'artério-sclérose.

D'ordinaire, les gens prédisposés à cette affection
éprouvent une sorte d'engourdissement du bras et
de la main gauche ; une douleur ou plutôt une rai-
deur douloureuse de la nuque et du cou, des maux
de tête, des vertiges désagréables. Quelques-uns sont
traités comme neurasthéniques alors qu'ils sont artério-scléreux et si vous joignez à cela des phénomènes

de surdité, dureté de l'oreille — sclérose du tympan — des essouflements, des changements de caractère, des fatigues inexplicables, vous aurez la description superficielle de tous les troubles accompagnant l'artério-sclérose.

On comprend que ces troubles peuvent être variables à l'infini, quand on songe que cette maladie est due à une mauvaise circulation, à une pression exagérée du sang dans des artères infiltrées de sels calcaires. Aussi les artères des artério-scléreux sont-elles dures, épaissies « en tuyau de pipe ». A leur intérieur, le sang circule difficilement et le cœur s'impose un travail gigantesque pour pousser le liquide nourricier à travers ces vaisseaux résistants.

C'est surtout grâce au sphygmomanomètre qu'on peut se rendre compte de la pression exacte du sang dans les artères. Cet instrument permet par application directe sur le pouls de mesurer la pression sanguine et nous avons pu, grâce à lui, déceler des pressions de 20, 24 et 26 degrés — au lieu de 15 — chez des malades qui ne se doutaient guère du mauvais état de leurs artères.

L'artério-sclérose ou même la pré-sclérose étant bien évidente, comment faut-il la traiter ?...

Par des médicaments ?... Aucun médicament — malgré les promesses trompeuses des réclames pharmaceutiques — n'exerce une action efficace sur les symptômes et la cause déterminante de l'artério-sclérose. L'iodure même ne donne jamais qu'une amélioration imparfaite.

Aussi, la thérapeutique était-elle complètement désarmée et se trouvait-elle forcée d'avouer son impuissance, lorsque le Professeur d'Arsonval, de l'Institut, fit connaître son fameux traitement de l'artério-sclérose par les courants électriques de haute fréquence. En plaçant un sujet, atteint d'une pression de 24 ou 26 dans la cage de haute fréquence, on peut constater en 10, 15, ou 20 séances, une diminution rapide de la pression du sang, ramenée finalement à la normale. La circulation se fait librement, les artères se dépouillent de leurs sels calcaires et tous les symptômes pénibles qui forment le cortège habituel de l'athérome, disparaissent. C'est une véritable résurrection, un rajeunissement et un relèvement moral en ce sens que le malade n'est plus sous la crainte de la mort subite. Il sait, à présent que sa circulation est plus facile, ses combustions plus actives, ses artères moins friables et ce résultat, qui se maintient pendant des années, lui donne la certitude d'une santé meilleure et d'une vieillesse florissante et tardive.

8° BRULURES. — Les brûlures seront calmées et guéries par l'application de la pommade suivante :

N° 285. — **Pommade contre les Brûlures :**

Chlorhydrate de cocaïne	0 gr. 50
Aristol	3 gr.
Huile d'olive	20 gr.
Lanoline	70 gr.

Les brûlures plus étendues et plus profondes, seront recouvertes de compresses de tarlatane imbibée de la solution jaune suivante :

N° 286. — **Solution contre les Brûlures graves :**

    Acide picrique.......................... 10 gr.
    Eau bouillie tiède...................... 1 litre.

Recouvrir d'une épaisse couche de ouate. Ne renouveler les pansements que tous les 3 jours. La coloration jaune laissée sur la peau par ce produit disparaîtra par des lavages au carbonate de lithine.

9° CALVITIE. — Voir le chapitre consacré à la chute des cheveux.

10° LE CANCER. — De toutes les maladies qui désolent l'humanité, la plus redoutée est le cancer.

Il semble que ce mot terrorise les esprits les plus courageux, tant il est vrai qu'il représente un mal incurable, mystérieux, menaçant !

Rien, en effet, ne peut nous mettre à l'abri des atteintes possibles du cancer ; rien ne peut nous prémunir contre lui, puisque, malgré des recherches patientes, on ne connaît pas exactement sa cause efficiente.

Est-il occasionné par la pénétration, dans les téguments, d'un parasite qui s'implante dans les tissus et y détermine une prolifération anormale, une tumeur à marche plus ou moins rapide ? On ne sait ; car le rôle du prétendu microbe, que certains auteurs ont cru découvrir sous la lentille de leur microscope, n'est pas suffisamment établi et l'étiologie de cette affection est encore en discussion.

Quoi qu'il en soit, le cancer peut se développer dans toutes les parties de l'organisme. Le visage, le sein, l'utérus, la lèvre, la langue, l'estomac en sont le siège le plus fréquent ; il n'y a pas une seule région qui puisse échapper à son attaque.

Sans doute, les cancers de la peau, du sein, de l'utérus, sont plus communs que les autres, mais qui nous prouve que les organes internes, cachés à nos yeux et à notre contrôle, ne sont pas, eux aussi, atteints plus souvent qu'on le croit, par la terrible maladie ?...

Une fois déclaré, le cancer tend à s'accroître et à augmenter sans cesse. C'est une tumeur qui se loge dans un sein, semble rester stationnaire et un beau jour, gagne en étendue et en profondeur ; c'est une ulcération petite, insignifiante, siégeant sur le visage et rongeant tous les jours, en dépit de tous les traitements, les tissus avoisinants ; c'est une petite verrue qu'on écorche imprudemment et qui détruit une partie de la figure ; ou bien c'est une grosse masse bourgeonnante cachée dans les profondeurs des voies génitales, attaquant l'utérus et donnant lieu à des hémorragies abondantes.

Le cancer, en effet, peut revêtir toutes les formes précédentes : ulcération ou tumeur, et selon la région qu'il atteint, avoir une marche plus ou moins rapide, une éclosion plus ou moins prématurée.

Nous ne pouvons entrer dans tous les détails que comporte une telle question ; un livre entier n'y suffirait pas. Ce qu'il importe, du reste, pour mes lectrices, est de savoir comment lutter, avec avantage, contre cette grave affection.

Jusqu'en ces dernières années, l'opération chirurgicale, faite dès l'apparition de la tumeur, restait la seule planche de salut, mais les récidives étaient fréquentes et au bout de quelques mois, la lésion repoussait avec une vigueur nouvelle.

La sérothérapie du cancer, sur laquelle on fondait tant d'espoirs et qui devait révolutionner la thérapeutique anticancéreuse, a piteusement échoué. Aucun médecin ne prend plus au sérieux cette méthode par injections de sérum, bien que des recherches intelligentes faites dans cet ordre d'idées, puissent, dans un avenir plus ou moins proche, nous donner le remède spécifique du cancer.

Deux seuls moyens restent à notre disposition actuellement pour lutter avec efficacité contre le cancer : les Rayons X et les étincelles de haute fréquence.

Les résultats thérapeutiques varient, du reste, selon qu'on a affaire aux cancers superficiels ou à une forme profondément située.

Dans les cancers superficiels : cancers de la peau, cancers du sein, facilement accessibles à l'action irradiante des Rayons X, les résultats sont remarquables.

Après quelques séances, souvent même après la première séance, les douleurs s'atténuent ou disparaissent totalement et le malade soulagé si vite d'un symptôme que les médicaments n'avaient pu faire disparaître, reprend confiance et réclame avec instance des séances plus rapprochées. Cette disparition de la douleur est un phénomène fidèle, constant, facilement expliqué par l'action analgésique bien connue des Rayons X. C'est du reste le premier signe d'amélioration qui se manifeste, signe qui frappe beaucoup le malade et qui, à lui seul, autoriserait l'emploi des Rayons X dans une affection très souvent douloureuse.

La guérison est assez rapidement obtenue. Cinq à six séances de radiothérapie espacées à 15 jours d'intervalle suffisent généralement.

Les cicatrices obtenues par cette méthode peuvent soutenir avantageusement la comparaison avec celles des opérations chirurgicales ou des pâtes escharotiques.

L'opération a certainement l'avantage de supprimer radicalement la tumeur, mais elle occasionne des cicatrices plus ou moins parfaites. De plus, dans certaines régions, au nez et à l'œil par exemple, elle nécessite pour être complète des destructions considérables et profondes que la radiothérapie ne crée pas. Aussi tous ceux qui ont vu le résultat de cas d'épithéliomas traités par les Rayons X, en particulier les épithéliomas du nez avec perte de substance, restent convaincus qu'aucune autre méthode n'aurait pu donner des résultats esthétiques aussi beaux.

Si nous faisons remarquer que la radiothérapie a encore comme avantage de n'être pas d'application douloureuse, de ne pas nécessiter d'anesthésie préalable et de pouvoir être appliquée dans tous les cas, nous en conclurons que ces qualités en font la méthode de choix dans le traitement des épithéliomas cutanés.

Dans les cas de cancers du sein, la radiothérapie semble indiquée avec des chances de succès très appréciables. Et chose frappante, ce sont en général les cas ulcérés du sein, récidivés après opération qui paraissent donner les meilleurs résultats. Dans ces cas ulcérés, on se trouve en partie dans les conditions présentées par les épithéliomas cutanés, c'est-à-dire que la surface de la plaie reste facilement accessible à l'action des Rayons X. Aussi les cas de guérisons sont-ils nombreux. Sur 90 cas recueillis on trouve 37 guérisons, 47 améliorations et 6 insuccès.

On peut dire sans exagérer que tous les cas obtiennent une amélioration notable dans l'évolution de l'affection ou dans les symptômes qui l'accompagnent. Les douleurs sont rapidement atténuées, la mauvaise odeur se dissipe, l'ulcération se rétrécit, les ganglions, si l'on a eu soin de faire porter les rayons aux endroits où on les rencontre, disparaissent et l'état général du sujet se relève d'une façon manifeste.

Nous ne voulons pas dire que dans les cas de cancer du sein, la radiothérapie vaille mieux que l'opération chirurgicale. Toutes les fois que l'opération sera possible il sera préférable d'enlever radicalement le néoplasme ; mais dans les cas, hélas nombreux, où l'ablation n'est pas praticable, où la tumeur a récidivé, on doit sans tarder recourir à l'application des Rayons X. Ceux-ci, bien maniés, donneront même dans certaines circonstances désespérées des résultats souvent favorables, ainsi que nous avons pu nous en rendre compte par nous-mêmes et ainsi que le témoignent certaines observations publiées dernièrement.

Dans les cas non ulcérés du sein il n'est pas besoin, comme on le croyait autrefois, de rechercher à provoquer une radiodermite de la peau qui les recouvre ; cette radiodermite doit même être évitée soigneusement car bien qu'une partie des rayons soit absorbée par le derme il en passe une suffisante quantité pour agir en profondeur sur les nodosités intra-dermiques.

Le traitement est plus long, on le comprend, que pour l'épithélioma cutané ; tout dépend de l'étendue de la lésion, de sa gravité, de sa profondeur, des ganglions atteints ; mais en règle générale les résultats sont bons.

Dans tous les cas on obtient une amélioration marquée dans les symptômes, douleurs, odeur... et dans les cas où la guérison, à cause de la propagation trop étendue, ne peut être atteinte, la malade retire quand même un bénéfice considérable du traitement par les Rayons X.

La radiothérapie a de plus l'avantage quand elle est appliquée à temps, d'empêcher la récidive et nous sommes persuadés que si l'on traitait systématiquement tous les cas opérés, quelque temps après l'opération ou dès que se produit le moindre noyau de récidive, on empêcherait souvent la vraie repousse de la tumeur.

Les cancers profonds sont, à notre avis plutôt tributaires de l'opération que des Rayons X. Tout au plus, ces derniers peuvent-ils, dans les cas inopérables, amener la sédation des douleurs et apporter au malade, une amélioration notable capable de prolonger l'existence et de lui donner une espérance consolante.

12° Chlorose et anémie. — La chlorose n'est pas, comme on tend généralement à le croire, une diminution de la quantité du sang, mais une diminution · sa qualité, de la richesse des globules sanguins. Elle offre une grande analogie avec l'anémie, mais elle en diffère par son origine, par ses causes toutes mystérieuses et par la prédilection qu'elle a de s'attaquer, presque exclusivement, au sexe féminin.

Elle commence d'une manière si lente et si insidieuse, qu'il est presque impossible de dire si les circonstances signalées comme causes ne sont pas déjà les premières manifestations du mal. Les troubles de la formation, l'arrêt ou la diminution des règles par exemple, peuvent-ils être considérés comme la cause réelle de la maladie, alors qu'on voit des femmes très abondamment réglées, présenter les signes de la chlorose ?...

Il est certain que l'on a pris, souvent, les manifestations même de la maladie pour les causes déterminantes et que la chlorose s'insinue lentement, sournoisement, à l'époque de la puberté, sans qu'on en connaisse la cause exacte.

Est-elle due à des causes digestives, nerveuses, génitales, ou à des altérations globulaires ?...

On ne sait, et je n'ai pas l'intention de discuter les fameuses théories qui, depuis Hippocrate jusqu'à nos jours, ont été successivement émises par les médecins les plus renommés.

Occupons-nous plutôt de rappeler, en quelques mots, les signes bien connus et caractéristiques de la chlorose,

Les femmes chlorotiques présentent une pâleur de cire bien spéciale.

Elles ressemblent assez à ces figures demi-transparentes qui servent de réclame aux coiffeurs et la pâleur de leur visage leur donne une expression de langueur et de tristesse toute particulière. Les yeux sont cernés, sans éclat, les paupières deviennent un peu gonflées, les traits sont amollis, bouffis, les lèvres sont pâles, les gencives et les conjonctives décolorées. Elles se plaignent de faiblesse continuelle et sont incapables d'un effort prolongé. L'appétit est diminué, les malades donnent la préférence aux aliments épicés et vinaigrés ; il y a souvent une perversion du goût qui les pousse à rechercher les choses les plus bizarres et les moins substantielles. Enfin pour compléter cette énumération un peu aride, je signalerai l'irritabilité nerveuse excessive des chlorotiques, les troubles névralgiques qui rendent leur vie si pénible et la paralysie de leurs fonctions digestives et intestinales.

Quel traitement faut-il appliquer à la chlorose ?

La réponse est simple : depuis les temps les plus reculés, les ferrugineux ont conservé la réputation, bien méritée, de guérir les pâles couleurs. Mais comme une grande partie du fer absorbé est éliminé avec les excrétions, sans passer dans le sang, il faut, pour avoir un succès rapide, donner ce médicament à doses relativement élevées et sous forme de préparations solubles.

Le protoxalate, le protocarbonate, le citrate et le tartrate ferrico- potassique, doivent avoir le pas sur les autres ferrugineux.

On peut leur associer les amers, les arsenicaux et les prescrire sous une des formes suivantes :

N° 287. — **Mixture contre la Chloro-Anémie :**

    Tartrate ferrico-potassique............ 10 gr.
    Eau distillée......................... 200 gr.
    Elixir de garus....................... 100 gr.

Une cuillerée deux fois par jour au milieu du repas.

Ou bien :

N° 288. — **Pilules contre la Chloro-Anémie :**

    Protoxalate de fer.................... 0 gr. 10
    Poudre de rhubarbe................... 0 gr. 30

Deux cachets par jour.

Ou encore :

N° 289. — **Gouttes contre la Chloro-Anémie :**

    Tartrate ferrico-potassique...........)
    Liqueur de Fowler....................) ââ 10 gr.

Prendre 10 gouttes avant le repas.

Je pourrais multiplier à l'infini ces formules, cela ne serait d'aucune utilité pratique pour mes lectrices, puisque je ne cherche à leur donner ici que des indications générales sur cette affection.

J'ai, du reste, l'obligation de leur indiquer les règles hygiéniques indispensables au rétablissement de la santé et sans lesquelles le traitement ferrugineux ne saurait réussir.

Trop souvent on gorge les chlorotiques de viandes fortes, d'œufs, de vins généreux, de quinquina, de viande crue sans s'occuper du mauvais état de leur estomac. On augmente ainsi la dyspepsie déjà existante, sans profit pour la malade.

Voici les prescriptions faites par M. le Professeur Hayem, relativement au régime : « Supprimer tout d'abord, les boissons stimulantes : le vin, la bière, le café et le thé ; attendre avant d'instituer une alimentation fortement réparatrice, que l'appétit se développe sous l'influence de l'emploi du fer. Au lieu d'eau rougie ou de vin pur, boire au repas, du lait pur non bouilli, en quantité modérée, c'est-à-dire, au plus, un tiers de litre par repas et lorsqu'on rencontre une répugnance marquée pour le lait, donner la préférence à l'eau sur toutes les autres boissons.

Les aliments solides, pris d'abord en petites quantités et sous une forme simple, se composent de viandes de boucherie, de volailles, d'œufs, de poissons à chair maigre. Restreindre considérablement l'usage du pain et des féculents et recommander aux malades de manger à leur appétit, de boire peu et de rester dans la position horizontale pendant vingt minutes après chaque repas. »

Les exercices seront modérés, car l'exercice est une cause de déglobulisation capable d'aggraver la maladie et souvent même le repos au lit pendant 15 jours s'impose.

Tels sont, brièvement exposés, les symptômes et le traitement de la chlorose, maladie passagère mais qui, par les troubles qu'elle entraîne, porte un réel préjudice à la santé et à l'épanouissement de la beauté féminine.

13° Cicatrices. — Dans bien des cas, on peut obtenir la disparition ou du moins la diminution des cicatrices difformes qui viennent porter un trouble si grand à l'intégrité et à l'harmonie de la peau.

Ce n'est pas chose facile, il faut le reconnaître, et le traitement est douloureux, mais que ne ferait-on pas pour atténuer les chéloïdes et les cicatrices désagréables !...

On peut choisir entre les deux procédés suivants : l'électrolyse du zinc avec un tampon de coton imbibé de chlorure de zinc et relié au pôle négatif, a donné quelques résultats.

Cette méthode, inaugurée par le Professeur Leduc a pour effet de ramollir et d'assouplir les tissus cicatriciels. On recouvre la cicatrice d'un linge imprégné d'une solution de chlorure de zinc à faibles doses et on fait passer, à travers cette plaque, le plus fort courant que la peau puisse supporter sans dangers. On peut ainsi obtenir des améliorations remarquables.

Mais la plupart du temps, on sera obligé d'agir plus énergiquement, en enfonçant dans la masse cicatricielle, une aiguille électrique qui viendra transformer les tissus. Cette aiguille ne devra pas, surtout, dépasser les limites de la cicatrice et sera enfoncée parallèlement à la surface de la peau. Dès qu'elle est entourée d'une zone pâle très nette, on la retire et on la porte à 3 ou 4 millimètres plus loin.

On peut aussi, dans certains cas, utiliser l'action indolore du radium ou des Rayons X.

14° COMÉDONS. — Voir acnés.

15° CONGESTION DU VISAGE. — Voir couperose.

16° CONSTIPATION. — De par sa nature même, et la vie sédentaire qu'elle est obligée de subir, la femme est sujette à une constipation opiniâtre, entraînant des complications du côté de l'intestin, de l'estomac et des organes génitaux. La dyspepsie, l'entérite muco-membraneuse, les hémorrhoïdes sont les plus fréquentes et je ne parle que pour mémoire des accidents nerveux qui peuvent en résulter.

Nous avons déjà vu l'importance que présente la constipation dans l'apparition de la couperose, de l'acné et de la congestion du visage et qui fait de cette affection, une ennemie de la beauté.

C'est ordinairement peu à peu et presque insidieusement que la constipation débute.

Les obligations mondaines s'opposent quelquefois à la satisfaction des sollicitations naturelles et le besoin premier étant passé ne se renouvelle que sous l'influence de lavements ou de purges.

On prend ainsi l'habitude des laxatifs, des lavages, mais ceux-ci ne font qu'occasionner une débâcle passagère ; la constipation reparaît plus tenace et plus rebelle encore et ce n'est que par des doses énormes de médicaments qu'on obtient à grand peine un soulagement trop court.

On a créé une sorte de paresse de l'intestin, et

celui-ci, accoutumé à ne fonctionner que par une influence artificielle, perd toute sa tonicité et reste flasque, inerte, atone !....

Voyons donc comment doit être dirigé le traitement de la constipation habituelle.

L'alimentation sera aussi végétale que possible. Le pain de son, de seigle, les lentilles, les haricots verts, les épinards, l'oseille, les choux, les salades, les petits pois, le raisin, les prunes, les oranges, les pruneaux feront partie du menu.

Les viandes avec sauce, les poissons légers, les boissons abondantes, le café au lait, la bière, le cidre, favoriseront les évacuations.

On assurera la régularité de la garde-robe en sollicitant la fonction tous les jours, à la même heure et l'on évitera, autant que possible, les fameux purgatifs.

Il en existe, comme on sait, un nombre incalculable. Les énumérer serait fastidieux et inutile, puisque les meilleurs ne servent qu'à aggraver la constipation. Je ferai une exception en faveur de l'huile de ricin, à petites doses, bien supérieure à tous les autres laxatifs et dont l'emploi peut être continué sans inconvénients pendant des mois. Son seul désagrément est son goût difficile à masquer.

Les laxatifs ont le grave inconvénient d'avoir une action passagère et fugace, en raison de l'accoutumance qu'ils procurent. Au bout d'un certain temps, ils sont inefficaces et ne peuvent servir que pour les constipations légères.

On a tendance aujourd'hui à en restreindre l'emploi et à les remplacer par des moyens physiques, parmi lesquels le massage et l'électricité occupent le premier rang.

Le massage de l'intestin consiste dans l'emploi de pressions, de hachures, de vibrations effectuées à l'aide d'un vibrateur électrique ; les résultats en sont généralement bons, mais lents à obtenir.

Plus rapides et plus efficaces sont les résultats donnés par l'électricité galvanique à haute intensité sur les constipations chroniques.

Ordinairement, après la quatrième ou cinquième séance d'électricité, les selles apparaissent régulières, faciles et persistent pendant toute la durée du traitement. Le résultat, une fois obtenu, reste acquis au malade si celui-ci prend la précaution de suivre un régime approprié et de solliciter, à heure fixe, le fonctionnement de son intestin.

Elle permet de réveiller la contractilité de l'appareil digestif et d'en refaire la parfaite rééducation. Elle donne des résultats positifs dans une proportion de 80 pour 100.

17° Coqueluche. — En dehors des potions spéciales que seul le médecin peut utilement prescrire, on pourra avoir recours avec grand avantage à des infusions de thym ordinaire, sucrées avec du sirop de gomme ou de guimauve. Cent grammes de thym frais infusés dans un litre d'eau et bus par cuillerée d'heure en heure, atténueront la fréquence des quintes et abrègeront considérablement la durée de la maladie.

18° CORYZA. — Voir chapitre consacré à l'hygiène du nez.

19° COUPEROSE. — Voir l'article de la beauté du visage.

20° CREVASSES DU SEIN. — Laver à la liqueur de Van Swieten et appliquer une couche du liniment suivant :

N° 290. — **Liniment contre les Crevasses du Sein :**

Baume du Pérou......................	2 gr.
Teinture d'arnica......................	2 gr.
Huile d'amandes douces................	30 gr.
Eau de chaux.........................	15 gr.

21° DYSPEPSIE. — Voir plus loin : Hygiène de l'estomac.

22° ECZÉMA. — L'eczéma est le type des affections de la peau. On peut même dire, avec quelque raison, qu'il est le chef de famille de toutes les dermatoses, tant sont grande son importance et variées ses manifestations.

Pour le public, la moindre altération du derme caractérisée par des boutons, de la rougeur et des démangeaisons constitue de l'eczéma.

Si l'on ouvre un traité de dermatologie, on est surpris du nombre important d'affections cataloguées sous ce nom et l'on se perd dans les descriptions multiples de ces eczémas différents.

Cette confusion pourrait, au premier abord, dérouter l'esprit le plus méthodique si l'on ne savait que l'eczéma débute de façon différente, suivant la région atteinte, et qu'on le considère au début, à la période de suintement, d'exfoliation ou de dessiccation.

Nous ne suivrons pas la description des différentes formes d'eczéma qu'on peut rencontrer dans les livres ; nous ramènerons pour la clarté de cette étude, cette affection au type classique, à celui que l'on rencontre le plus habituellement.

D'où vient l'eczéma ?...

Les avis sont, à ce sujet, très partagés.

Les uns n'admettent que des causes externes, des irritations artificielles (soleil, froid, chaleur, acides, produits chimiques, savon, transpiration, etc...).

D'autres incriminent l'herpétisme et l'arthritisme.

Quelques auteurs invoquent des causes nerveuses, des troubles trophiques de la peau.

Plusieurs autres, ne voient dans l'eczéma qu'une affection locale purement microbienne. Et enfin, un grand nombre de médecins l'attribuent à des troubles digestifs, à des fermentations gastro-intestinales, ou à une cause purement interne.

Toutes ces opinions ont leur raison d'être et contiennent une part très grande de vérité.

L'eczéma peut être occasionné par des causes externes artificielles, ainsi que le démontrent facilement les eczémas déterminés par les produits photographiques, les mauvaises teintures, la lumière, la chaleur, le savon, les acides.

Il peut provenir de l'arthritisme chez les diabétiques, les goutteux, les obèses ou survenir à la suite d'une émotion ou d'un trouble névropathique quelconque.

Mais, pour ma part, d'accord avec un grand nombre d'auteurs, je l'attribuerai volontiers à une cause gastro-intestinale ou à un trouble de nutrition. La coexistence d'une dyspepsie, de la constipation et des fermentations anormales du tube digestif, avec l'eczéma, est extrêmement commune.

Ce qui semblerait confirmer ma manière de voir, c'est qu'en dirigeant le traitement contre ces troubles digestifs, on obtient la plupart du temps, une guérison rapide.

L'eczéma peut siéger sur toutes les parties du corps et prend, pour ainsi dire, selon la région qu'il atteint, des caractères et un aspect variables.

L'eczéma du cuir chevelu ne ressemble en rien à celui du visage ; ce dernier diffère par son aspect, de celui des mains et je n'ai pas la prétention, dans cet article forcément restreint, de décrire les caractères propres à chaque eczéma régional.

Je rappellerai simplement que cette affection est caractérisée par une rougeur vive, surmontée de petites vésicules fines, accompagnée de démangeaisons parfois terribles, et donnant lieu à un suintement plus ou moins abondant.

Ce suintement est en rapport direct avec l'intensité de l'affection, il se recouvre souvent de croûtes jaunâtres plus ou moins épaisses, puis la lésion s'éteint, desquame et sèche.

Lorsque l'eczéma passe à la chronicité, ce qui est très fréquent, on ne peut distinguer de succession régulière dans l'évolution des symptômes. L'eczéma semble sécher, s'atténuer par moments, pour reprendre de plus belle et gagner en étendue et en profondeur. La peau devient épaisse, parcheminée en quelque sorte et les lésions s'accompagnent de démangeaisons insupportables qui ajoutent des souffrances à un état déjà si désagréable.

Je n'ai fait qu'indiquer très rapidement les principaux symptômes de l'eczéma commun. Il n'entre pas dans le cadre de cet article de m'étendre plus longuement sur des signes qui ne présentent aucune utilité pratique. L'important est de savoir combattre l'eczéma et les personnes qui sont atteintes de cette dermatose, savent quelle difficulté on éprouve parfois à venir à bout de certains eczémas.

Il faut, avant tout, supprimer la cause qui les produit et nous avons vu que les causes prédisposantes sont multiples.

De toutes façons, on devra diminuer la quantité d'aliments ingérés chaque jour. L'alimentation trop abondante est nuisible. On évitera aussi les aliments fermentescibles, puisque la plus grande partie des eczémas est occasionnée par des fermentations gastro-intestinales. La charcuterie, les conserves, le gibier, les fromages, les poissons de mer, l'alcool et le vin rouge seront absolument interdits. On sera aussi végétarien que possible.

Je ne suis pas très partisan de tous les dépuratifs si fréquemment employés, à base de sirop, de quinquina, d'huile indigeste. J'estime que seuls, le peroxyde de magnésium et le fluorure de sodium ou d'ammonium peuvent être utilement employés. Ces deux médicaments m'ont donné, dans bien des cas, des guérisons rapides.

Il faut les associer naturellement à un traitement externe car, contrairement à une opinion trop répandue, il n'existe pas d'eczéma que l'on doive respecter : toute dermatose doit être traitée.

En présence donc d'un cas d'eczéma, on traitera la cause efficiente, puis on nettoiera la surface croûteuse de la légion.

Le plus simple, dans ce cas, est de recouvrir, pendant plusieurs heures, les croûtes d'une compresse de tarlatane trempée dans de l'eau bouillie boriquée.

On appliquera ensuite une couche de pommade fraîche analogue à celles que je donne ici :

N° 291. — Pommade contre l'Eczéma :

Baume du Pérou......................	4 gr.
Oxyde de zinc.......................	5 gr.
Vaseline	10 gr.
Lanoline	10 gr.

N° 292. — Autre Pommade contre l'Eczéma :

Vaseline	50 gr.
Oxyde de zinc.......................	20 gr.
Acide salicylique....................	1 gr.
Huile de cade.......................	0 gr. 60

Il existe des eczémas qui font le désespoir des malades et des médecins. Quel que soit le traitement employé, ils semblent rebelles à tout moyen thérapeutique et ne guérissent que par des moyens physiques.

Les effluves de haute fréquence et surtout les

Rayons X, donnent dans tous les cas d'eczéma, des guérisons rapides. Sous leur influence, les démangeaisons cessent complètement, l'eczéma se ternit et disparaît et je n'ai, pour ma part, jamais rencontré dans ma clientèle un cas de dermatose prurigineuse qui ait résisté à cette méthode.

Des eczémas chroniques, des psoriasis datant de 12 et 15 ans ont disparu en quelques séances. Je crois donc utile de signaler à mes lectrices cette nouvelle thérapeutique, absolument indolore, sans dangers, qui permet de guérir rapidement les eczémas les plus rebelles, comme du reste toutes les affections qui portent préjudice à l'intégrité ou à la beauté des téguments.

23° L'ENTÉRITE MUCO-MEMBRANEUSE. — L'entérite muco-membraneuse semble devenir une maladie de plus en plus fréquente.

Souvent méconnue au début par les malades qui négligent d'examiner leurs garde-robes et d'y rechercher les membranes et les glaires ; confondue avec la constipation opiniâtre ; prise souvent à tort pour une crise d'appendicite et opérée comme telle, ainsi que l'a démontré dernièrement le Professeur Dieulafoy, à l'Académie de Médecine ; elle devient une affection chronique, souvent difficile à guérir et qu'il importe donc de diagnostiquer dès son apparition.

L'entérite muco-membraneuse est caractérisée par la présence dans les garde-robes de membranes et de glaires.

Elle s'accompagne, le plus souvent, de constipation

opiniâtre, de douleurs de ventre assez prononcées, douleurs pouvant simuler les crises d'appendicite, et d'un état général mauvais.

La constipation, disons-nous, est un des symptômes les plus communs, Les matières retenues dans l'intestin déterminent par leur présence prolongée un état d'irritation qui ulcère la muqueuse intestinale et y crée des lésions difficiles à guérir.

Les membranes et les glaires, qui ont donné leur nom à la maladie, sont la preuve du mauvais état du tube digestif.

Les malades rendent souvent de longues membranes ou glaires accompagnées ou non d'hémorragies plus ou moins abondantes.

Les douleurs sont fréquentes ; l'intestin est flasque, sensible ; le ventre se ballonne ; le rein droit est souvent déplacé, l'état général mauvais et le malade déprimé, émacié, offre tous les symptômes de la neurasthénie.

La forme que nous venons de signaler est la forme la plus commune.

Mais il existe d'autres variétés d'entéro-colite : celle avec diarrhée, ou plutôt avec alternatives de diarrhée et de constipation ; celle avec troubles nerveux, dyspeptiques, utérins, etc...

Nous n'insisterons pas sur ces différentes formes dont le diagnostic regarde le médecin et nous nous occuperons surtout dans cet article, du traitement le plus efficace à opposer à l'entérite muco-membraneuse.

Pour combattre cette affection éminemment chronique et tenace, on a usé et abusé de tous les moyens : purgatifs, cautérisations, lavements, grands lavages, médicaments antiseptiques, régime sévère, ont été à tour de rôle prônés et abandonnés.

Actuellement, on s'est arrêté à trois moyens principaux :

La cure de régime.

La cure hydro-minérale.

La cure d'électricité.

La cure de régime préconisée par M. Combe, de Lausanne, qui sait entourer son savoir-faire d'une réclame et d'une mise en scène regrettables, a pour but d'empêcher, autant que possible, les putréfactions intestinales.

Le régime lacto-farineux n'est donc pas un traitement curatif ; c'est plutôt un traitement palliatif assez bien raisonné.

Empêcher dans un intestin ulcéré les putréfactions de se produire est, en effet, une indication importante.

Mais il ne suffit pas d'empêcher une maladie de s'aggraver, il faut aussi la combattre et la guérir.

Et pour cela, le régime est insuffisant. Il peut réussir chez quelques malades dociles et peu gravement atteints ; il échoue, malheureusement, dans la plupart des autres cas.

Il reste bien la ressource des fameux lavages intestinaux, des purgatifs répétés, des lavements d'huile, des médicaments antiseptiques : calomel, benzo-naphtol, eau oxygénée, etc... Pour ma part, j'avoue n'avoir jamais vu un seul cas authentique d'entérite muco-membraneuse guéri par ces moyens.

Sans doute, la constipation peut céder momentanément, mais le malheureux malade se voit forcé d'user pour le restant de ses jours de grands lavages, de purgatifs pénibles pour assurer à grand'-peine, la régularité de son intestin.

Les cures de Châtel-Guyon et de Plombières sont, à mon avis, supérieures aux moyens précédents, bien qu'elles échouent souvent. Il est certain que le changement de vie et de milieu, la cure d'air et la cure thermale subies dans ces stations, produisent des résultats encourageants. D'ailleurs, les eaux de Châtel-Guyon et de Plombières possèdent des vertus thérapeutiques évidentes.

Malheureusement, les résultats ne sont pas durables ou du moins ces eaux ne conviennent pas à tous les cas.

Le malade, de retour dans ses foyers, voit ses membranes réapparaître, sa constipation persister, ses douleurs aussi pénibles et tombe dans la neurasthénie.

Combien avons-nous vu de ces malades, après avoir subi ponctuellement un régime sévère, après avoir inutilement abusé de lavages longs et pénibles, après même un séjour prolongé dans les stations thermales, se montrer désespérés, n'ayant pu trouver dans ces interventions le soulagement complet de leur infirmité.

Aussi, doit-on savoir gré au Professeur Doumer, de nous avoir fait connaître un procédé facile et rapide d'obtenir par l'électricité la guérison de presque tous les cas d'entéro-colite muco-membraneuse.

Sa méthode, que nous avons un peu modifiée nous a toujours donné des résultats remarquables.

21.

Dans 80 % des cas que nous avons eu à traiter, et nous comprenons ici des cas moyens ou graves, nous avons obtenu la guérison complète.

Ordinairement, après la sixième séance, souvent même après la deuxième séance, la constipation disparaît ; les selles apparaissent régulières, spontanées. En même temps, les membranes, les glaires diminuent peu à peu ; les douleurs disparaissent, l'état général se relève, le malade conscient de son amélioration reprend courage et en 15, 20 ou 30 séances, la guérison complète est obtenue.

Pour que les résultats soient durables, il faut de toute nécessité continuer le traitement électrique jusqu'à la disparition complète des membranes et des glaires.

Quelquefois, dans les cas graves, la guérison se fait attendre. Il faut, dans ces cas, relever la confiance du malade, l'engager à persévérer avec assiduité, car la guérison viendra presque infailliblement récompenser ses efforts.

Il n'existe pour ainsi dire pas de cas vraiment rebelles au traitement électrique et, s'il faut le plus souvent 20 séances pour obtenir une guérison durable, on peut, dans les cas favorables, guérir le malade en une quinzaine de séances. C'est là une affaire de persévérance et de bonne application électrique.

On se tromperait, en effet, si l'on croyait obtenir la guérison de l'entéro-colite par des courants électriques faibles ou mal appliqués.

Le succès dépend de l'intensité utilisée, de la longueur des séances et de la méthode employée.

Nous ne pouvons la décrire ici et nous nous contenterons de dire que malgré l'intensité élevée que nous utilisons, la séance électrique est absolument indolore, sans danger, parfaitement tolérée par les malades les plus craintifs et d'une efficacité remarquable.

Les échecs que l'on attribue à l'électricité proviennent en effet de ce que l'on s'est servi d'appareils insuffisants, d'intensité trop faible, de séances trop courtes. De plus, il faut que le médecin fasse lui-même les applications électriques, qu'il calcule l'intensité nécessaire d'après la tolérance de chaque malade et qu'il persuade bien à ce dernier que la guérison dépend de son assiduité et de sa persévérance.

24° EPILATION. — Voir article V du livre.

25° HYGIÈNE DE L'ESTOMAC DANS LES DYSPEPSIES. — Les affections de l'estomac sont la plupart du temps la conséquence d'une mauvaise hygiène ou du moins d'une hygiène mal comprise. Aussi entrerons-nous dans quelques détails sur l'hygiène de l'estomac, seule capable d'éviter les dyspepsies de toute sorte, si fréquentes de nos jours et de les combattre efficacement.

Pour être bien digérés, les aliments ont besoin d'être aussi finement divisés que possible, de là l'importance d'une bonne et complète mastication.

Divers aliments sont recommandés aux dyspeptiques.

Le lait qui est le type de l'aliment complet vient

en première ligne. Il est absorbé presque entièrement et convient aux dyspepsies de toute sorte.

Cependant, il ne saurait contribuer longtemps par lui seul à l'alimentation d'un adulte. Cinq litres de lait seraient, dans ce cas, indispensables pour obtenir l'équivalent de la ration alimentaire normale et on ne peut continuer longtemps sans dégoût la dose lactée nécessaire.

Les œufs sont très nourrissants sous un petit volume. Ils seront facilement digérés s'ils sont peu cuits, présentés sous forme d'œufs à la coque ou d'œufs pochés. Les œufs durs sont d'une digestion difficile.

La viande maigre est bonne pour les dyspeptiques à la condition qu'elle soit fraîche, rôtie ou grillée, sans sauce. Les viandes les plus digestibles sont celles de bœuf, de poulet, de mouton, de jambon. Le porc et l'oie, les viandes de gibier sont à rejeter.

Les poissons maigres sont généralement bien digérés. Ils seront cuits au court bouillon, et mangés avec une sauce à la farine et jaune d'œuf. Les poissons gras, saumon, maquereau, anguille, sardine, carpe et hareng seront défendus.

Le bouillon qui n'est pas nourrissant ne peut être considéré que comme un excitant de l'appétit. Préparé avec de la viande fraîche et dégraissé, il peut être utile aux dyspeptiques anorexiques ; mais doit être interdit si quelque extrait de viande entrait dans sa composition.

Les corps gras sont indigestes. Les légumes verts seront préparés en purée, à la crème ou dans du bouillon. Ils devront toujours être bien cuits.

Les féculents décortiqués et réduits en purée sont ordinairement assez bien digérés. Il en est de même des pâtes alimentaires.

Inutile d'ajouter que les sauces au roux, les mayonnaises, les sauces tomates, les sauces crevettes ou vinaigrées seront sévèrement défendues.

Le dyspeptique devra manger de la croûte de pain en petite quantité ; s'abstenir de vin rouge, d'apéritifs, d'alcool. Les meilleures boissons sont le thé, la bière légère, l'eau de source et surtout les infusions de camomille ou de tilleul.

Certains malades ont tendance à faire abus des eaux minérales. Celles-ci contiennent trop d'acide carbonique et ne doivent être prises que de temps à autre et en toute petite quantité.

Le repas du matin sera composé de café au lait avec biscottes sans beurre ou thé très léger.

A midi, aura lieu le principal repas choisi parmi les mets que nous venons d'énumérer.

Le repas du soir sera léger. Un potage avec jaune d'œuf, un poisson maigre et des légumes en purée suffiront à satisfaire l'appétit et à prédisposer au sommeil.

On doit recommander aux dyspeptiques un exercice modéré. Il est mauvais de se mettre au travail après le repas et de se coucher aussitôt après le dîner du soir. La sieste de midi n'est pas malsaine .

Nous trouverons dans ces quelques indications, le moyen d'éviter ou même d'améliorer les dyspepsies désagréables. L'hygiène mieux que les médicaments convient à ceux qui digèrent mal et qui doivent attribuer leurs malaises à trop grande quantité ou au mauvais choix des aliments qu'ils absorbent.

26° Fibromes. — On ne peut manquer d'être surpris du nombre considérable de femmes atteintes de fibromes, puisque certains auteurs affirment que ces tumeurs se rencontrent sur un cinquième des femmes ayant dépassé la trentaine.

Il y aurait donc, en moyenne, une femme sur cinq affligée de fibrome !...

Cette proportion peut paraître énorme, mais il faut tenir compte que dans ce nombre sont compris tous les cas de fibromes, petits et grands, qui viennent sournoisement s'implanter sur la matrice et qui, au premier abord, peuvent passer inaperçus.

C'est, qu'en effet, ces tumeurs peuvent présenter les formes et le volume les plus variables : depuis la dimension d'une lentille jusqu'à celle de masse dépassant la tête d'un homme et pesant 10, 20 et même 40 kilogs !

Ces dernières, par le volume qu'elles occasionnent, ne sauraient passer inaperçues ; mais les petits polypes, se limitant aux dimensions d'un pois ou d'une noisette, peuvent ne trahir leur présence que par des symptômes insignifiants.

Malheureusement, il n'en est pas toujours ainsi et de petits fibromes présentent, comme les grands, une série de symptômes désagréables et qui peuvent mettre la vie en danger.

Les hémorragies incessantes qui accompagnent presque tous les fibromes, plongent les malheureuses femmes qui en sont victimes dans un état d'affaiblissement et de cachexie redoutables.

Ce sont d'abord des pertes de sang inexplicables ; les règles augmentent de durée, se prolongent pendant 12, 15 jours de suite et s'accompagnent de malaises, de pesanteur, de phénomènes de compression et d'augmentation du volume du ventre. Souvent même, des douleurs périodiques, analogues aux contractions utérines, viennent joindre leurs effets aux symptômes déjà désagréables que je viens d'énumérer.

La matrice cherche à se débarrasser de la tumeur qu'elle contient et ses efforts, il faut le reconnaître, sont quelquefois couronnés de succès. Après des douleurs atroces et prolongées, à la suite de pertes qui ont mis la vie de la femme en péril, le polype peut se détacher et s'échapper au dehors.

Mais cette heureuse terminaison est bien rare et il serait extrêmement dangereux d'y compter, car la plupart des femmes succomberaient auparavant.

Il y a donc lieu d'intervenir dès que la présence du fibrome est confirmée par le diagnostic médical.

Mais comment intervenir ?

La science moderne met, à notre disposition, deux procédés : l'intervention chirurgicale ou le traitement par les agents physiques.

Lequel faut-il choisir ?...

L'opération sanglante est restée, jusqu'à présent, le seul traitement vraiment rationnel des fibromes interstitiels de l'utérus. C'est un moyen rapide et radical de débarrasser, de leur infirmité, les malheureuses femmes atteintes de fibromyomes avec accidents graves et nous plaçons ce procédé au premier rang parmi toutes les méthodes préconisées.

Mais il existe des formes de fibromes qui ne sont pas tributaires du traitement chirurgical : soit que la malade se refuse à affronter les risques d'une opération ; soit que le fibrome rentre dans la catégorie des tumeurs qu'on ne doit pas opérer : tumeurs petites, état général mauvais, anémie, tuberculose, diabète ; soit enfin que l'âge de la malade avoisine la ménopause, c'est-à-dire le retour d'âge.

Il est très fréquent, en effet, de constater, au moment du retour d'âge, une diminution sensible du volume des fibromes de l'utérus, en vertu de cette loi physiologique qu'à ce moment critique, les ovaires perdent leur activité fonctionnelle. La circulation de l'utérus est donc, par ce contre-coup, arrêtée. On sait que le développement de ces tumeurs est en rapport direct avec l'activité circulatoire de l'utérus, ce qui explique que l'atrophie des ovaires amène, par le fait même, l'atrophie de l'utérus et des fibromes.

C'est pour cette raison qu'on hésite à opérer les femmes dont l'âge avoisine la ménopause et qu'on cherche à pratiquer artificiellement, à l'aide des Rayons X une ménopause prématurée.

Les Rayons X ont la propriété bien connue de produire l'atrophie de toutes les glandes et possèdent une action si manifeste sur les ovaires qu'ils peuvent amener la stérilité complète.

Il est donc facile d'expliquer l'action des Rayons de Röntgen, sur les ovaires et le fibrome, en soutenant qu'elle amène peu à peu la sécheresse de ces glandes, la suppression des règles, des hémorragies et la disparition de l'activité utérine.

Et les faits semblent confirmer cette manière de voir. Sous l'influence du traitement radiothérapique, les règles diminuent en quantité pour disparaître ensuite complètement et le fibrome, moins bien irrigué, s'atrophie rapidement.

On arrive ainsi à faire disparaître *complètement* — et j'insiste sur ce mot — d'énormes tumeurs fibromateuses.

Le seul inconvénient de ce nouveau procédé thérapeutique est sa lenteur d'action. Si l'on pouvait agir directement sur la tumeur, sans être obligé de traverser les parois épaisses de l'abdomen, on parviendrait, en quelques rares séances, à obtenir l'atrophie rapide.

Mais, dans la pratique, il n'en est pas ainsi : la plus grande partie des rayons émis par l'ampoule est absorbée par le derme et il ne parvient, sur le fibrome même, qu'une très faible quantité de rayons.

C'est ce qui explique le nombre relativement élevé de séances nécessaires à la disparition du fibrome.

Malgré cet inconvénient, le traitement des tumeurs de l'utérus par les Rayons X constitue une méthode thérapeutique heureuse, en ce sens qu'elle est absolument indolore, sans danger et qu'elle donne, entre des mains exercées, des résultats surprenants.

Aussi combien de femmes préféreront l'action lente et sûre de ce traitement, aux risques d'une opération désagréable.

Dans le cas d'hémorrhagies abondantes, on peut aussi utiliser la méthode d'Apostoli qui arrête les pertes de sang et permet d'obtenir la diminution du fibrome, mais non la disparition complète.

27° FLUEURS BLANCHES. — Les pertes blanches ou leucorrhée peuvent exister sans altération appréciable des organes génitaux. Leur seul inconvénient est alors d'incommoder le sujet par un écoulement désagréable, sans nuire en quoi que ce soit à la santé générale.

Cependant les pertes blanches, fréquentes chez les jeunes filles et jeunes femmes blondes, anémiques et lymphatiques, peuvent s'accompagner de pesanteur dans les lombes, de malaises, de troubles digestifs.

Elles constituent donc un désagrément qu'on ne peut négliger de combattre.

Dans tous les cas on veillera à améliorer par des toniques, un régime fortifiant, des ferrugineux, des arsénicaux, l'état général.

La levure de bière sèche à la dose de deux cuillerées à café par jour, exercera une action des plus manifestes.

Les jeunes filles joindront à ce traitement des lotions locales chaudes à l'eau de feuilles de noyer.

Les femmes mariées agiront plus efficacement à l'aide d'injections chaudes de deux litres d'eau bouillie tenant en suspension une cuillerée à bouche de formol. Ce produit est préférable à tous les antiseptiques que l'on préconise à tort et à travers contre cette affection. Ces injections seront prises chaque jour dans la position allongée.

28° Furoncles-Anthrax. — On peut chercher à faire avorter les clous en déposant sur l'élévation en voie de formation une goutte du mélange suivant :

N° 293. — **Topique pour faire avorter les Furoncles :**

Iode métallique...................... 4 gr.
Acétone .... 10 gr.

Si malgré ce traitement, les furoncles se développaient, on évacuerait leur contenu aussi complètement que possible et l'on recouvrirait la plaie d'une couche de ouate imbibée d'un liquide antiseptique.

L'administration de levure de bière sèche à la dose de 2 cuillerées à café par jour, empêcherait l'apparition de nouveaux furoncles.

L'*anthrax* sera traité d'une manière plus énergique par l'application d'une ventouse sèche laissée en place 5 minutes puis remise de 5 minutes en 5 minutes jusqu'à l'aspiration complète de la matière purulente.

29° Gerçures des mains. — Occasionnées par le froid et l'humidité, les gerçures des mains se trouveront bien de la pommade suivante :

N° 294. — **Pommade contre les Gerçures des Mains :**

Baume du Pérou...................... 2 gr.
Menthol .... 0 gr. 25
Salol .... 1 gr. 50
Huile d'olive........................ 1 gr. 50
Lanoline .... 45 gr.

30° GERÇURES DES SEINS. — Voir plus haut Crevasses.

31° GINGIVITES OU INFLAMMATION DES GENCIVES. —
L'usage de mauvaises poudres dentifrices, l'accumulation du tartre dentaire, les substances irritantes
introduites par l'alimentation ; en un mot tout ce
qui irrite fortement la muqueuse buccale peut déterminer une inflammation des gencives. Celles-ci deviennent rouges, saignent au moindre contact et
donnent lieu à des douleurs pénibles.

Les gargarismes au chlorate de potasse et surtout
l'application deux fois par jour d'un topique composé de 4 parties de glycérine pour une partie de
teinture d'iode, viendront rapidement à bout de
cette inflammation désagréable.

32° GOITRE. — Le goître est une tumeur siégeant
au devant du cou et produisant sur celui-ci une déformation du plus vilain effet. Il s'accompagne ordinairement d'un état de nervosité extrême et paraît
dû à un trouble de circulation de la glande thyroïde.

Malgré les magnifiques résultats obtenus à l'aide
du traitement électrique dans cette affection, les
traités de médecine parlent peu de l'électrothérapie.
Il faut que mes lectrices sachent bien qu'on améliore
toujours et qu'on fait disparaître très souvent la
tumeur goîtreuse et les symptômes qui l'accompagnent, par la galvano-faradisation du goître. Tous
les médecins qui s'occupent d'électricité peuvent en
donner des preuves évidentes et pour ma part les
douze cas que j'ai eu à traiter, ont tous bénéficié,

dans une très large mesure, de l'influence certaine des courants électriques. Le traitement doit être fait par un spécialiste, car on n'obtiendrait rien des petites boîtes électriques portatives répandues dans le commerce, et l'application du courant étant assez délicate.

34° HÉMORRHOÏDES. — Les grosses hémorrhoïdes guériront très rapidement par l'application locale de l'électricité de haute fréquence. Il en est de même des douloureuses fissures qui en sont la conséquence.

35° LUPUS. — Voir chapitre consacré à la beauté du nez.

36° MIGRAINE. — La migraine est trop connue et trop invoquée par les femmes du monde, à qui elle sert d'excuse ou de prétexte aux invitations ennuyeuses, pour que nous ayons à en décrire les symptômes. Mais quand véritablement elle existe, elle constitue un malaise suffisamment gênant pour être pris au sérieux. Vomissements, douleurs de tête exagérées par le bruit et la lumière, tels sont les caractéristiques de cette affection.

A celles qui souffrent de migraine, nous conseillons des applications, sur le front, de compresses trempées dans la solution suivante :

N° 295. — **Solution contre la Migraine** :

Menthol	0 gr. 25
Teinture de quillaya	10 gr.
Eau	150 gr.

Au bout de 3 minutes d'application, remplacer cette compresse par de l'eau fraîche, puis revenir à la solution pendant 3 minutes et ainsi de suite.

En même temps prendre un de ces cachets :

N° 296. — Cachets contre la Migraine :

Acide citrique......................	0 gr. 01
Caféine	0 gr. 05
Phénacétine	0 gr. 25
Antipyrine	0 gr. 50

L'action de la douche électrique statique vient à bout des migraines les plus rebelles.

37° NEURASTHÉNIE. — Voici une maladie déconcertante que les chagrins et les difficultés de la vie rendent de jour en jour plus fréquente. Elle offre du reste tant de symptômes variables, selon chaque individu atteint, qu'il ne nous est pas possible d'en donner ici une description détaillée.

Dans la majorité des cas, elle se caractérise par des idées noires, un dégoût de vivre pouvant aller jusqu'au suicide ou du moins une indifférence complète à tout ce qui entoure le malade. Le neurasthénique est triste, déprimé, mélancolique. Rien ne peut le faire sortir de sa torpeur ; ses facultés morales et physiques s'affaiblissent sans que le sujet fasse un effort pour réagir. Il est devenu comme un corps sans âme, sans énergie, sans volonté.

Joignez à cela les névralgies, les douleurs de tête et de reins, l'impuissance, l'insomnie, les troubles de tous les organes, et vous aurez une idée de cette affection étrange, véritable névrose, causée par le surmenage, les fatigues et le souci moral.

Autant cette maladie est déconcertante dans ses symptômes, autant elle semble rebelle aux traitements les plus énergiques.

L'hydrothérapie sous forme de douches, les reconstituants et surtout la moelle osseuse de bœuf, le repos à la campagne peuvent donner quelque résultat ; mais c'est encore à l'électricité statique qu'on aura recours avec les plus grandes chances de succès.

A côté de l'influence suggestive qu'exerce cette électricité sur une maladie où le moral est surtout atteint, existe une action curative réelle, que les Professeurs Leduc et d'Arsonval ont mis si judicieusement en valeur. Le grand nombre de neurasthéniques que nous avons traités par cette méthode démontrent, une fois de plus, que la fée électricité sait, d'une main généreuse, répandre sur ces déshérités, sa bienfaisante énergie.

38° OBÉSITÉ. — Voir le chapitre premier du livre où le traitement de l'obésité est indiqué avec détails.

39° PRURITS. — Les démangeaisons ont une cause essentiellement variable qu'il importe de savoir reconnaître. Elles peuvent être d'origine nerveuse, auquel cas les antispasmodiques réussiront parfaitement ; quelquefois elles attirent l'attention sur l'existence d'une maladie méconnue comme le diabète ; d'autres fois elles sont la complication de quelque affection de la peau. Le médecin pourra seul déceler la véritable nature de ce symptôme.

De toutes façons, en cas de prurit, on se trouvera bien de lotionner les parties atteintes avec le mélange suivant :

N° 297. — Lotion contre le Prurit :

Liqueur de Van Swiéten.................	150 gr.
Hydrate de chloral......................	40 gr.
Eau de roses...........................	150 gr.

et appliquez ensuite une couche de l'excellente pommade :

N° 298. — Pommade contre les Démangeaisons :

Menthol	0 gr. 60
Baume du Pérou........................	5 gr.
Oxyde de zinc.........................	5 gr.
Amidon	5 gr.
Vaseline	10 gr.
Lanoline	10 gr.

En cas de prurit rebelle et intense, ne pas hésiter à recourir aux effluves de haute fréquence ou aux Rayons X qui guérissent, presque à coup sûr, les cas les plus invétérés.

40° TUMEURS. — Voir cancers et fibromes.

41° ULCÈRES VARIQUEUX. — A la suite de varices volumineuses insuffisamment traitées, on voit souvent se développer, sur les tissus mal nourris de la jambe, une petite plaie qui peu à peu s'agrandit, saigne, suppure et donne lieu à ces hideux ulcères de jambes qui n'ont aucune tendance à guérir d'eux-mêmes. En vain, essaie-t-on contre eux les topiques les plus réputés, les antiseptiques les plus connus. Rien n'y fait, l'ulcère creuse en profondeur et en surface et bientôt la jambe entière, gonflée par la mauvaise circulation, présente l'aspect d'une vaste plaie gris sale, sécrétant une suppuration fétide et pouvant même entraîner, par la disparition des tissus rongés, des hémorragies terribles.

On pourrait penser que l'antiseptie, qui a transformé la chirurgie nouvelle et qui a permis d'obtenir, dans le traitement des lésions ouvertes, des résultats merveilleux, est efficace pour la guérison des ulcères.

Il n'en est rien et, malheureusement, les antiseptiques les plus réputés n'ont aucune action propice.

A quoi tient donc cette anomalie, cette impuissance des pansements usuels à guérir les ulcères et les plaies atones ?

D'abord à ce que ces lésions ne sont pas d'origine microbienne, c'est-à-dire entretenues par la prolifération de bacilles ; ce n'est pas, par suite, en s'attaquant à ceux-ci, comme dans une plaie suppurante, qu'on peut arriver à la guérison. Sans doute, il est important, il est même nécessaire de débarrasser les ulcères des infections secondaires qui peuvent venir s'y ajouter : mais l'antisepsie ne saurait suffire à amener leur cicatrisation, c'est-à-dire à permettre la réparation spontanée, comme cela a lieu normalement.

En effet, et sans vouloir entrer dans le détail des lésions anatomiques, les tissus qui constituent la plaie ulcéreuse, quelle que soit d'ailleurs son origine, ont une vitalité amoindrie ; ils sont mal nourris, mal innervés, c'est là leur caractère principal, fondamental.

C'est au reste cette nutrition viciée qui donne aux ulcères leur allure torpide et leur défaut de tendance à la cicatrisation. La prolifération cellulaire ne s'y accomplit pas comme dans des tissus ayant une nutrition et une résistance normales, comme dans une plaie récente.

C'est encore là, à vrai dire, une raison du manque d'action des pansements antiseptiques ; la plupart de ceux-ci, destructeurs des cellules microbiennes, sont en même temps nocifs pour les cellules de l'organisme et sont loin d'en favoriser la reproduction.

Le peu de tendance à la réparation des tissus ulcéreux montre qu'il faut venir en aide à la cicatrisation, qui ne saurait se faire d'elle-même, par l'emploi de topiques spéciaux, destinés à la favoriser.

Ainsi s'expliquent les excellents résultats que donnent encore à l'heure actuelle les préparations d'autrefois, les vieux baumes à formule complexe, les anciens onguents où entrent une multitude de produits, les emplâtres polypharmaques de jadis, qui tous sont des stimulants de la prolifération cellulaire.

Lorsqu'une plaie atone, quelle qu'elle soit, n'ayant aucune tendance spontanée à la réparation, est bien nettoyée, aseptique ; lorsque les infections secondaires qui avaient pu venir s'y greffer en ont été éliminées, le rôle de l'antisepsie est terminé et il est nécessaire de recourir à une préparation spéciale pour obtenir la cicatrisation.

Voici donc en cas d'ulcères variqueux, la ligne de conduite la plus efficace pour arriver rapidement à la guérison.

On commence par nettoyer soigneusement la plaie pour la débarrasser de ses sécrétions à l'aide d'un mélange, par parties égales, d'eau bouillie et d'eau oxygénée chirurgicale à 12 volumes. Puis, on étend une certaine quantité d'un baume végétal au suc du *Populus nigra*, appelé Ulcérine Berger, sur un linge fin et stérilisé, maintenu par une bande élastique.

Ce pansement renouvelé tous les jours ou tous les deux jours, selon l'abondance des sécrétions, procure en peu de temps, la cicatrisation voulue.

Il sera naturellement indiqué de traiter la cause immédiate, les varices, par les procédés indiqués plus haut.

42° URTICAIRE. — Manifestation cutanée de cause interne, l'urticaire peut survenir à la suite d'absorption d'aliments, en particulier la charcuterie, les conserves, les poissons et les coquillages.

Il existe du reste à ce sujet une susceptibilité particulière, variable pour chacun de nous. Des aliments qui chez telle personne ne déterminent aucune réaction, occasionnent chez une autre de l'urticaire et même de l'eczéma.

Il y a donc lieu, dans le traitement de cette dermatose, de tenir compte de la prédisposition individuelle.

En tous cas, puisque cette affection est déterminée par l'ingestion d'aliments fermentescibles, il sera tout indiqué de favoriser leur évacuation par des purgatifs salins. Des lotions à l'eau tiède vinaigrée et l'application d'une pommade, telle que la suivante, compléteront le traitement :

N° 299. — **Pommade contre l'Urticaire :**

Baume du Pérou.....................	4 gr.
Oxyde de zinc......................	5 gr.
Amidon	5 gr.
Vaseline	10 gr.
Lanoline	10 gr.

43° VITILIGO. — La décoloration partielle de la peau, que l'on rencontre dans le vitiligo et qui donne lieu à ces grandes plaques blanches, de forme irrégulière, tranchant par leur pâleur avec la teinte rose du reste du corps, peut être le résultat de troubles nerveux trophiques des téguments. A la suite d'une émotion très vive ou d'une maladie infectieuse, la pigmentation normale de l'épiderme fait place, par endroits, à des taches décolorées qui tendent sans cesse à s'accroître et donnent lieu à un aspect, en quelque sorte zébré de la surface du corps.

Inutile d'insister sur le fâcheux effet de cette pigmentation partielle au point de vue esthétique qui peut se propager au visage et fait la désolation de celles qui en sont atteintes.

Il est rare que cette maladie rétrocède d'elle-même. Le plus souvent, après être restée longtemps stationnaire, elle se propage et se multiplie, à moins qu'un traitement énergique ne vienne en enrayer la marche.

Les excitations réitérées de la peau par des topiques appropriés tels que les solutions alcooliques de camphre et de térébenthine, et surtout l'électrisation sous la forme, soit de courants continus, soit de bains, soit d'effluves ont paru quelquefois favoriser le retour de la coloration normale.

Mais souvent, quoiqu'il fasse, le médecin est impuissant contre cette maladie. Nous avons pourtant obtenu pour notre part une guérison complète par l'action répétée des Rayons X.

CHAPITRE XVII

Les auxiliaires de la beauté

Nombreuses formules de bandolines. — Brillantines. — Cold-creams. — Crèmes pour le visage. — Elixirs, poudres, pâtes et savons dentifrices. — Dépilatoires. — Eaux de toilette. — Eaux de Cologne. — Eaux de lavande. — Eaux de Portugal. — Eaux de quinine. — Eaux de toilette diverses. — Poudres et pâtes épilatoires. — Fards secs. — Fards liquides. — Fards gras. — Glycérines. — Laits de toilette et émulsions. — Papiers parfumés. — Parfums et extraits d'odeurs. — Essences. — Infusions de fleurs par enfleurage. — Parfums artificiels. — Pétroles parfumés pour la chevelure. — Pommades diverses. — Poudres et roses brillants pour les ongles. — Poudres de riz. — Poudres pour sachets. — Savons. — Schampooings. — Sels anglais. — Teintures pour cheveux. — Vinaigre de toilette.

« La femme, dit Baudelaire, est bien dans son droit et elle accomplit une espèce de devoir en s'appliquant à paraître magique et surnaturelle. Il faut qu'elle étonne, qu'elle charme. Idole, elle doit se dorer pour être adorée. Elle doit donc emprunter à tous les arts, les moyens de s'élever au-dessus de la nature pour mieux subjuguer les cœurs et frapper les esprits. Il importe fort peu que la ruse et l'artifice soient connus de tous, si le succès est certain et l'effet irrésistible. »

Nous ne pouvons trouver de termes plus heureux pour légitimer l'emploi des auxiliaires que la femme utilise pour idéaliser sa beauté.

Si le maquillage trop accentué est blâmable, l'emploi rationnel et prudent des poudres de riz, fards, crèmes, parfums de *bonne qualité*, ne peut que rehausser l'éclat et le charme du visage.

Nous parlerons donc successivement de tous les cosmétiques utilisés de nos jours, en donnant des formules choisies parmi les plus pratiques et les plus modernes.

Bien que nous ayons déjà indiqué, dans le cours de cet ouvrage, de nombreuses préparations de crèmes, fards, poudres, dentifrices, etc..., nous revenons avec un peu plus de détails sur cette question, de façon à permettre à nos lectrices de faire un choix heureux, parmi les formules que nous leur soumettons.

Un assez grand nombre de ces formules sont tirées du remarquable *Formulaire des principales spécialités de Parfumerie et de Pharmacie*, que l'auteur, M. René Cerbelaud, nous a très gracieusement autorisé à reproduire.

En vue de faciliter les recherches, nous adopterons l'ordre alphabétique.

I. — **Bandolines**.

Les bandolines sont des préparations destinées à faciliter et à maintenir l'ondulation des cheveux.

On lotionne ceux-ci avec la bandoline choisie, on les enroule encore humides sur des bigoudis ou des épingles spéciales. Au bout de douze heures, les cheveux déroulés resteront frisés.

N° 300. — Bandoline à la Rose.

Gomme adragante......................	8 gr.
Eau de roses..........................	120 gr.
Alcool	80 gr.
Essence de roses......................	4 gouttes

N° 301. — Bandoline à l'Amande.

En remplaçant dans la formule précédente l'essence de roses par de l'essence d'amandes amères, on obtient une bandoline à l'amande.

N° 302. — Bandoline ordinaire :

Borax en poudre......................	40 gr.
Gomme arabique.......................	4 gr.
Musc	0 gr. 10
Alcool	100 gr.

N° 303. — Bandoline à la Violette :

Eau	250 gr.
Borate de soude......................	10 gr.
Gomme adragante......................	2 gr. 50
Alcool camphré.......................	3 gr.
Huile essentielle de violettes...........	10 gouttes

Faire chauffer ensemble les trois premiers produits pour les dissoudre. Après refroidissement, ajouter les deux derniers produits.

II. — **Brillantines.**

Les brillantines destinées à la chevelure ne doivent être employées qu'en petite quantité à la fois. On verse dans le creux de la main gauche quelques gouttes de brillantine et avec une petite brosse spéciale, dite brosse à brillantine, on ramasse la légère couche de liquide contenue dans la main gauche pour la passer en long sur les cheveux.

De cette façon, on évitera de laisser pénétrer sur le cuir chevelu un corps gras pouvant venir obstruer les pores de la peau.

Les brillantines sont composées d'un mélange d'huile dissoute dans de l'alcool.

Les brillantines à base d'huile de ricin ou d'amandes douces sont, à mon avis, préférables à celles qui sont fabriquées avec de l'huile de vaseline, de noyau ou de glycérine. Cette dernière rend les cheveux poisseux. Elles peuvent être parfumées au goût de chacun et dans les formules suivantes on pourra remplacer le parfum cité par un autre produit odorant.

N° 304. — **Brillantine à l'Huile de Ricin :**

Huile de ricin.........................	12 cmc.
Essence de roses......................	3 gouttes
Alcool à 90°.............. q. s. pour	125 cmc.

N° 305. — **Brillantine à l'Huile d'Amandes douces :**

Huile d'amandes douces................	120 gr.
Alcool à 90°..........................	20 gr.
Essence de bergamote..................	0 gr. 10
Extrait de violettes..................	1 gr.

N° 306. — **Brillantine à la Pilocarpine :**

Huile de ricin......................	12 cmc.
Nitrate de pilocarpine...............	0 gr. 20
Extrait de jasmin..................	1 gr. 25
Extrait d'héliotrope blanc...........	10 gr.
Alcool à 90°............. q. s. pour	125 cmc.

Pour ces formules, il faut, avant de s'en servir, agiter le flacon, car l'huile étant insoluble dans l'alcool, ces deux liquides de densité différente forment deux couches superposées complètement distinctes.

III. — **Cold-creams.**

Les cold-creams très employés autrefois, remontent à la plus haute antiquité. Le cold-cream inventé par Gallien était composé de cire vierge, d'huile et d'eau. Les formules modernes ne diffèrent sensiblement de celle-ci que par l'addition de blanc de baleine et de parfums variés. Du reste, bien que ces préparations soient excellentes pour la peau, elles sont de plus en plus abandonnées dans la pratique courante, au profit des crèmes pour le visage, car elles se conservent difficilement malgré la glycérine qu'on leur incorpore souvent.

Pourtant, lorsqu'elles sont employées fraîches, elles donnent à la peau une délicieuse sensation de jeunesse et nous en restons très partisan. On prendra seulement la précaution de les faire préparer par petites quantités à la fois.

Nº 307. — Cold-Cream du Codex :

Huile d'amandes douces................	45 gr.
Cire blanche........................	6 gr.
Blanc de baleine.....................	10 gr.
Eau de roses........................	10 gr.
Teinture d'ambre....................	1 gr.
Teinture de benjoin..................	3 gr.
Huile volatile de roses...............	2 gouttes

Faire fondre au bain-marie les trois premiers produits. Versez-les ensuite dans un vase en porcelaine préalablement chauffé. Ajoutez l'eau de roses et les parfums en agitant sans cesse pendant et après l'opération.

Nº 308. — Cold-Cream au Camphre :

Cire	6 gr.
Blanc de baleine.....................	6 gr.
Huile d'amandes.....................	100 gr.
Eau de roses........................	100 gr.
Camphre	10 gr.
Essence de romarin..................	4 gouttes
— de lavande...................	4 gouttes

Nº 309. — Cold-Cream extra-fin (CERBELAUD) :

Blanc de baleine.....................	162 gr.
Cire blanche........................	81 gr.
Huile d'amandes douces...............	567 gr.
Eau distillée de roses................	180 gr.
Musc artificiel......................	0 gr. 10
Extrait de mille fleurs...............	5 cmc.
Essence de bergamote................	1 cmc.
Essence de géranium rosat...........	1 cmc.
Essence de lavande aux fleurs.........	1 cmc.
Essence de petit-grain...............	1 cmc.
Essence d'amandes amères vraies.......	2 gouttes

N° 310. — Cold-Cream au Borax :

Cire	5 gr.
Blanc de baleine....................	5 gr.
Borax	15 gr.
Huile d'amandes....................	75 gr.
Essence de menthe....................	0 gr. 30
Eau de roses.........................	75 gr.

N° 311. — Cold-Cream américain :

Spermaceti	8 gr.
Cire blanche.......................	6 gr.
Huile d'amandes douces.............	50 gr.
Eau de roses.......................	25 gr.
Eau de fleur d'oranger..............	8 gr.
Glycérine neutre à 30°.............	8 gr.
Essence de rose ou géranium.........	3 gouttes

N° 312. — Cold-Cream à la Violette, au Jasmin, à la Fleur d'Oranger, à l'Amande :

Pour obtenir un cold-cream à la violette, au jasmin, à la tubéreuse, remplacer dans la formule 307, l'huile d'amandes douces par une égale quantité d'huile parfumée à la violette, au jasmin ou à la tubéreuse. Le cold-cream à la fleur d'oranger s'obtient tout simplement en remplaçant l'eau de roses par de l'eau d'oranger. Le cold-cream à l'amande se fait comme le cold-cream ordinaire en mettant de l'essence d'amandes amères à la place de l'essence de roses.

N° 313. — Cold-Cream au Jus de Concombre :

Huile d'amandes douces...............	100 gr.
Jus de concombre....................	50 gr.
Blanc de baleine......................	2 gr. 50
Cire blanche........................	2 gr. 50
Essence de roses.....................	5 gouttes

On extrait facilement le jus de concombre en pressant le fruit dans une presse ordinaire.

On peut se contenter de prendre une partie de cold-cream ordinaire et la mélanger avec une égale quantité de jus de concombre.

Le cold-cream au concombre est à la fois rafraîchissant et agréable au teint. Il convient tout particulièrement aux peaux sèches. Il en est de même du cold-cream au suc de lys qui se fait de la même façon.

IV. — **Crèmes pour le visage**.

Les crèmes, avons-nous dit, sont entrées pour une très large part dans la pratique courante et n'ont pas tardé à détrôner les antiques cold-creams. Du jour où l'usage de la poudre de riz s'est vulgarisé, on s'est efforcé de trouver des crèmes capables de bien fixer cette poudre et de donner, en même temps, au teint, un aspect de fraîcheur agréable à l'œil. La glycérine, le glycérolé d'amidon, la lanoline, la vaseline et les stéarates servent de base aux crèmes destinées au visage.

Le *glycérolé d'amidon* n'est autre chose que de la glycérine solidifiée par de l'amidon tiré du blé, du riz ou du maïs. L'amidon de blé est préférable à ces deux derniers.

Les crèmes à base de lanoline et de vaseline donnent de bons résultats. Cependant la lanoline extraite du suint de mouton, possède une odeur fade de laine assez désagréable qui nécessite l'emploi de parfums assez robustes. La vaseline qu'on retire du goudron de pétrole offre le grand avantage de rester neutre indéfiniment au contact de l'air, sans rancir, et de donner, par son association avec la lanoline, plus de consistance à la préparation.

Les crèmes au stéarate sont, à mon avis, recommandables, mais à condition d'être employées à l'état frais. Comme pour les crèmes à la lanoline il est indispensable de masquer par un parfum tenace : musc, essence de rose ou héliotropine, l'odeur désagréable de l'acide stéarique.

Toutes ces crèmes doivent être conservées dans des pots soigneusement fermés.

N° 314. — Crème au Glycérolé d'Amidon (CERBELAUD) :

(A). Amidon de blé (de préférence)........	10 gr.	
ou Arrow-root (à défaut).................	10 gr	
Eau distillée de roses...................	10 gr.	
(B). Glycérine neutre à 30" (Armandy)......	140 gr.	
Eau distillée de roses.................	10 gr.	
(C). Oxyde de zinc pulvérisé...............	7 gr.	50
Glycérine neutre à 30°...............	5 gr.	
(D). Teinture de benjoin....................	3 gr.	
Teinture de panama..................	3 gr.	
Coumarine	0 gr.	30
Héliotropine	0 gr.	30
Teinture d'ambre gris au centième.....	1 gr.	
Solution de musc artificiel, en gros cristaux à 6 o/oo.......................	1 gr.	

(A). Triturer au mortier les 10 grammes d'amidon de blé avec les 10 grammes d'eau de roses ; mettre de côté.

(B). Chauffer la glycérine additionnée d'eau de roses. Mélanger A et B et agiter sans cesse avec un pilon ou une spatule ; lorsque la masse prendra en gelée, retirer du feu.

(C). Verser le glycérolé obtenu et encore chaud sur l'oxyde

de zinc bien trituré avec la glycérine (mélange C). Battre vivement.

(D). Lorsque la masse sera bien homogène et froide, ajouter le mélange des parfums, triturer avec soin et même au besoin passer le produit au tamis de soie en ayant soin d'exercer une légère pression avec la main sur le glycérolé obtenu.

N° 315. — Autre Crème au Glycérolé d'Amidon :

Amidon de blé...................... 5 gr.
Eau de roses...................... 10 gr.
Glycérine neutre...................... 70 gr.
Oxyde de zinc...................... 2 gr.
Teinture de benjoin...................... 2 gr.
Essence de roses...................... 3 gouttes
Essence de myrrhe...................... 15 gouttes

N° 316. — Crème à la Lanoline et Vaseline :

Lanoline .... 20 gr.
Vaseline blanche...................... 20 gr.
Essence de géranium...................... 5 gouttes
Eau distillée de roses...................... 15 gr.

N° 317. — Crème au Stéarate de Soude (CERBELAUD) :

Acide stéarique pur...................... 30 gr.
Glycérine neutre à 30°...................... 90 gr.
Eau distillée de roses...................... 120 gr.
Lessive de soude...................... 6 gr.
Essence d'amandes amères...................... 1 goutte
Essence de roses d'Orient...................... 2 gouttes
Extrait de jasmin...................... 4 gr.
Solution de musc artificiel en gros cristaux, à 6 0/00...................... 1 gr.

V. — **Dentifrices.**

*Eaux et Elixirs dentifrices. — Poudres. — Pâtes
et Savons dentifrices.*

Les dentifrices peuvent être employés sous forme
d'élixir, de poudre, de pâte ou de savon.

La variété de ces produits est très abondante et
l'on n'a que l'embarras du choix parmi les innom-
brables spécialités présentées dans le commerce.

Nous donnons la préférence aux dentifrices renfermant des antiseptiques légers comme le menthol,
le salol, le thymol, l'eau oxygénée ou même l'acide
phénique et préconisons les savons (Savon Kenott).

Nous rejetons dans notre pratique l'emploi du
camphre, de l'acide salicylique, qui présentent l'inconvénient de décalcifier les dents ; des poudres acides, des poudres à base de corail, pierre ponce, char-
bon, silice, talc, qui abîment l'émail et se logent
dans les interstices dentaires.

La plupart des préparations dentifrices sont colorées en rouge par le carmin.

Il nous est impossible de donner un grand nombre
de formules dentifrices ; celles que nous indiquons
sont parmi les plus recommandables.

N° 318. — **Elixir Dentifrice à l'Eau oxygénée :**

Alcool à 90°...........................	75 gr.
Menthol	1 gr.
Thymol	1 gr.
Eau oxygénée..........................	180 gr.
Teinture de ratanhia...................	5 gr.

N° 319. — Elixir Dentifrice au Formol :

Formol à 40 %	1 gr.
Teinture de quinquina	60 gr.
Glycérine	60 gr.
Essence de menthe	2 gr.
— d'anis	1 gr. 50
— de girofle	1 gr.
— de cannelle	1 gr.
Alcool	100 gr.

N° 320. — Elixir Dentifrice au Salol :

Salol	4 gr.
Menthol	0 gr. 10
Teinture de cochenille	10 gr.
— de vanille	0 gr. 50
Alcool à 90°	100 gr.

N° 321. — Elixir Dentifrice à l'Acide Phénique :

Acide phénique	5 gr.
Salol	2 gr.
Acide thymique	0 gr. 50
Essence de menthe	2 gr.
Teinture de badiane	125 gr.
Teinture de cochenille	15 gouttes
Essence d'anis	1 gr.

N° 322. — Elixir Dentifrice astringent :

Alcool de menthe	200 gr.
Teinture de ratanhia	20 gr.
— de benjoin	10 gr.
Chloroforme	1 gr.
Hydrate de chloral	2 gr.

N° 323. — Elixir Dentifrice à la Saccharine :

Saccharine	2 gr.
Acide benzoïque.......................	3 gr.
Teinture de ratanhia..................	10 gr.
Alcool à 95°..........................	100 gr.
Essence de menthe.....................	0 gr. 50

N° 324. — Poudre Dentifrice au Salol :

Résorcine	1 gr.
Salol	4 gr.
Iris pulvérisé........................	40 gr.
Carbonate de chaux pulvérisé..........	8 gr.
Carmin n° 40..........................	0 gr. 20
Essence de menthe.....................	10 gouttes
Essence d'anis........................	10 gouttes

N° 325. — Poudre Dentifrice au Menthol :

Menthol	0 gr. 50
Salol	4 gr.
Acide thymique........................	1 gr.
Carbonate de magnésie.................	50 gr.
Essence de menthe.....................	1 gr.
Carmin n° 40..........................	0 gr. 20

N° 326. — Poudre Dentifrice au Quinquina :

Poudre de quinquina jaune.............	10 gr.
Tannin pulvérisé......................	10 gr.
Carbonate de chaux....................	10 gr.
Essence de menthe.....................	10 gouttes
— de fleurs d'oranger............	10 gouttes

N° 327. — Poudre Dentifrice rose :

Carbonate de chaux...................... 20 gr.
Carbonate de magnésie.............. 15 gr.
Essence de Wintergreen.............. 3 gouttes
Carmin n° 40.......................... 0 gr. 10

N° 328. — Poudre Dentifrice au Chlorate de Potasse :

Carbonate de chaux.................... 10 gr.
Chlorate de potasse................... 5 gr.
Borate de soude....................... 5 gr.
Salol pulvérisé....................... 10 gr.
Saccharine .... 0 gr. 10
Essence de géranium................... 2 gouttes
Essence de menthe..................... 5 gouttes
Essence de badiane.................... 5 gouttes

N° 329. — Savon Dentifrice astringent :

Carmin .... 0 gr. 05
Savon médicinal....................... 10 gr.
Poudre d'iris pulvérisé............... 10 gr.
Carbonate de chaux.................... 10 gr.
Huile de menthe....................... 5 gouttes
Talc .... 5 gr.
Gomme arabique........................ q. s.

N° 330. — Pâte Dentifrice molle :

Carbonate de chaux.................... 20 gr.
Savon médicinal....................... 5 gr.
Carmin .... 0 gr. 10
Huile de menthe....................... 0 gr. 50
Alcool .... q. s.
Sirop simple.......................... 5 gr.

Voir encore les formules données au chapitre consacré à l'hygiène des dents.

VI. — **Eaux de toilette.**

Eaux de Cologne. — Eaux de lavande. — Eaux de Portugal. — Eaux de Quinine. — Eaux de toilette diverses.

La valeur des eaux de toilette dépend de la qualité de l'alcool et de l'heureuse association des essences qui entrent dans leur composition. A lire certaines formules d'eaux de Cologne, composées d'une vingtaine de plantes aromatiques différentes, on pourrait croire que les formules simples ne donnent pas de bons produits. Il n'en est rien et seules les essences de néroli, de romarin, d'orange, de citron et de bergamote, unies à de l'alcool de bonne qualité, suffiront à obtenir une eau très agréable.

Dans le commerce, en raison des droits énormes que paie l'alcool, on emploie une eau très peu alcoolique rendue opalescente par de la teinture de benjoin, de l'acétate de plomb et de l'essence de bergamote. Cette eau est rendue « rubéfiante » à l'aide de sel de cuisine ou de gingembre.

Empressons-nous de dire, en revanche, que les maisons sérieuses préparent leurs eaux de Cologne et de toilette par distillation et au moyen d'alcool et d'essences de première qualité ; ce qui explique le prix élevé des eaux recommandables :

N° 331. — Eau de Cologne fine (CERBELAUD) :

Eau distillée de fleurs d'oranger......	150 gr.
Alcool rectifié à 90°..................	640 gr.
Essence de bergamote.................	11 gr. 50
Essence de cédrat....................	6 gr.
Essence de citron....................	15 gr.
Essence de lavande aux fleurs.........	3 gr.
Teinture de benjoin de Siam à 1/5....	22 gr.
Teinture d'ambre gris au centième....	5 gr.

N° 332. — Eau de Cologne formule du Codex :

Huile volatile de bergamote...........	10 gr.
— de Portugal.............	10 gr.
— de citron..............	2 gr.
— de néroli..............	2 gr.
— de romarin.............	2 gr.
Alcool à 90°........................	1000 gr.

N° 333. — Eau de Cologne, formule simple :

Essence de bergamote.................	15 gr.
— de citron....................	30 gr.
— de lavande..................	30 gr.
Alcool à 90°........................	1 litre

N° 334. — Eau de Lavande, formule simple :

Essence de lavande...................	60 gr.
Teinture d'ambre....................	30 gr.
Eau de Cologne.....................	500 gr.
Alcool à 90°........................	1000 gr.

N° 335. — Eau de Lavande pour Frictions :

Essence de lavande...................	30 gr.
Alcool à 90°........................	1 litre
Eau de roses........................	175 gr.

N° 336. — **Eau de Lavande ambrée** (CERBELAUD) :

Essence de lavande extra Mitcham...... 25 cmc.
Eau de Cologne fine................. 500 cmc.
Alcool à 90°....................... 500 cmc.
Solution d'ambre au centième......... 5 cmc.
Caramel........... q. s. p. colorer en brun clair.

N° 337. — **Eau de Portugal extra-fine** (CERBELAUD) :

Eau distillée de roses................ 150 cmc.
Teinture de Safran au dixième......... 1 cmc.
Alcool pur à 90°.................... 850 cmc.
Essence de bergamote................ 4 cmc.
    —   de cédrat.................... 2 cmc.
    —   de Portugal................. 20 cmc.
    —   de citron.................... 5 cmc.
    —   de roses d'Orient............ 0 cmc. 50
Infusion de musc artificiel à 7 o/oo.... 5 cmc.
Vanilline cristallisée................. 0 gr. 50

N° 338. — **Eau de Hongrie** :

Alcool à 95°....................... 1 litre
Essence de romarin.................. 15 gr.
    —   de citron.................... 7 gr.
    —   de mélisse................... 7 gr.
    —   de menthe................... 1 gr.
    —   de roses.................... 1 gr.
    —   de néroli................... 2 gr.

VII. — **Emulsions.**

Voir : *Laits de toilette.*

VIII. — **Epilatoires.**

Poudres et Pâtes épilatoires

Les poudres et pâtes destinées à faire tomber les poils sont composées de sulfures alcalins, additionnés de glycérolé d'amidon, d'oxyde de zinc, produits destinés à neutraliser l'action irritante des sulfures.

Mention spéciale est faite au sujet de l'eau oxygénée qui est plutôt un décolorant qu'un épilatoire, mais qui néanmoins réussit, à la longue, à déterminer la chute des poils.

La plupart des épilatoires sont caustiques. Quelques-uns même occasionnent, par un emploi irrationnel ou prolongé, une rougeur et desquamation de l'épiderme.

Aussi l'effet de ces préparations doit il être attentivement surveillé.

Les préparations à base de sulfure de calcium sont à préférer.

Des accidents graves et même des empoisonnements ont été signalés à la suite des épilatoires composés de sulfure d'arsenic et qui contiennent quelquefois jusqu'à 80 pour 100 d'acide arsénieux.

Pour appliquer les poudres épilatoires, on délaie ces poudres dans une quantité d'eau suffisante pour leur donner la consistance d'une crème. On étend cette pâte sur les parties velues du bras ou de la jambe pendant cinq minutes environ ou jusqu'à ce que l'action caustique du produit sur la peau se fasse légèrement sentir.

On emploie alors un couteau à papier en os ou

en ivoire, avec lequel on racle la surface de la peau, puis on lave à grande eau.

Cet essai permet de se rendre compte, à la fois, de l'action du produit sur les parties traitées, action qui varie selon la susceptibilité de chaque épiderme, et du temps nécessaire pour obtenir l'épilation.

On possède ainsi des indications précises sur ce que l'on veut obtenir au visage où l'on peut opérer avec certitude. Après l'épilation il sera indispensable de laver à grande eau et d'appliquer un bon cold-cream.

L'inconvénient de toutes ces pâtes dépilatoires est d'amener une chute temporaire des poils soumis à leur action. Au bout de quelques jours, ces poils repoussent plus nombreux et plus forts et l'on se trouve forcé de recourir constamment à une opération, en somme désagréable.

L'épilation électrique telle que nous l'avons décrite dans le courant de cet ouvrage, permet seule de détruire en une seule fois et pour toujours le poil jusque dans sa racine. C'est à elle qu'on devra avoir recours dans la majorité des cas.

Voici cependant quelques formules épilatoires :

N° 339. — Dépilatoire au Sulfure de Calcium :

Sulfure de calcium	20 gr.
Glycérolé d'amidon	10 gr.
Poudre d'amidon	10 gr.
Essence de citron	10 gouttes

N° 340. — Dépilatoire au Sulfure de Sodium :

Monosulfure de sodium...............	5 gr.
Chaux vive..........................	5 gr.
Poudre d'amidon.....................	15 gr.
Eau................. q. s. p. faire une pâte.	

N° 341. — Dépilatoire au Sulfure de Baryum :

Sulfure de baryum...................	10 gr.
Glycérolé d'amidon..................	5 gr.
Oxyde de zinc..	5 gr.
Essence de citron...................	5 gouttes

N° 342. — Crème décolorante et dépilatoire à l'Eau oxygénée :

Glycérolé d'amidon..................	20 gr.
Eau oxygénée à 100 volumes..........	8 gr.

Laisser plusieurs heures en contact des poils, puis laver au savon. Cette préparation perd son action au bout de quelques jours, il est donc nécessaire d'en préparer très peu à chaque fois. Au bout de quelques applications, les poils bruns se décoloreront et finiront par tomber.

IX. — Les Fards.

Les fards sont des préparations destinées à embellir le teint, à le décorer d'un éclat factice, à masquer les défauts de l'épiderme. Ils ont surtout leur raison d'être au théâtre où le maquillage est devenu une nécessité professionnelle pour se rajeunir et « se faire la tête » du personnage qu'on représente.

Tout le monde a entendu parler des déplorables inconvénients de certains fards à base de céruse, de plomb, de mercure, de baryte ou d'aniline. On les accuse d'être toxiques par absorption cutanée et d'avoir occasionné des empoisonnements mortels !

N'exagérons rien et tout en admettant que l'usage des cosmétiques ainsi composés peut entraîner des coliques, des maux de tête, et même une anémie profonde, n'allons pas jusqu'à leur imputer des accidents plus graves.

Prenons simplement la précaution, avant de nous coucher, de débarrasser l'épiderme du fard qu'il supporte et faisons usage de produits de bonne qualité, inoffensifs, à composition connue.

Il existe des fards en poudre, des fards liquides et des fards gras.

Les fards en poudre, c'est-à-dire les fards secs, sont ordinairement composés de substances telles que : amidon de riz, fécule, talc, craie, magnésie, bismuth, oxyde de zinc, albâtre, kaolin très finement pulvérisées.

De tous ces produits, l'amidon de riz est le plus recommandable en ce sens qu'il est particulièrement fin, perméable et absorbant.

Pour corriger la transparence trop grande de l'amidon de riz et son manque d'adhérence à la peau, on peut, selon les conseils de Nicolas et Jambon à qui j'emprunte ces lignes, lui substituer la fleur d'amidon de froment légèrement additionnée d'oxyde de zinc et de sous-nitrate de bismuth, par exemple :

N° 343. — **Fard blanc sec :**

Fleur d'amidon de froment............... 93 parties
Sous-nitrate de bismuth................ 6 —
Oxyde de zinc....................... 6 —
Poudre d'iris....................... 1 —

Mêlez intimement et passez au tamis de soie n° 120.

Unna, de Hambourg, emploie un mélange de poudres minérales et végétales qu'il recommande particulièrement aux personnes présentant de la séborrhée du visage, et qui est couleur chair.

N° 344. — **Fard blanc chair :**

Oxyde de zinc....................... 2 gr.
Bolus rouge........................ 2 gr.
Bolus blanc........................ 3 gr.
Carbonate de magnésie.............. 3 gr.
Amidon de riz...................... 10 gr.

Mêlez et tamisez finement.

Le talc bien préparé et bien lavé donne une poudre excellente pour le visage, mais elle possède un brillant trop bleuté et n'est pas très adhérente. On peut, du reste, le mélanger avec d'autres poudres, telles que le carbonate de magnésie, le bismuth, la craie précipitée.

Le kaolin très blanc, pulvérisé et lavé, est aussi un excellent produit ; on peut le mélanger à parties égales d'amidon de riz et le parfumer avec quelques gouttes d'essence de géranium, de bergamote ou de verveine.

Voici quelques formules de fards secs :

N° 345. — Fard blanc au Talc :

Sous-carbonate de bismuth	2 gr.
Talc de Venise	8 gr.
Craie précipitée et lavée	8 gr.
Amidon de riz	10 gr.
Oxyde de zinc	4 gr.

N° 346. — Fard blanc au Bismuth :

Sous-nitrate de bismuth	4 gr.
Oxyde de zinc	4 gr.
Craie pulvérisée et tamisée	15 gr.
Poudre d'iris	3 gr.
Essence de géranium	3 gouttes

N° 347. — Fard blanc au Kaolin :

Kaolin blanc pulvérisé et lavé	25 gr.
Amidon de riz	25 gr.

N° 348. — Fard blanc à l'Oxyde de Zinc :

Oxyde de zinc	20 gr.
Carbonate de chaux	40 gr.
Poudre d'iris	15 gr.

Les fards rouges et roses secs sont exactement composés, pour la plupart, des mêmes substances que les poudres précédentes auxquelles on ajoute, par 100 grammes : 0,20 à 5 grammes (selon la teinte désirée) de carmin ou de carthamine.

Les fards liquides se préparent en suspendant des poudres minérales, blanches, bien triturées dans de l'eau de roses, eau de fleurs d'orangers, eau de Cologne, ou eau additionnée de teinture de benjoin.

On y ajoute souvent une petite quantité de glycérine.

N° 349. — Fard blanc liquide :

Eau de roses ou de fleurs d'oranger....	25 gr.
Sous-nitrate de bismuth................	5 gr.

N° 350. — Fard blanc liquide à l'Oxyde de Zinc :

Oxyde de zinc.......................	10 gr.
Talc de Venise.......................	2 gr.
Eau de Cologne......................	15 gr.
Eau de roses........................	15 gr.

N° 351. — Fard blanc liquide au Bismuth :

Sous-nitrate de bismuth...............	25 gr.
Glycérine neutre à 30°................	50 cmc.
Eau de roses........................	50 cmc.

Les fards liquides roses et rouges se préparent de la même façon que les fards blancs liquides auxquels on ajoute par 100 grammes de produit, 0,05 à 2 grammes de carmin, ou 0,02 à 1 gramme d'éosine, selon la teinte plus ou moins rouge que l'on veut obtenir.

Voici, en plus, une excellent formule de fard rouge liquide qui sert à donner aux lèvres une belle couleur cerise et qui peut également servir à ranimer l'incarnat des joues :

N° 352. — Fleur de Roses (PIESSE) :

Ammoniaque liquide concentrée........	2 gr.
Carmin, 1ʳᵉ qualité...................	1 gr.
Eau de roses........................	100 gr.
Essence de géranium rosat............	2 gouttes

Les fards gras sont préparés avec les mêmes poudres que les autres fards en y ajoutant soit de la vaseline, du blanc de baleine, soit de la cire blanche ou du beurre de cacao. On les colore en rose ou rouge de la même façon qu'il a été dit plus haut.

Voici des formules de fards blancs et roses, composés de substances inoffensives :

N° 353. — Fard gras blanc :

Talc de Venise	9 gr.
Oxyde de zinc	1 gr.
Huile d'amandes douces	10 gr.
Blanc de baleine	10 gr.

N° 354. — Fard gras blanc au Bismuth :

Carbonate de bismuth	25 gr.
Vaseline blanche chaude	25 gr.
Parfum	q. s.

N° 355. — Fard gras rose :

Talc de Venise	9 gr.
Huile d'amandes douces	20 gr.
Blanc de baleine	10 gr.
Carthamine	1 gr.

Les fards bleus destinés à renforcer la teinte bleue des veines s'obtiennent en mélangeant du talc finement tamisé avec du bleu de Prusse et de l'eau légèrement gommée.

Les fards noirs sont composés d'un mélange de noir de fumée ou de noir d'ivoire avec un corps gras. Ils servent à allonger les yeux, à bistrer les paupières, à « faire les sourcils ou les cils ».

N° 356. — Fard noir gras.

Noir d'Ivoire.................................. 25 gr.
Vaseline jaune foncée...................... 25 gr.
Parfum .... 6 gouttes

Le maquillage, pour être excusable, doit être bien discret.

Si l'on emploie un fard sec, on passe sur la peau une légère couche de crème, puis on étend, à l'aide d'un tampon de ouate, le fard blanc sec sur le visage. Par dessus ce blanc on applique, avec la patte de lièvre appropriée, une légère couche de rouge en tasse sur les joues et les oreilles, en fondant bien les nuances.

Le fard liquide s'applique aussi avec un tampon de ouate.

On dépose une couche uniforme de fard blanc liquide sur tout le visage, on laisse sécher ; puis on étend une couche de rose liquide tout en nuançant les teintes. Une bonne poudre de riz complète le maquillage.

Le fard gras s'applique exactement de la même façon que le fard liquide, c'est-à-dire : couche uniforme de fard blanc gras, rouge gras et poudre. Il est cependant préférable de lubréfier l'épiderme à l'aide d'une légère couche de crème avant l'application du fard.

Quel que soit le maquillage, il sera nécessaire de débarrasser la peau du fard qui la recouvre, à l'aide d'huile d'amandes douces ou de beurre de cacao, puis d'un lavage à l'eau chaude.

X. — Glycérines.

Les glycérines choisies pour les soins de la toilette doivent être neutres et d'une grande pureté.

Nous avons dit que ces préparations, excellentes pour les mains, étaient à rejeter pour l'entretien du visage, car elles ternissent la peau, détruisent sa fraîcheur et lui donnent un aspect terreux.

Voici quelques formules de glycérines parfumées pour les mains.

On trouvera plus loin, à l'article des savons, de nombreuses préparations d'amandines, émulsines, pâtes pour les mains. Les formules indiquées à propos des soins de la main pourront aussi être utilisées avec avantage.

N° 357. — Glycérine à l'Eau de Rose :

Glycérine neutre	50 gr.
Eau distillée de roses	50 gr.
Essence de roses	2 gouttes

N° 358. — Glycériné au Benjoin :

Glycérine neutre	45 gr.
Teinture de benjoin	2 gr.
Essence de géranium	3 gouttes

N° 359. — Glycériné au Citron :

Glycérine neutre	25 gr.
Jus de citron	25 gr.

XI. — **Laits de toilette et Emulsions.**

Ces solutions d'aspect laiteux s'obtiennent en mélangeant avec de l'alcool une teinture ou une substance huileuse, résineuse ou savonneuse, qui ne s'y dissout qu'imparfaitement et y reste en quelque sorte en suspension parfaite.

Une émulsion bien faite ne doit pas donner de précipité ; la façon de la préparer est assez délicate.

Voici les formules de laits de toilette les plus employés :

N° 360. — **Lait Virginal :**

Eau de roses	400 gr.
Teinture de benjoin	25 gr.
Teinture de panama	25 gr.

Versez l'eau doucement dans les teintures après avoir légèrement fait tiédir l'eau de roses. Si l'on fait l'inverse, c'est-à-dire si l'on verse dans l'eau les teintures, celles-ci se précipitent et la préparation est manquée.

N° 361. — **Lait d'Amandes :**

Spermaceti	3 gr.
Cire blanche	3 gr.
Huile d'amandes	30 gr.
Savon d'huile	3 gr.
Amandes amères mondées	30 gr.
Eau de roses	250 gr.
Alcool à 60°	50 gr.
Essence d'amandes	1 gr.
— de bergamote	2 gr.

N° 362. — Lait de Roses :

Amandes douces décortiquées............	125 gr.
Eau de roses........................	500 gr.
Cire blanche.......................	7 gr.
Blanc de baleine...................	7 gr.
Savon blanc fin....................	7 gr.
Alcool à 90°.......................	50 gr.
Essence de roses...................	1 gr.

N° 363. — Lait d'Iris (CERBELAUD) :

Savon de Marseille râpé.............	15 gr.
Cire vierge extra-blanche...........	10 gr.
Blanc de baleine...................	10 gr.
Essence concrète d'iris.............	2 gr. 50
Glycérine neutre à 30°..............	150 gr.
Eau distillée de roses..............	850 gr.
Extrait d'Ylang-Ylang..............	20 gr.
Ionone pure, ou Irisoël.............	1 gr.

N° 364. — Lait de Pistache :

Pistaches pulvérisées...............	50 gr.
Eau de fleurs d'oranger.............	400 gr.
Cire vierge........................	5 gr.
Blanc de baleine...................	5 gr.
Huile d'amandes douces.............	5 gr.
Savon blanc fin....................	5 gr.
Alcool à 60°.......................	50 gr.
Essence de bergamote...............	2 gr.

N° 365. — Lait de Concombre :

Jus de concombres frais.............	250 gr.
Alcool à 90°.......................	100 gr.
Amandes douces.....................	50 gr.
Cire blanche.......................	5 gr.
Huile d'amandes douces.............	5 gr.
Savon blanc fin....................	5 gr.
Eau de fleurs d'oranger.............	200 gr.

XII. — **Lotions pour la toilette.**

Voir : *Eaux de toilette et Schampooings.*

XIII. — **Papiers parfumés.**

Voir : *Poudres parfumées pour sachets.*

XIV. — **Parfums. — Extraits d'odeurs.**

Les parfums peuvent être retirés du règne animal (musc), de plantes naturelles ou fabriqués artificiellement de toutes pièces.

L'extraction du parfum des plantes peut se faire de différentes façons.

On peut distiller à la vapeur d'eau les fleurs, feuilles, écorce ou racines des plantes odorantes et recueillir ainsi leur essence naturelle. Les plantes traitées, sont mises dans un alambic au contact d'une certaine quantité d'eau et chauffées vivement jusqu'à réduction des trois quarts au moins de la quantité d'eau. La vapeur d'eau chargée de principes odorants est condensée dans des appareils spéciaux. Il faut cent mille kilos de pétales de roses pour obtenir, de cette façon, 1 kilo d'essence de rose. On ne s'étonnera donc pas du prix élevé de cette idéale essence qui vaut jusqu'à 2000 francs le litre !

Par pression, à l'aide d'une forte machine, on obtient l'huile essentielle de certaines écorces telles que l'orange, le citron, le coing.

Mais on utilise surtout la propriété qu'ont les corps gras d'absorber avidement les substances odorantes et de les rendre, en grande partie, à l'alcool chargé de les dissoudre. Suivant qu'on emploie pour la macération des fleurs, un corps gras ou une huile, on obtient des produits aromatiques désignés sous le nom de pommades antiques, ou d'huiles antiques.

On place dans des vases de porcelaine la graisse ou l'huile recouvrant des sachets de fleurs ; on chauffe ces vases au bain-marie pendant 24 ou 48 heures ; puis on retire les sachets, on les vide et on les remplace par des fleurs fraîches. Ce procédé, répété 10 à 15 fois de suite, donne des pommades ou des huiles très odorantes.

Pour extraire de ces corps gras le parfum convoité, on les recouvre d'alcool et au bout de quelques jours on distille cette solution alcoolique. C'est ce qu'on appelle infusion première.

Cette opération n'enlève pas à la graisse ou à l'huile la totalité de l'essence qu'elles contiennent ; aussi recommence-t-on la même opération 2 et 3 fois de suite pour obtenir une infusion seconde et une infusion troisième, de moins en moins parfumées.

Le procédé de l'enfleurage dérive des mêmes principes. Sur des cadres en verre, on étend une couche de graisse de bonne qualité et sur cette graisse on répand les boutons et les pétales des fleurs dont on veut extraire le parfum. Ces fleurs sont laissées plusieurs jours de suite au contact de la graisse, puis remplacées par d'autres. Les corps gras absorbent l'arome des fleurs et les restituent par infusion.

Le procédé d'enfleurage par huiles diffère un peu du précédent, en ce sens que les fleurs sont placées dans une toile de coton imbibée d'huile d'olive. Les linges exprimés abandonnent une huile parfumée.

L'enfleurage se fait donc de la même façon que l'infusion, mais se pratique à froid.

Les progrès de la chimie moderne ont permis de fabriquer de toutes pièces des parfums artificiels. Ces produits synthétiques peuvent être la reproduction exacte d'un parfum naturel ou représenter un nouveau parfum n'existant pas dans la nature. Les plus employés sont l'héliotropine, odeur d'héliotrope; le terpinéol, odeur de muguet ; la coumarine, odeur de foin coupé ; l'irone, odeur de violette et d'iris ; l'ionone, l'irisoël, le violettol, odeurs de violette ; le rhodinol, odeur de rose ; la néroline et le yara, odeur de fleurs d'oranger ; le linalol, odeur de rose et quantité d'autres produits dont il serait trop long de parler ici.

Le cadre de cet ouvrage ne me permet pas, non plus, de donner les formules de tous les extraits d'odeurs et parfums répandus dans le commerce. Il en existe des milliers, leur fabrication exige une heureuse association de produits et d'essences d'un prix élevé, et, dans le but de donner à mes lectrices une idée de leur composition, je me contenterai d'énumérer quelques formules choisies dans l'intéressant *Formulaire des principales spécialités de Parfumerie et de Pharmacie,* de M. René Cerbelaud.

La préparation en petite quantité de ces extraits étant d'un prix élevé, j'engage mes lectrices à donner leur préférence aux produits tout préparés des bons parfumeurs.

N° 366. — Extrait d'Ambre extra :

Semettes d'ambrette pulvérisées.........	100 gr.
Baume de tolu......................	2 gr.
Racine d'iris pulvérisée................	2 gr.
Vanille concassée.....................	2 gr. 50
Ambre gris pulvérisé..................	0 gr. 50
Musc Tonkin.........................	0 gr. 50
Essence de roses d'Orient	0 gr. 40
Alcool de riz, désodorisé à 95°..........	1 litre

N° 367. — Extrait de Bouquet :

Infusion de jasmin n° 1................	260 cmc.
— de tubéreuse n° 1..............	140 cmc.
— de rose	200 cmc.
— de fleurs d'oranger............	60 cmc.
— de cassie	60 cmc.
Teinture d'iris à 1/5..................	170 cmc.
— de vanille à 1/10..............	60 cmc.
— de benjoin à 1/5..............	40 cmc.
— de bergamote.................	4 cmc.
Essence de citron.....................	3 cmc.
— de Portugal..................	4 cmc.
— de géranium rosat midi........	0 cmc. 50

N° 368. — Extrait de Chèvrefeuille :

Infusion sur rose n° 1................	100 cmc.
— tubéreuse	200 cmc.
— violette	100 cmc.
— jasmin	200 cmc.
— fleurs d'oranger...........	100 cmc.
Teinture d'iris à 1/5..................	300 cmc.
Essence d'amandes amères..............	0 cmc. 20
Teinture de benjoin à 1/5.............	10 cmc.
— de vanille à 1/10..............	25 cmc.

N° 369. — Extrait de Chypre :

Ivanol .... 1 gr.
Solution de musc artificiel, en gros cris-
    taux à 7 o/oo...................... 300 cmc.
Infusion de civette au centième......... 25 cmc.
Rhodinol, ou Rosenol, ou Géraniol...... 2 cmc. 50
Teinture de semences d'ambrette à 1/5.. 100 cmc.
    —   de fève tonka à 1/10......... 250 cmc.
    —   de vanille à 1/10............ 150 cmc.
    —   de racine d'iris à 1/5.......... 150 cmc.
Alcool à 95°...................... 50 cmc.

N° 370. — Extrait de Foin coupé :

Coumarine cristallisée................. 10 gr.
Musc artificiel...................... 1 gr.
Rhodinol .... 0 gr. 50
Vanilline .... 0 gr. 25
Ionore pure ou Irisoël................ 0 gr. 50
Acétate de benzoïle.................. 0 gr 50
Cassie synthétique................... 0 gr. 25
Alcool à 95°....................... 1 litre

Filtrer et colorer en brun clair avec un peu de caramel.

N° 371. — Extrait d'Héliotrope blanc :

Héliotropine amorphe................. 10 gr.
Vanille pulvérisée.................... 40 gr.
Baume du Pérou.................... 10 gr.
Musc Tonkin....................... 0 gr. 20
Ambre gris........................ 0 gr. 10
Alcool à 95°...................... 300 cmc.
Infusion 1ʳᵉ sur fleurs d'oranger........ 150 cmc.
    —   sur rose.................. 200 cmc.
    —   sur tubéreuse............. 125 cmc.
    —   sur jasmin................ 250 cmc.
Essence d'amandes amères vraies....... 2 gouttes

N° 372. — Extrait de Jasmin :

Infusion de jasmin sur fleurs n° 1	700 cmc.
— de jasmin sur fleurs n° 2	275 cmc.
— de musc Tonkin au centième	10 cmc.
Teinture de semences d'ambrette à 1/5	15 cmc.

N° 373. — Extrait de Jockey-Club :

Infusion 1re sur fleurs de cassie	200 cmc.
— — de tubéreuse	200 cmc.
— — de rose	100 cmc.
— — d'oranger	50 cmc.
Teinture de musc au centième	20 cmc.
— d'iris à 1/5	450 cmc.
Essence de bergamote	10 cmc.
— de rose d'Orient	1 cmc.

N° 374. — Extrait de Muguet :

Terpinéol (de Laire)	10 gr.
Essence d'amandes amères vraies	0 gr. 50
Vanilline cristallisée	1 gr.
Infusion 1re sur fleurs de jasmin	200 cmc.
— — d'oranger	200 cmc.
— — de cassie	200 cmc.
— — de tubéreuse	400 cmc.
Teinture d'ambre gris au centième	5 cmc.

N° 375. — Extrait de Musc :

Teinture de musc Tonkin au centième	250 cmc.
— d'ambrette à 1/5	150 cmc.
— de fève Tonka à 1/10	50 cmc.
— d'iris de Florence à 1/5	300 cmc.
Essence de roses d'Orient	0 cmc. 50
— de santal citrin	0 cmc. 25
Alcool de riz désodorisé, à 95°	q. s. p. un litre.

N° 376. — Extrait de Rose-Thé :

Essence de roses d'Orient...............	1 gr.
Rhodinol ou géraniol................	1 gr.
Essence de santal citrin..............	0 gr. 25
— de verveine de France.........	0 gr. 05
— concrète de fleurs d'oranger....	2 gr.
Teinture d'iris de Florence à 1/5......	50 gr.
Alcool de riz, désodorisé, à 95°..	q. s. pour un litre.

N° 377. — Extrait de Verveine :

Infusion sur fleurs d'oranger n° 1......	200 cmc.
— — de jasmin..........	100 cmc.
— — de tubéreuse........	100 cmc.
Essence de verveine extra-fine..........	40 gr.
— de cédrat....................	5 gr.
— de citron....................	5 gr.
— de Portugal.................	10 gr.
— de roses d'Orient.............	0 gr. 50
Alcool de riz, désodorisé, à 95°.	q. s. pour un litre.

N° 378. — Extrait de Violette :

Violettal liquide (de Maxhmeyer).......	10 gr.
Essence concrète de violette...........	5 gr.
— — de jasmin..........	8 gr.
— — de cassie...........	1 gr.
Essence d'Ylang-Ylang.............	1 gr.
Héliotropine	1 gr.
Musc artificiel........................	0 gr. 05
Teinture d'iris de Florence......	q. s. pour un litre.

N° 379. — Extrait d'Ylang-Ylang :

Essence d'Ylang-Ylang Manille........	10 gr.
Essence de rose de France...........	0 gr. 25
Teinture de musc Tonkin au centième..	5 gr.
Teinture d'iris de Florence à 1/5........	500 cmc.
Alcool de riz, désodorisé, à 90"....	500 cmc.

XV. — **Pâtes dentifrices.**

Voir : *Dentifrices.*

XVI. — **Pâtes dépilatoires.**

Voir : *Epilatoires.*

XVII. — **Pétroles parfumés.**

Le danger d'inflammation, même à distance, des éthers de pétrole les ont fait rejeter de la plus grande partie des spécialités destinées à nettoyer les cheveux. Les produits vendus dans le commerce, sous le nom de pétroles ininflammables, sont tous, sauf de rares exceptions, fabriqués avec de l'alcool parfumé, de l'eau, de l'huile, des essences ; mais ne contiennent pas un atome de pétrole.

Nos lectrices ne seront donc pas surprises de rencontrer dans les formules suivantes, appelées improprement pétroles, toute sorte de produits, excepté celui qui donne son nom à la préparation.

Nous donnerons cependant une formule de véritable éther de pétrole parfumé, destiné à nettoyer et onduler les cheveux, mais en rappelant le grand danger qui existe de se servir de ce produit à proximité d'une flamme. L'éther de pétrole est excessivement inflammable; ses vapeurs se propagent à distance et peuvent donner lieu à des dangers d'incendie.

Ces pétroles s'emploient en applications à l'aide

d'une petite brosse douce qui frotte le cuir chevelu et la racine des cheveux.

N° 380. — Pétrole ininflammable :

Essence de citron...................... 10 gr.
 — de bergamote.................. 20 gr.
Nitrate de pilocarpine................. 0 gr. 05
Alcool à 90°........................... 150 gr.
Eau distillée.......................... 250 gr.

N° 381. — Pétrole à la Quinine :

Essence de bergamote.................. 5 gr.
Extrait de jasmin..................... 2 gr.
 — d'héliotrope .... 20 gr.
Eau distillée......................... 150 gr.
Chlorhydrate de quinine.............. 0 gr. 25
Alcool à 90°.......................... 100 gr.

N° 382. — Ether de Pétrole parfumé :

Ether de pétrole distillé............... 250 gr.
Essence de bergamote.................. 0 gr. 50
 — de verveine.................. 0 gr. 50
Huile de vaseline..................... 2 gr. 50

XVIII. — Pommades.

Voir aussi *Crèmes et Cold-creams.*

Les pommades sont faites soit avec de l'huile, soit avec des graisses, des glycérolés, de la cire, du blanc de baleine et autres corps gras de toute espèce.

Les huiles d'amandes douces, d'olive, de noyau,

la lanoline, la vaseline, l'axonge, la moelle de bœuf,
le suif, constituent la base de presque toutes ces
préparations.

La lanoline offre, sur tous les corps gras, l'avantage de ne pas s'altérer à l'air, de ne pas rancir.
Elle est bonne pour l'épiderme, à condition de masquer son odeur désagréable de suif par des parfums
tenaces.

La vaseline ou l'huile lourde minérale retirée du
pétrole sert ordinairement à assouplir les pommades.
On l'associe le plus souvent à la lanoline.

La cire blanche, la cire végétale, le blanc de baleine permettent de donner aux pommades plus de
consistance.

Nous avons déjà donné la formule de nombreuses
crèmes et cold-creams pour le visage. Voici quelques
préparations complémentaires.

N° 383. — Pommade au Concombre :

Axonge	50 gr.
Teinture de benjoin	2 gr.
Blanc de baleine	15 gr.
Jus de concombre frais	50 gr.
Essence de roses	5 gouttes

N° 384. — Pommade Divine :

Blanc de baleine	10 gr.
Axonge	25 gr.
Huile d'amandes douces	30 gr.
Teinture de benjoin	2 gr.
— de vanille	1 gr.
Essence de roses	2 gouttes

N° 385. — Pommade à l'Huile de Ricin :

Huile de ricin.......................... 25 gr.
— d'amandes douces............... 25 gr.
Essence de bergamote.................. 2 gr.
— de citron..................... 4 gr.
Axonge .... 50 gr.

N° 386. — Pommade à la Moelle de Bœuf :

Huiles d'amandes douces............. 10 gr.
Moelle de bœuf...................... 90 gr.
Essence de bergamote................. 0 gr. 50
— de citron..................... 1 gr.

N° 387. — Pommades à la Vaseline, au Glycérolé, aux Stéarates, etc... (*Voir crèmes et cold-créams*).

N° 388. — Pommades Rosat. (*Voir Article de l'hygiène des Dents.*)

N° 389. — Pommade à l'Iodure contre l'Adiposité partielle. (*Voir Savon à l'Iodure.*)

XIX. — Poudres et roses brillants pour les ongles.

Les poudres destinées à donner de l'éclat aux ongles sont ordinairement composées de bioxyde d'étain ou de pierre ponce colorés au carmin.

A l'aide d'une petite peau de chamois ou de peau de daim, on passe une légère couche de poudre sur les ongles qu'on frotte de façon à obtenir un vif brillant.

Les rosées unguéales qui donnent aux ongles un

brillant rosé sont également employées avec avantage.

N° 390. — Poudre pour faire briller les Ongles :

Bioxyde d'étain	25 gr.
Carmin n° 40	0 gr. 50
Essence de lavande	0 gr. 25

N° 391. — Poudre unguéale à la Pierre ponce :

Pierre ponce porphyrisée	25 gr.
Carmin n° 40	0 gr. 50
Essence de géranium	10 gouttes

N° 392. — Rose brillant pour les Ongles :

Teinture de benjoin	30 gr.
Eosine	0 gr. 05
Essence de bergamote	2 gouttes
— de lavande	3 gouttes

N° 393. — Rose brillant au Collodion pour les Ongles :

Collodion	25 gr.
Ether	12 gr.
Alcool	12 gr.
Eosine	0 gr. 05
Essence de lavande	0 gr. 25

XX. — Poudres dentifrices.

Voir : *Dentifrices.*

XXI. — **Poudres de riz.**

Les poudres de riz de bonne qualité sont ordinairement composées de fécules d'amidon, de blé, de riz, de maïs, associées avec du talc, de l'oxyde de zinc, de la poudre d'iris, de la craie de Briançon, de la magnésie, du kaolin, etc...

Celles qui contiennent du plâtre, de l'albâtre, du bismuth et de la céruse sont à rejeter, dans l'intérêt de la beauté et de la santé.

La céruse et le bismuth sont toxiques, même à faible dose, et nous devons en condamner l'emploi.

Les poudres de riz roses sont ordinairement colorées avec du carmin ou de l'éosine.

Les poudres de riz Rachel s'obtiennent avec de la terre de Sienne ou de l'ocre jaune.

Le parfum et la composition de ces poudres de riz peuvent varier à l'infini. En voici quelques formules :

N° 394. — Poudre de Riz à la Violette :

Amidon de blé......................	100 gr.
Racine d'iris pulvérisée................	50 gr.
Essence de girofle....................	0 gr. 05
— de roses......................	0 gr. 01
— de santal.....................	0 gr. 05
Ionone	0 gr. 05

N° 395. — Poudre de Riz blanche :

Amidon de blé......................	50 gr.
Sous-nitrate de bismuth................	20 gr.
Kaolin blanc.......................	10 gr.
Oxyde de zinc......................	10 gr.
Essence de roses....................	2 gouttes
— de lavande..................	5 gouttes

N° 396. — Poudre de Riz rose :

Amidon de riz..........................	50 gr.
Oxyde de zinc.........................	10 gr.
Kaolin	10 gr.
Talc de Venise........................	2 gr.
Carmin n° 40..........................	0 gr. 03
Ionone	0 gr. 05
Essence de jasmin.....................	10 gouttes
— d'iris	10 gouttes
— de roses......................	2 gouttes

N° 397. — Poudre de Riz Rachel :

Amidon de riz..........................	20 gr.
Poudre de racine d'iris....................	30 gr.
Kaolin	10 gr.
Oxyde de zinc.........................	10 gr.
Talc de Venise........................	5 gr.
Coumarine	0 gr. 50
Vanilline	0 gr. 25
Héliotropine	0 gr. 25
Extrait de musc.......................	0 gr. 05
Terre de Sienne pulvérisée............	0 gr. 25

XXII. — Sachets parfumés et papiers parfumés.

Les parfums synthétiques artificiels : l'ionone,
l'héliotropine, la coumarine, le musc artificiel, le
terpinol, la vanilline, etc...., qui ont le grand avantage de conserver longtemps leur odeur et leur ténacité, sont, à notre avis, les meilleurs produits à utiliser dans la fabrication des poudres pour sachets.

Cependant quelques poudres végétales peuvent les
remplacer en partie, bien que leur parfum soit moins
durable que les produits artificiels.

Ces parfums associés à des poudres végétales ou minérales sont placés entre deux feuilles de coton ordinaire, introduite dans un sachet de soie.

Les sachets ne doivent pas être conservés dans un endroit trop sec, mais soumis, de temps à autre, à l'influence d'une légère humidité qui augmente le pouvoir odoriférant de ces poudres.

Le papier à lettre et les enveloppes à correspondance peuvent être mis au contact de ces sachets qui leur communiqueront leurs principes odorants. On peut aussi plus simplement, imbiber d'essence de bois de santal des feuilles de buvard et placer le papier à lettre entre ces feuilles qui conservent longtemps leur parfum.

N° 398. — Sachet au Chypre :

Musc artificiel	0 gr. 10
Poudre de santal	30 gr.
Poudre de roses	20 gr.
Benjoin pulvérisé	10 gr.
Essence de roses	2 gouttes
Vanilline	0 gr. 20
Poudre d'iris de Florence	40 gr.
Poudre de fève tonka	20 gr.

N° 399. — Sachet à l'Héliotrope :

Héliotropine	5 gr.
Poudre d'iris	250 gr.
Fèves tonka pulvérisées	50 gr.
Vanilline	1 gr.
Musc en grains	1 gr.
Essence de néroli	2 gouttes
Essences d'amandes amères	1 goutte

N° 400. — Sachet à la Lavande :

Fleurs de lavande.....................	100 gr.
Benjoin pulvérisé.....................	25 gr.
Musc artificiel pulvérisé...............	0 gr. 10
Essence de lavande....................	2 gr.

N° 401. — Sachet au Patchouli :

Feuilles de patchouli pulvérisées........	100 gr.
Musc artificiel pulvérisé..............	0 gr. 30
Essence de patchouli..................	0 gr. 10

N° 402. — Sachet à la Rose :

Pétales de roses.......................	250 gr.
Bois de santal pulvérisé...............	50 gr.
Poudre d'iris	20 gr.
Essence de roses.....................	1 gr.
— de géranium...................	1 gr.

N° 403. — Sachet à la Violette :

Ionone	2 gr.
Poudre d'iris........................	200 gr.
Fèves tonka pulvérisées...............	25 gr.
Musc artificiel......................	0 gr. 25
Essence de roses.....................	5 gouttes
— de néroli....................	5 gouttes
— de bergamote.................	5 gouttes

N° 404. — Sachet à la Maréchale :

Bois de santal.......................	80 gr.
Racine d'iris pulvérisée...............	80 gr.
Feuilles de roses pulvérisées...........	40 gr.
Clous de girofle pulvérisés...........	40 gr.
Ecorce de cassie.....................	40 gr.
Musc en grains......................	0 gr. 25
Vanilline	0 gr. 20

N° 405. — **Sachet pour parfumer le Linge :**

Roses pulvérisées...................... 125 gr.
Racine d'iris pulvérisée............... 125 gr.
Clous de girofle pulvérisés............. 8 gr.
Feuilles de muscades pulvérisées........ 8 gr.
Graines d'ambrette pulvérisées......... 15 gr.

XXIII. — Savons de toilette.

Les savons sont composés d'un corps gras et d'un sel de soude ou de potasse.

Les graisses d'animaux, les huiles d'olive, de noix et d'œillette sont les corps gras les plus employés.

La qualité d'un bon savon de toilette est en rapport direct avec le prix qu'il coûte. Les savons trop bon marché sont fabriqués avec les détritus de la boucherie et causent souvent des effets nocifs à l'épiderme.

Les savons de toilette de bonne qualité peuvent différer de forme, de couleur et de parfum mais sont tous fabriqués avec du suif et de la soude.

Nous ne pouvons donner ici la composition de tous les savons de toilette trop compliqués à préparer et conseillons de recourir aux bonnes marques des maisons de parfumerie.

Voici cependant quelques formules de savons ordinaires ou spéciaux qui donneront une idée de leur composition :

N° 406. — **Savon à la Rose :**

Savon blanc de suif.................... 250 gr.
Essence de roses...................... 10 gouttes
—   de géranium................. 4 gr.

N° 407. — Savon à l'Amande :

Graisse de porc......................	250 gr.
Eau	150 gr.
Potasse caustique.....................	40 gr.
Esprit de vin.........................	5 gr.
Essence d'amandes amères.............	1 gr.

N° 408. — Savon au Citron :

Savon blanc de suif...................	75 gr.
Carbonate de potasse.................	15 gr.
Pâte d'amandes.......................	150 gr.
Essence de citron.....................	5 gr.
— de bergamote.................	2 gr.

N° 409. — Savons Transparents :

Savon blanc coupé en copeaux........	100 gr.
Alcool à 90°..........................	10 gr.
Glycérine neutre......................	50 gr.
Essence de lavande...................	0 gr. 50
Eau de fleurs d'oranger..............	50 gr.

N° 410. — Savon à la Glycérine pour les Mains :

Savon blanc...........................	100 gr.
Glycérine neutre......................	10 gr.
Huile d'amandes douces...............	250 gr.
Essence de bergamote.................	0 gr, 50
Ionone	0 gr. 10

N° 411. — Amandines, Emulsines, Préparations pour les Mains. (*Voir l'Article sur les Mains.*)

XXIV. — **Schampooings.**

Les schampooings sont des préparations mousseuses destinées à nettoyer le cuir chevelu.

Le plus simple des schampooings est naturellement celui qui est simplement composé de savon blanc de Marseille desséché et râpé ; mais les schampooings à la saponine sont préférables.

Il est indispensable, après chaque séance de schampooing, de rincer la chevelure et surtout de la bien sécher, soit avec des serviettes chaudes, soit à l'aide des séchoirs à air chaud qui commencent à se vendre dans le commerce. L'humidité, en effet, est néfaste pour les cheveux.

N° 412. — Schampooing à la Saponine :

Saponine	20 gr.
Alcool à 90°.........................	150 gr.
Eau de roses.........................	800 gr.
Essence d'amandes amères............	1 gr.

N° 413. — Schampooing au Savon :

Savon blanc râpé.....................	100 gr.
Glycérine	30 gr.
Eau de roses.........................	400 gr.
Alcool à 90°.........................	500 gr.
Essence de lavande...................	2 gr.

XXV. — **Sels anglais.**

Les sels anglais sont des sels à base d'ammoniaque aromatisés d'essence et contenus dans de petits flacons de poche.

Un grand nombre de personnes préfèrent les sels à base d'acide acétique ; d'autres se contentent de sels en poudre, parfumés avec de la lavande.

Ces sels devront être versés sur une petite éponge ou sur du coton, placés au fond du petit flacon qui sera soigneusement bouché, car l'ammoniaque en se répandant sur les vêtements en détruit la couleur.

L'ammoniaque étant très irritante pour les muqueuses du nez et des lèvres, on se gardera bien, en respirant ces sels, d'en laisser tomber une goutte sur la lèvre.

N° 414. — Sels anglais à l'Ammoniaque :

Ammoniaque liquide....................	50 gr.
Essence de lavande....................	0 gr. 50
— de bergamote..................	0 gr. 20
— de girofle.....................	0 gr. 50

N° 415. — Sels anglais à l'Acide Acétique :

Acide acétique.........................	25 gr.
Essence de lavande....................	0 gr. 25
— de bergamote..................	0 gr. 10

N° 416. — Sels anglais du Codex :

Acide acétique cristallisable............	25 gr.
Camphre	2 gr. 50
Huile volatile de cannelle..............	0 gr. 05
— de girofle...............	0 gr. 05
— de lavande...............	0 gr. 02

XXVI. — **Teintures pour les cheveux.**

Nous avons très longuement traité cette importante question et donné des formules à propos de la chevelure. — Nous prions nos lectrices de s'y reporter.

XXVII. — **Vinaigres de toilette.**

Les vinaigres de toilette sont composés d'alcool parfumé et d'acide acétique. Quelques-uns sont rendus opalescents par la présence de benjoin, de myrrhe, de tolu ou d'une résine quelconque.

N° 417. — **Vinaigre Virginal :**

Vinaigre blanc	150 gr.
Benjoin pulvérisé	150 gr.

N° 418. — **Vinaigre à la Rose :**

Acide acétique	10 gr.
Eau de roses	500 gr.
Essence de roses	0 gr. 25
Alcool à 90°	300 gr.

N° 419. — **Vinaigre Aromatique :**

Alcool à 90°	750 gr.
Teinture de benjoin	30 gr.
Acide acétique	10 gr.
Baume du Pérou	2 gr.
Essence de néroli	0 gr. 40
— de lavande	0 gr. 40
— de bergamote	3 gr.
— de citron	3 gr.

N° 420. — **Vinaigre à l'Eau de Cologne :**

Acide acétique........................ 10 gr.
Eau de Cologne...................... 1 litre

N° 421. — **Vinaigre de Concombres :**

Jus de concombres................... 250 gr.
Vinaigre .... 750 gr.

N° 422. — **Vinaigre de Lavande :**

Vinaigre .... 60 gr.
Eau de lavande...................... 1 litre

TABLE ALPHABÉTIQUE

— 444 —

Adresses utiles à consulter

Maisons et produits recommandés